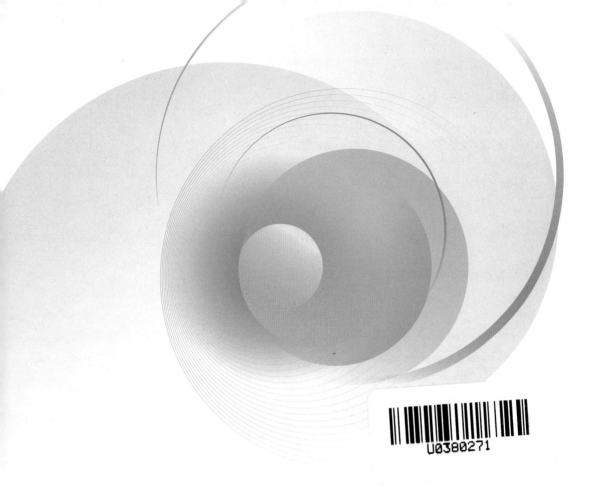

U0380271

可比较 可导示 可控制

DRG 数字化运行研究

编著 ▪ 刁仁昌 石斌 卢斌

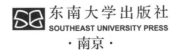

东南大学出版社
SOUTHEAST UNIVERSITY PRESS
·南京·

图书在版编目（CIP）数据

可比较　可导示　可控制：DRG数字化运行研究/
刁仁昌，石斌，卢斌编著. —南京：东南大学出版社，
2023.9

ISBN 978-7-5766-0833-5

Ⅰ. ①可… Ⅱ. ①刁… ②石… ③卢… Ⅲ. ①数字技
术-应用-医院-管理-研究-中国　Ⅳ.
①R197.32-39

中国国家版本馆CIP数据核字（2023）第 143204 号

责任编辑：张慧　责任校对：李成思　封面设计：企图书装　责任印制：周荣虎

可比较　可导示　可控制：DRG数字化运行研究
Ke Bijiao Ke Daoshi Ke Kongzhi: DRG Shuzihua Yunxing Yanjiu

编　　著：刁仁昌　石　斌　卢　斌
出版发行：东南大学出版社
出 版 人：白云飞
社　　址：南京四牌楼2号　邮编：210096　电话：025-83793330
网　　址：http://www.seupress.com
电子邮件：press@seupress.com
经　　销：全国各地新华书店
印　　刷：南京迅驰彩色印刷有限公司
开　　本：787 mm ×1 092 mm　1/16
印　　张：20.25
字　　数：418 千字
版　　次：2023 年 9 月第 1 版
印　　次：2023 年 9 月第 1 次印刷
书　　号：ISBN 978-7-5766-0833-5
定　　价：180.00 元

本社图书若有印装质量问题，请直接与营销部调换。电话（传真）：025-83791830

编委名单

编著

刁仁昌　石　斌　卢　斌

编委

卢　旻　丁锦希　薛　虹　裴　晶　孔锦萍　薛宁春
史慧芳　丁海霞　苏　军　张庆红　杨兵全　周守君
陆　鹏　刘　俊　吴尚勇　付兴武　凌聪慧

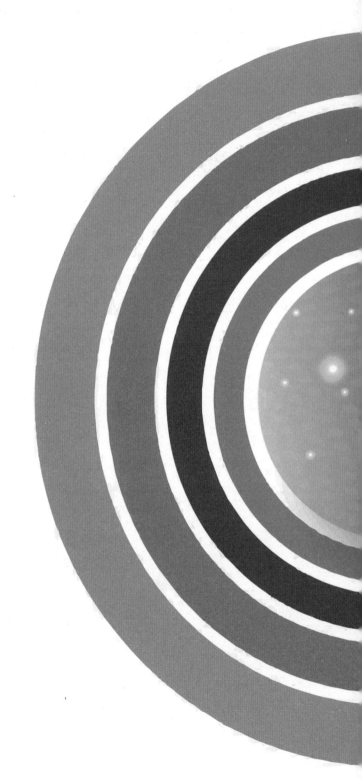

可比较　可导示　可控制
DRG数字化运行研究

前 言

近年来，医疗保险改革持续深化，特别是2018年起国家和地方医保局陆续成立，DRG付费作为医保支付改革的重点、医院绩效评价的工具以及医生诊疗参照的标准，得到了快速推进和应用。南京市在精心开展政策设计的基础上，经过三轮DRG付费模拟测试，于2022年1月1日起正式实施DRG付费改革。南京市在推进DRG改革过程中，以大数据应用为基础构建智能化、数字化的DRG运行绩效评价体系，开发上线"医保高铁"DRGs专区和DRGs指数大厅，实时监测医疗机构DRG改革运行情况，精确到医院、科室、医生乃至每台手术，动态提示运行风险，基本建成了可比较、可导示、可控制的数字化运行机制，为优化推进DRG改革提供经验借鉴和参考。

强化系统谋划，是改革设计的基础。根据习近平总书记关于医保支付方式改革的重要指示要求，医保部门通过政策调控医保基金的使用方向和结构，以此引领医疗机构、医药企业、参保群众的行为，通过调控医保基金的流向，促进医药行业的发展。DRG支付方式改革是医保改革的关键，影响面很广，意义深远。为科学合理制定好规则，凝聚更为强劲的改革动力合力，南京市医保局积极向市委市政府报告改革方案，会同财政、卫健部门以及参改医疗机构紧密配合，在学习调研兄弟城市改革经验的基础上，通过一手抓科学分组、一手抓病案规范，牢牢抓住改革顺利实施的"生命线"。

强化政策创新，是改革实施的关键。南京医保部门坚持打造"最宽松的政策、最高效的经办、最创新的精神、最智能的向导"工作目标，精细化开展支付方式改革。率先采用国家医疗保障局1.1分组方案，创新肛裂、肛瘘、痔病和瘰病等51个中医病组在内的南京967分组器；建立DRG预算模型，创新职工、居民医保统一测算基准点数，设置级别系数、专科系数、学术系数、高新技术应用系数等调整系数，支持重点专科和高新技术发展；建立预付金制度，明确年度预付和月度预结算时间节点，减轻医疗机构资金垫付压力。

强化督导调度，是改革落地的保障。南京医保部门深刻认识到DRG改革是一项需要持续精进的工作。改革前，南京市充分征求相关利益主体意见，充分尊重并采纳院方建议，力争让医疗机构最大限度知悉改革政策、参与优化改革政策。改革中，坚持"月分析、季复盘"督导机制，根据运行实际调整政策方向，出台"经办十条"结算口径，修正偏差病组的点数，明确高新技术、价值医疗付费的申报方式和结算口径等，督促医疗机构建立绩效平衡方案，调动医生适应改革、顺应改革、服务改革的积极性。目前，控费效应持续显现，医院规范诊疗行为、使用集采产品的内生动力持续增强，医药企业积极提供质优价廉的产品组合，"三医"协同发展和治理格局基本形成。用好"信息化"手段开展督导调度，是改革高质量的关键所在。南京创新开发"医保高铁"这一"硬核"管理工具，上线"医保高铁"DRGs专区模块和DRGs指数大厅，汇聚医保、医院、医药数据，动态展示全市医院、上万名医生、967个病组120余项运行指标，精确到每个病人、每台手术费用情况，实现用户管理颗粒化、用户画像分析多维化、医保支付改革管理精细化，最终达到控制医疗费用过快增长、合理配置医疗资源的改革目标。

强化经验总结，是改革深化的引擎。南京市医保部门注重规律的摸索和经验的总结。本书即是总结介绍"南京DRG政策导向、可比较的DRG运行机制、可导示的DRG信号体系建设、可控制的DRG结算方式、医院实施的比较"五个方面内容。相比较同类型书籍，本书在以下三个方面值得重点关注：① 数字化监管。创新打造南京"医保高铁"手机云平台，开发DRG专区管理模块，开设DRGs指数大厅，全天候收集分析医保、医院、医药数据，实时呈现DRG总点值、病组点值、变化趋势，实现DRG改革可视化和精细化管理。② 绩效评估比较。围绕医院级别、类型、费用等方面建立评价体系，设计核心管理指标并公开展示，形成动态的DRG"市场信号"，引导医疗机构从政策实施的被动承担者变为主动学习者、参与者和管理者，在运行中相互比较、相互竞争，激发规范诊疗行为、控制医疗成本的内在动力。③ 医院改革实践。通过对南京市DRG改革政策及医院改革实际成果进行梳理，获取大量一手资料，构建基于数字化绩效管理为主的DRG政策框架体系，实现不同医疗机构、不同医保类型、不同诊疗手段乃至不同医生诊疗习惯等维度之间的横向、纵向对比，有助于丰富DRG付费研究体系，为同类型医疗机构调整功能定位、制定院内管理办法、优化考核评价标准、强化资源支持配套等方面提供参考。

当前，DRG支付方式改革还在快速推进之中，新思路、新政策层出不穷，本书以南京市2022年运行实际为基础，以本地数字化监管为切入点，重点从政策设计、数据监测、动态展示、绩效评估、实际案例、政策优化方向等方面对实施效果进行深入分析，旨在促进医疗机构客观开展诊疗效用评价，将发展重心落到提高诊疗服务效能上，为医保行政部门降低监管成本提供全新思路。书中不足之处，期待读者提出意见建议，不吝赐教。

参加本书编写的以南京市医保局实际工作者为主体，他们是：刁仁昌、石斌、卢旻、薛虹、裴晶、孔锦萍、薛宁春、吴尚勇、凌聪慧。对支持本书编写的东南大学附属中大医院、江苏省人民医院、南京鼓楼医院、江苏省肿瘤医院、江苏省中医院、南京医科大学第四附属医院，对国新健康保障服务有限公司在分组运行、浙江浙大网新软件产业集团有限公司在医保高铁展示运行等方面做出的努力和贡献，表示诚挚的感谢。

编著者

2023年8月

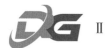

目 录

第三章　可导示的DRG信号体系建设 ··········

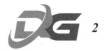

五章　医院实施的比较

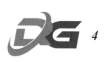

附录

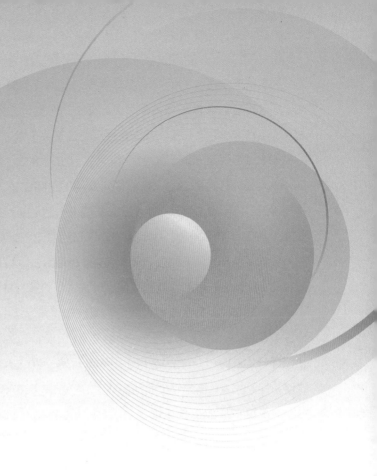

第一章
南京 DRG 政策导向

为贯彻落实《中共中央 国务院关于深化医疗保障制度改革的意见》（中发〔2020〕5号）、《国家医疗保障局关于印发 DRG/DIP 支付方式改革三年行动计划的通知》（医保发〔2021〕48号）、《江苏省医保局办公室关于做好 2021 年医保支付方式改革试点工作的通知》（苏医保办发〔2021〕14号）等文件要求，推动建立管用高效的医保支付机制，更好地规范医疗服务行为，控制医疗费用不合理增长，保障参保患者权益，南京市医疗保障局等五部门印发《南京市按疾病诊断相关分组（DRG）付费方式改革工作实施方案》（宁医发〔2021〕165号），以保障基本、三医联动、精细化管理、多元共治为基本原则，建立起以总额预算管理下的按 DRG 点数法付费为主，按床日、服务项目付费等为辅的复合式住院费用结算管理机制，推动医保支付方式从数量付费向质量付费、价值付费转变。

在推进 DRG 付费改革过程中，南京市秉承了"分组—付费—管理"一体设计理念，经过项目启动（2021年5月）—分组准备（2021年6月）—本地分组（2021年7—9月）—模拟运行（2021年10—12月）—实际付费（2022年1月）五个阶段，成功跨越试运行过渡阶段，快速、高效、全面地完成了 DRG 建设工作，并在正式运行后取得了显著成效：

一是控费成效初步显现。全市 DRG 参改医疗机构共出院 98.76 万人次，同比上升 1.61%；发生住院费用 140.29 亿元，同比下降 8.8%；统筹（大病救助）基金支付 87.93 亿元，同比下降 9.85%；住院次均费用 14 203.67 元，同比下降 10.24%。医疗费用不合理增长以及过度医疗趋势实现逆转。

二是患者负担明显下降。按基本医保实际报销比例 70% 左右估算，参保患者次均费用负担同比下降 486.11 元；平均住院日为 7.12 天，同比下降 11.34%。参保患者住院时间和费用成本明显降低。

三是中医病组实现结余。结算中医病组按对应的西医病组基准点数就高结算后，结算点数上涨 20.01%，医保基金实现结余 1 242.4 万元。如按原来的标准结算，则医保基金超支 502.7 万元，中医优势病组精准倾斜政策初见成效。

四是三医协同治理格局基本形成。经年终决算，参改医院医保结算率达 113.8%，合计结余留用 12.13 亿元，DRG 病案匹配率和入组率均达到 99.9% 以上，医院规范诊疗行为、使用集采产品的内生动力持续增强，三医协同治理成为各方共识，改革红利惠及更多群众。

上述成效的实现，究其根本，得益于南京市"分组—付费—管理"的一体化设计理念。因此，下文将重点从分组、付费、管理三个方面展开，对南京市的主要做法与本地特色进行详细阐述。

本章撰写人：薛虹、李佳明、任旭

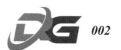

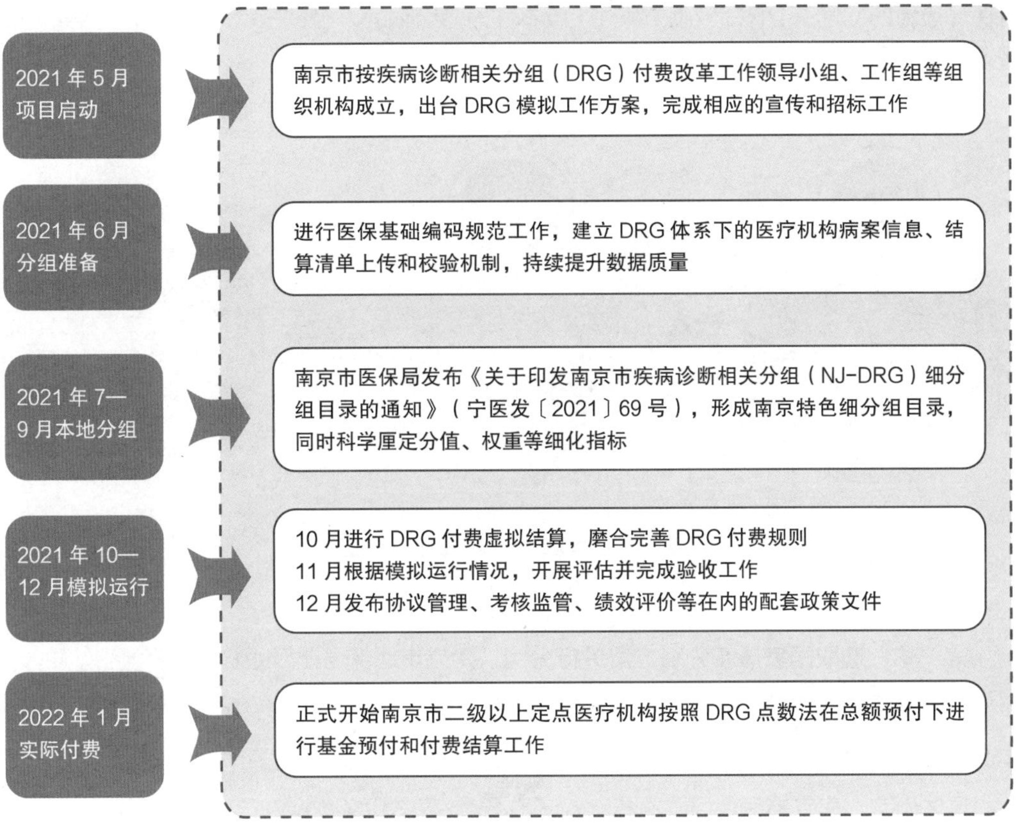

2021年5月 项目启动	南京市按疾病诊断相关分组（DRG）付费改革工作领导小组、工作组等组织机构成立，出台DRG模拟工作方案，完成相应的宣传和招标工作
2021年6月 分组准备	进行医保基础编码规范工作，建立DRG体系下的医疗机构病案信息、结算清单上传和校验机制，持续提升数据质量
2021年7—9月本地分组	南京市医保局发布《关于印发南京市疾病诊断相关分组（NJ-DRG）细分组目录的通知》（宁医发〔2021〕69号），形成南京特色细分组目录，同时科学厘定分值、权重等细化指标
2021年10—12月模拟运行	10月进行DRG付费虚拟结算，磨合完善DRG付费规则 11月根据模拟运行情况，开展评估并完成验收工作 12月发布协议管理、考核监管、绩效评价等在内的配套政策文件
2022年1月 实际付费	正式开始南京市二级以上定点医疗机构按照DRG点数法在总额预付下进行基金预付和付费结算工作

图1-1 南京市DRG发展历程

一、分组精细化

DRG分组是DRG实施的"奠基石"，分组的科学性与精密性直接决定了DRG点数法能否高效运行，因此分组的精细化设计尤为重要。

南京市医保局秉承"中西医并重"原则，分别对西医与中医进行精细化分组，确保分组结果满足南京市DRG改革需求，最终共计分出967个DRG病组，其中西医病组916个、中医病组51个；同时，为协同推进分级诊疗，遴选出36个基础病组实施同病同价。

（一）结合本市实情完善西医分组

1. 分组方案

2021年9月，南京市医保局等五部门联合印发《南京市按疾病诊断相关分组（DRG）付费方式改革工作实施方案》，在充分听取全市定点医疗机构意见基础上，率先运用国家医保局最新的 CHS-DRG 分组方案 1.1 版本作为分组依据，经过三轮动态调整与完善，最终形成具有南京特色的 916 个西医 DRG 病组。

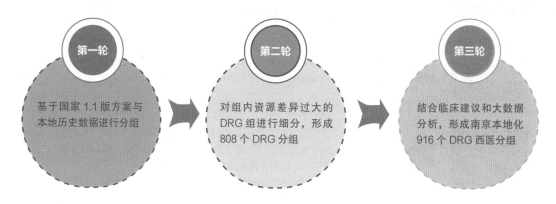

图 1-2　南京市 DRG 西医分组过程

第一轮，选取国家最新分组方案进行分组。南京市医保局在西医 DRG 分组初始阶段，坚持国家分组基本原则，采用国家最新分组方案，即 CHS-DRG 分组方案 1.1 版本[①]，对本市三年（2018 年 5 月—2021 年 4 月）的历史病例数据进行分组。

具体而言，南京市医保局共采集 2 565 945 条历史病案数据进行 DRG 首轮分组，在反复匹配数据版本和细化调整设置后，正常入组率提高至 99.82%，最终共计分出 617 个 DRG 病组。其中，292 个病组的组内变异系数 CV 值[②]大于 1，即需要结合数据修正予以进一步细分。

> 参考案例：以 FT15（心肌病，不伴并发症或合并症）病组为例
>
> 经过一轮分组测算，可发现 FT15 病组费用整体呈右偏分布，其变异系数 CV 为 1.727 435。CV 值大于 1，即说明组内离散程度较大，病组内病例资源消耗程度差异较大，需进一步修正裁剪数据。

---

① 国家最早采用 CHS-DRG 分组方案 1.0 版本，包含 618 个 DRG 细分组。1.1 版本在 1.0 版本的基础上做进一步更新，核心分组（ADRG）仍保持 376 组，但对其中 101 个条目进行了修订，更改了 43 个 ADRG 组名称，并按照新的 ADRG 组重新测算了并发症或合并症（CC）表、严重并发症或合并症（MCC）表及排除表，细分组结果为 628 组。
② 组内变异系数 CV：反映每个 DRG 组内的资源消耗差异。CV 值小于 1，可认为组内资源消耗的一致性高，该疾病组可作为一个 DRG。CV 值越小，说明组内变异越小，分组效果越好。

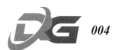

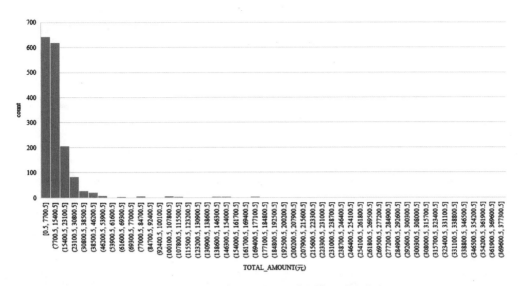

图 1-3　FT15 病组一轮分组病例费用分布直方图

　　第二轮，多元融合形成细化分组方案初稿。南京市医保局在首轮分组的基础上，重点对变异系数（CV 值）＞1 或（且）裁剪率[①] 比较高的 DRG 组以及其所属的 ADRG 组[②] 进行分析，在符合临床规律的前提下应用合并症或并发症进行细分，并以杭州市 998 版分组方案[③] 作为数据分组参照，对南京市第二轮分组方案进行细化延伸，最终形成了具有南京本地化特色的 808 个 DRG 病组。经验证，南京市第二轮分组相较于第一轮分组，变异系数等整体效能指标有所提升。

　　参考案例：以 FP1（心力衰竭、休克伴操作性治疗）病组为例

　　在 CHS-DRG 分组方案 1.1 版本中，ADRG 分组下 FP1（心力衰竭、休克伴操作性治疗）病组仅有一个 DRG 细分组 FP19（心力衰竭、休克伴操作性治疗）病组，其 CV 值大于 1，表明其资源消耗差异性大，分组效果差，故考虑对其进行细分。

　　根据资源消耗差异性，将 FP1 病组分为 FP11（心力衰竭、休克伴操作性治疗，伴严重并发症或合并症）、FP13（心力衰竭、休克伴操作性治疗，伴并发症或合并症）、FP15（心力衰竭、休克伴操作性治疗，不伴并发症或合并症）三组。与此同时，FP1 病组在杭州 DRG 分组目录中也进行了细分，从侧面得到佐证。

---

① 高低倍率裁剪：各 DRG 组的医疗总费用多为偏态分布，因此在计算组内变异系数 CV 和总体方差减少系数 RIV 之前，需要对过高或过低的数据进行裁剪以减少特殊值的影响，优化分组效能。

② ADRG 组：核心疾病诊断相关分组，主要根据疾病临床特征划分的一组疾病诊断或手术操作等临床过程相似的病例组合。目前国家分组方案 1.1 版从 26 个 MDC 中分出 376 个 ADRG。

③ 南京市医保局以杭州市 998 版分组方案作为参照，但目前杭州市已使用 1006 版分组方案。2021 年 10 月 28 日，杭州市医疗保障局转发《浙江省医疗保障局关于印发浙江省医疗保障疾病诊断相关分组（ZJ-DRG）细分组目录（1.1 版）的通知》，遵照执行最新版 DRG 分组目录，其中共 1006 个 DRG 病组。

第三轮，结合临床建议完善形成分组方案。基于第二轮分组得到的 808 个 DRG 病组，南京市医保局连续召开七场反馈对接会议进行了充分的临床论证，并在符合国家医保局文件方案要求以及临床基本规律的前提下，吸纳了 38 家参改医疗机构代表的合理意见和建议，结合医疗机构申报的新增细分组需求，进一步新增细分组 80 个；同时，对裁剪率较高或裁剪前后病组均费差异大的病组进一步新增细分组 28 个，最终形成了南京本地化西医分组方案，内含 916 个 DRG 病组。

> **参考案例：以 CB19（玻璃体、视网膜、脉络膜手术）病组为例**
>
> 针对南京市 808 个 DRG 分组方案下 CB19（玻璃体、视网膜、脉络膜手术）病组，不少医疗机构反馈该组内病例很多为复杂性玻璃体、视网膜病变，根据病情需要联合手术和多次手术，医疗资源消耗较大。因此，南京市医保局在对医疗机构该需求进行分析测算后，最终将 CB19 病组根据是否伴有并发症或合并症及其严重程度进行细分。

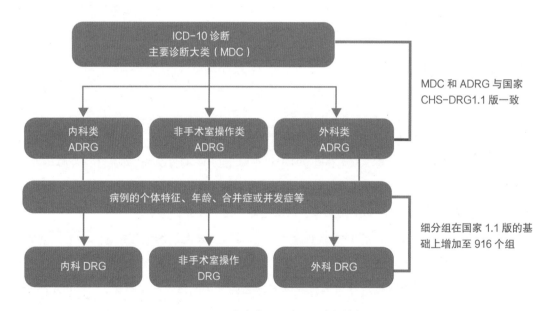

图 1-4　南京市 DRG 西医分组路径

2. 分组比较

经统计[1]，在 30 个 DRG 改革试点城市中，16 个城市使用 CHS-DRG1.0 版本分组

---

[1]　数据根据官网公开文件统计，文件可能存在未更新的情况，与城市现有举措存在出入。

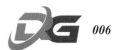

方案作为分组依据，2个城市直接使用国家版本分组方案。与改革试点城市相比较，南京市西医分组有两大特点：

分组依据时效新。南京市医保局在全国范围内率先采用 CHS-DRG1.1 版本分组方案，在此基础上经过多次调整论证，最终形成具有南京特色的 DRG 分组方案。CHS-DRG1.1 版本在 CHS-DRG1.0 版本的基础上进行更改，其核心分组（ADRG）仍保持 376 组，但对其中 101 个条目进行了修订，更改了 43 个 ADRG 组名称，并按照新的 ADRG 组重新测算了并发症或合并症（CC）表、严重并发症或合并症（MCC）表及排除表。相比 1.0 版本，1.1 版本更符合临床实际，框架结构更清晰，内涵更加准确，分组更加精细。因此，与使用 1.0 版本为分组依据相比，南京市 DRG 分组依据更加科学。

参考案例：以核心分组中 ES2（肺真菌）病组为例

在诊疗过程中，肺真菌病需要使用一些比较昂贵的仪器和药物，治疗费用较高，且在实际付费过程中进行相应费用测算，与其他病组医疗资源消耗有统计学差异，因此，肺真菌病组单独成组更合理。

分组结果本地化。在三轮分组中，南京市医保局根据本市历史病案数据匹配国家分组方案，并根据本地实际情况对 DRG 分组进行细化与优化。一方面，尊重南京市既往病例诊疗特征，在第二轮调整中对异质性较高（CV 值 > 1 或裁剪率较高）的 DRG 组进行细分；另一方面，尊重南京市临床需求，在第三轮调整中组织开展多轮研讨会，邀请参考医疗机构提供意见与建议，对 DRG 分组进一步优化。因此，南京市 DRG 西医分组结果更加符合本地需求。

（二）选取优势病种建立中医分组

1. 分组方案

为精准支持中医优势病种发展，更好地满足人民群众对中医药服务的需求，南京市医保局依据《南京市基本医疗保险按疾病诊断相关分组（DRG）点数法付费暂行办法》中对"部分中医优势病种试行中医分组"的要求，经过"遴选病种—创立病组"两个阶段，在国内率先确立了融合中医特色的 NJ-DRG 分组器，并形成了 51 个中医病组。

第一阶段，遴选特色优势病种。南京市按照中医优势明显、病种费用稳定、病例集中度和社会认可度较高四项基本原则，首批遴选了肛裂、肛瘘、痔病和瘰病作为中医分组试行病种。就遴选标准而言，上述四个病种均为南京特色中医优势病种，具体表现在：① 南京市中医院肛肠科为国家区域诊疗中心；② 中医肛肠病学是国家级临床重点专科、国家级中医重点专科；③南京市中西医结合医院瘰疬病（淋巴结核）位列国家中医药管理局重点专科协作组主攻病种，并入选江苏省中医优势病种等。

第二阶段，创立中医 DRG 病组。南京市借鉴西医 DRG 分组原理和思路，坚持以临床经验和统计校验相结合，在遵循临床诊疗分类和操作技术等的基础上，对疾病诊断、手术、操作等遵循"临床特征相似，资源消耗相近"的原则，通过统计学分析进行验算，实现从 MDC[①] 到 ADRG，直至形成 DRG 中医分组。

从具体过程来看，南京市主要根据近三年参改医疗机构的历史病案首页数据，充分汲取医疗机构合理意见建议和南京市中医院肛肠科近年来的中医疾病分类科研成果和思路，并在国新健康项目组的技术支持和积极配合下，经过多轮专题研讨和联合攻关，结合中医症候、证型等特点，针对四个特色优势中医病种，成功创立了 51 个 DRG 中医病组，并针对中医分组研究制定了《南京市医疗保障疾病诊断相关分组（NJ-DRG）细分组目录》。具体分组路径如图 1-5 所示：

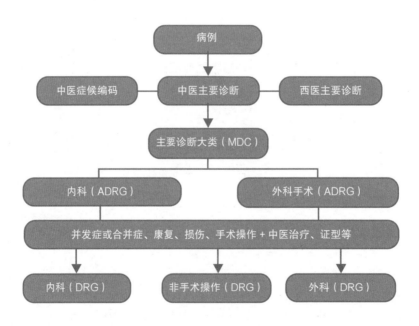

图 1-5　南京市 DRG 中医分组路径

---

① MDC：主要诊断大类，将主要诊断按解剖系统及其他大类目进行分类的结果，目前国家方案 1.1 版中分为 26 个 MDC。

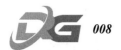

参考案例：以瘰疬病为例

依据南京市 DRG 中医分组思路，瘰疬病的具体分组路径如图 1- 6 所示。

第一步：根据病案首页主要诊断进入主要诊断大类（即不同的 MDC）中，疾病诊断主要依据中医 TCD 编码进行。同时，根据中医特色，在明确诊断的同时需进一步确定中医症候，并赋予相应的中医症候编码。如瘰疬中医疾病名代码为 A08.02.11，主证代码包括气滞痰凝证（B03.01.01.02.02.04）、阴虚火旺证（B03.03.03.05.09）、气血亏虚证（B03.01.04.01）。

第二步：因瘰疬病属于中医外科范畴，因此病案首页的主要诊断和手术操作是分入 ADRG 组的关键依据，即：凡接受手术室手术或操作的病例分入相关手术、操作组，其他的按中医主要诊断分入内科病例组。具体可见表 1-1、表 1-2。

第三步：瘰疬病情的轻重与证型密切相关，影响临床诊治过程，最后按证型不同确定进入 DRG 组。

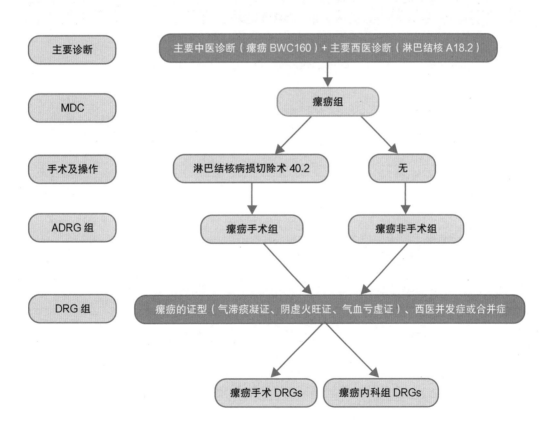

图 1- 6 DRG 瘰疬分组路径

表 1-1 瘰疬病治疗分类

病种名称	治疗方式	分组大类	是否有合并症或并发症
淋巴结结核病—瘰疬病（TCD 诊断编码 + 中医症候编码）	手术操作	手术治疗	手术治疗无合并症及不需要进一步检查诊断治疗合并症
			手术治疗伴需进一步检查诊断治疗的合并症
			手术治疗伴并发症手术治疗
	非手术治疗	保守治疗（开药治疗等）	

表 1-2 瘰疬病手术操作编码

ADRG 分组	ICD-9-CM-3 手术编码	ICD-9-CM-3 手术名称
瘰疬手术治疗组	40.2100	深部颈淋巴结切除术
	40.2300	腋淋巴结切除术
	40.2400	腹股沟淋巴结切除术
	40.2900	其他淋巴结构单纯性切除术
	40.2900x002	单纯淋巴结切除术
	40.2900x008	颌下淋巴结切除术
	40.2900x021	颈淋巴结切除术
	40.2900x022	淋巴结切除术
	40.2900x024	颏下淋巴结切除术
	40.2901	锁骨上淋巴结切除术
	40.3x00x001	淋巴结扩大性区域性切除术
	86.2200x011	皮肤和皮下坏死组织切除清创术
	86.3x02	皮肤病损切除术
	86.2203	中医化腐清创术
	86.3x10x070	皮肤病损挤刮治疗
	17.9992	火针洞式引流治疗

表 1-3　瘰疬病 DRG 分组结果

病种名称（MDC） （TCD 诊断编码）	治疗方式 （ICD-9 手术编码）	ADRG 组	DRG 组 （TCD 证型编码）
瘰疬	手术操作	瘰疬手术治疗	瘰疬气滞痰凝证手术组
			瘰疬阴虚火旺证手术组
			瘰疬气血亏虚证手术组
	非手术操作	瘰疬内科保守治疗	瘰疬气滞痰凝证内科组
			瘰疬阴虚火旺证内科组
			瘰疬气血亏虚证内科组

2. 分组比较

经统计[①]，国内 30 个 DRG 试点城市中已有 12 个城市开展中医药医保特色支付。与改革试点城市实施的单病种付费、按疗效价值付费等付费方案相比较，南京市医保局指导的中医 DRG 改革具有里程碑式意义。

首创中医按 DRG 分组。随着预付制的推广，国家不断探索对中医进行 DRG 付费改革，从最初的单病种付费到按疗效价值付费，只是"形似而神不似"，其本质上仍参照西医 DRG 分组进行付费。单病种付费主要用于技术非常成熟的中医病种；按疗效价值付费则是从疗效出发，若疗效相同，按中医治疗的病组将获得与西医病组相同或折算的支付标准。以上两种方式均未从中医本身出发，很难反映中医疾病证型，也不能体现中医施治下的操作及治疗过程，难以实现中医与 DRG 体系兼容。南京市医保局突破了 DRG 体系下的中医困境，遵循中医逻辑框架，并基于南京市中医优势和中医单病种结算经验进行了 DRG 分组。

改革成效显著。南京市先后有 12 家中医医疗机构实施中医分组，共计发生中医优势病种住院病例 10 511 条，入组 29 个中医病组，结算点数 83.06 万点，基金结余 1 242.4 万元，医保基金支付率 119.90%。总体来看，南京市 DRG 中医分组付费运行呈现出"四提升一显现"的特点：一是机构参与度稳步提升。填报中医 TCD 编码的中医医疗机构数量，从 4 家逐步上升至 12 家，达参改中医医疗机构的 92.3%。二是入组病例数稳步提升。月度入中医病组的病例数从 649 条逐步增长至 838 条，增幅达 29.12%。三是结算点数稳步提升。月度结算点数从 4.8 万点增长至 6.57 万点，增幅达 36.88%。四是基金结余稳步

---

① 数据根据官网公开文件统计，文件可能存在未更新的情况，与城市现有举措存在出入。

提升。月度结余从 7.1 万元增长至 102.91 万元，增幅达 1 349.44%。五是精准扶持效果初步显现。如不实行中医分组，即这些中医优势病种统一按西医分组结算，则结算点数将降至 69.19 万点，下降幅度达 20.01%，医疗机构结余也将变为超支 502.7 万元。据此计算，南京市医保基金已对四个中医优势病种实现精准倾斜金额达 1 745.1 万元。

从医疗机构来看，其也取得显著成效，如南京市中医院的中医优势病种在诊疗质量管理、成本控制、诊疗流程三方面得到优化。从数据上看，平均住院日和次均费用也显著下降。

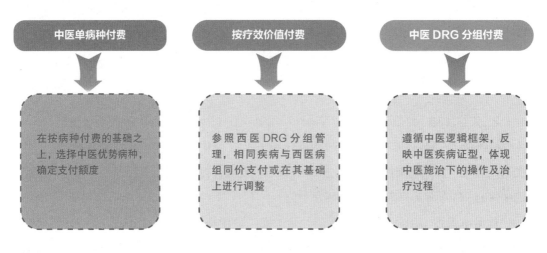

图 1-7　中医 DRG 付费改革过程

> **参考案例：以南京市中医院为例**
>
> 　　南京市中医院共有 3 个病种 22 个病组进入中医 DRG 分组。2022 年共入组中医优势病例 5 062 例，医疗总费用 4 482.53 万元，按 DRG 付费 4 679.35 万元，实现结余留用 196.82 万元。其平均住院日和次均费用均有所下降，以中医病组"痔病"为例，2021 年平均住院日为 8.7 天，2022 年平均住院日为 7.08 天，缩短了 1.62 天，缩幅达 18.62%；2021 年次均费用 9 910.23 元，2022 年次均费用 8 638.50 元，下降 12.83%。

（三）推动分级诊疗设置基础病组

1. 分组方案

南京市医保局为支持分级诊疗制度落实，推动基层医疗机构发展，促进常见病、多发病患者向基层医疗机构分流，遴选部分临床诊疗成熟、技术差异不大、医疗费用稳定的病组，作为基础病组。

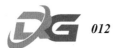

在基础病组选择上，筛选因素主要包括以下六个方面：① 病组病例数大于 1 000 例；② 基准点数小于 100；③ 临床治疗难度；④ 三级与二级医院进入该病组的病例数及费用情况（均费差值占比小于 20%）；⑤ 医院投票数大于 12 票（总票数 43 票）；⑥ 先行城市的先进经验及分组目录。最终，南京市医保局从 916 个西医病组中遴选出 36 个病组作为基础病组。

> 参考案例：以 LU15（肾及尿路感染，不伴并发症或合并症）病组为例
>
> 针对 DRG 组下的 LU15（肾及尿路感染，不伴并发症或合并症）病组，其临床治疗过程相对简单，主要为抗感染治疗，符合基础病组的基本特征。同时，二、三级医院进入该组的病例基本相同，但是其均费差值却大于 10%，故考虑将其设置为基础病组能有效提高分级诊疗效果，使得该病种患者下沉至二级医疗机构。

表 1-4　南京市基础病组名单

序号	DRG 编码	DRG 名称
1	GW19	食管炎、胃肠炎
2	GK39	结肠镜治疗操作
3	KS13	糖尿病，伴并发症或合并症
4	KS15	糖尿病，不伴并发症或合并症
5	GF15	肛管、肛门及肛周手术，不伴并发症或合并症
6	GZ15	其他消化系统诊断，不伴并发症或合并症
7	FV25	高血压，不伴并发症或合并症
8	GE15	腹股沟及腹疝手术，不伴并发症或合并症
9	DT19	中耳炎及上呼吸道感染
10	FV23	高血压，伴并发症或合并症
11	RW13	恶性增生性疾患治疗后的随诊检查，伴并发症或合并症
12	IF59	骨科固定装置去除 / 修正术
13	GD25	阑尾切除术，不伴并发症或合并症
14	NF19	外阴、阴道、宫颈手术
15	GK25	胃镜治疗操作，不伴并发症或合并症

序号	DRG 编码	DRG 名称
16	NS19	女性生殖系感染
17	DE29	扁桃体和 / 或腺样体切除手术
18	XS23	随访（不含恶性肿瘤诊断），伴并发症或合并症
19	XS25	随访（不含恶性肿瘤诊断），不伴并发症或合并症
20	GU25	其他消化溃疡，不伴并发症或合并症
21	KT15	内分泌、营养、代谢疾病，不伴并发症或合并症
22	LU15	肾及尿路感染，不伴并发症或合并症
23	GK23	胃镜治疗操作，伴并发症或合并症
24	FU23	心律失常及传导障碍，伴并发症或合并症
25	JU15	感染性皮肤病，不伴并发症或合并症
26	DT29	会厌炎、喉炎及气管炎
27	MS15	男性生殖系统炎症，不伴并发症或合并症
28	TK13	内分泌、营养、代谢疾病，伴并发症或合并症
29	EX15	哮喘及喘息性支气管炎，不伴并发症或合并症
30	FR35	心绞痛，不伴并发症或合并症
31	JV15	皮肤、皮下组织的非恶性增生性病变，不伴并发症或合并症
32	EX13	哮喘及喘息性支气管炎，伴并发症或合并症
33	GD23	阑尾切除术，伴并发症或合并症
34	KZ15	其他代谢疾患，不伴并发症或合并症
35	FV33	晕厥和 / 或虚脱，伴并发症或合并症
36	OF29	早期流产手术操作

2. 分组比较

南京市医保局对基础病组的设置主要呈现以下两个特征：

前瞻性设置基础病组。南京市医保局在实施 DRG 点数法之初，便同步遴选出 36 个同病同价的基础病组，这在全国层面是具备前瞻性的，有效地促进了分级诊疗。具体来看，南京市三甲医疗机构的基础病组病例在全市的占比同比下降 3.08%，基础病组呈现向低等级医疗机构下沉的趋势。因此，基础病组的设置对推动分级诊疗，实现政策衔接，具有重要意义。

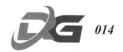

遴选条件科学。南京市在基础病组遴选时，综合考虑临床路径、费用和技术等多方面，在遴选过程中运用大数据进行测算，结合临床建议与其他先行城市经验，全方位进行考量，科学设置基础病组。一、二级医疗机构基础病组数量增加和患者满意度提升进一步证明了基础病组设置的科学性，如 2022 年全市三甲医疗机构的基础病组占比 54.61%，同比下降 3.08%，可见常见病收治开始呈现由三甲医疗机构向二级医疗机构下沉的趋势，基础病组分级诊疗初见成效。

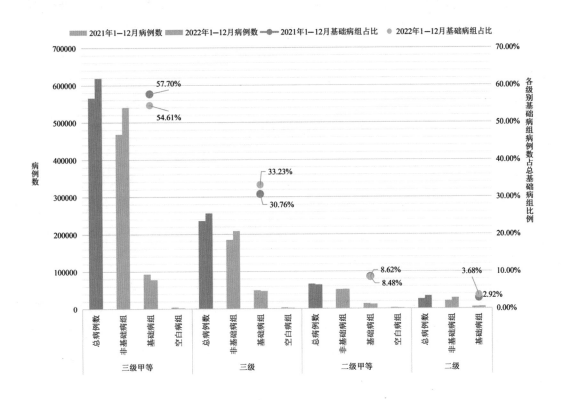

图 1-8　2021—2022 年基础病组各级别医疗机构分布情况

参考案例：以 GK39（结肠镜治疗操作）病组为例

南京市在试行基础病组后，二级医疗机构的结肠镜治疗（GK39 病组）就诊病例大幅增加，由 2021 年的 273 人次增至 2022 年的 1 266 人次，同比增长 363.74%。由此可见，一、二级医疗机构同样具有对基础病组的诊治能力与服务水平，基础病组的设置具备其科学性与合理性。

二、付费精准化

DRG 付费是 DRG 运行的"标尺"与"杠杆"。在 DRG 覆盖医疗机构、科室、技术愈发多样化的背景下，医疗成本与技术的差异不免在一定程度上导致付费不均衡，而精准化的付费政策倾斜有利于缩小付费差异，提升付费公平性。因此付费政策的精确性是确保资源合理分配、付费可持续发展的关键。

现阶段，南京市可提供住院服务的二级以上医疗机构共计 98 家，其中 87 家已开展 DRG 付费（除康复医院、精神病专科医院外），包括 22 家三甲医院、18 家其他三级医院、8 家二甲医院以及 39 家其他二级医院，机构覆盖率达 88.78%。由于 DRG 覆盖各级各类医疗机构，其在医疗技术、治疗成本、患者群体等方面均存在较大差异，故南京市医保局为保证 DRG 付费的公平性，从"医疗机构—重点学科—优势病组—高新技术"四个层级，设计差异化的付费系数，实现精准化付费，鼓励医疗机构发展。

（一）各级各类医疗机构精准化付费

依据《南京市基本医疗保险按疾病诊断相关分组（DRG）点数法付费暂行办法》，南京市医保局针对各级各类医疗机构，分别设置级别系数和专科系数，用以调控各级各类医疗机构之间的付费差异。

1. 区分医疗机构等级

不同级别医疗机构之间天然存在较大差异，例如三级医疗机构在人员配置、日常管理运营以及设备物资规模方面通常高于二级医疗机构，在部分诊疗中也采用价值更高的方案和技术，如三级医疗机构多用达·芬奇机器人手术替代传统开刀手术。因此，在 DRG 改革背景下，三级医疗机构和二级医疗机构治疗同一疾病的成本存在成本差异。对此，南京市医保局针对各级各类医疗机构设置了相应的级别系数，以平衡不同级别医疗机构之间的差异。

目前，南京市医保局主要参考市卫健委的医疗机构等级划分要求，在进行 DRG 结算时，按三甲、三级、二甲、二级四类进行等级划分，并根据各级医疗机构的收费成本、医疗技术差异，以及治疗疾病的平均成本进行综合测算。2022 年，上述四类医疗机构的级别系数分别为 1.05（三甲）、1.03（三级）、1.01（二甲）、1.00（二级），其赋予系数后的结算金额如表 1-5 所示。

表 1-5　南京市各级医疗机构结算差异

年份	三级医疗机构		二级医疗机构	
	无系数	有系数	无系数	有系数
2021 年	10 962 999 522.83 元	11 352 436 531.22 元	907 683 484.28 元	912 786 961.88 元
2022 年	13 148 641 685.63 元	13 669 505 031.99 元	1 116 522 362.27 元	1 122 678 105.63 元

注：2021 年为模拟测算数据。

2. 区分综合 / 专科类别

部分医疗机构或科室是为传染病、精神病等特定疾病专门设置，其配备专门的设备、病房、医师，专科优势明显，对特定病例具有集中收治能力。此类医疗机构或科室具有高度社会需求，且在全市范围内同类可比较医疗机构较少。以南京市第二医院为例，该院建设多个传染病专科，涵盖结核病、艾滋病、梅毒等常见传染病，其中呼吸道传染病和血液或性传染病分别占总病例的 65.44% 和 26.55%[①]，在南京传染病集中救治中起着不可或缺的作用。对此，南京市医保局为专科医疗机构或科室设置了专科系数，以平衡特定病例的救治成本。

目前，南京划定三类专科医疗机构或科室，分别为收治甲、乙类传染病的专科医疗机构，承担精神类疾病救治任务的专科医疗机构，以及部分儿童专科，并根据其病例特点、社会需求和治疗成本进行综合测算。2022 年，南京市医保局对五家医疗机构或其部分病组赋予专科系数，具体系数及结算金额可见表 1-6。

表 1-6　专科系数设置及结算结果

医疗机构	专科系数	2021 年结算金额（万元）	2022 年结算金额（万元）	
		无系数	无系数	有系数
南京市第二医院	1.03	97 988	110 688	112 395
南京脑科医院	1.02			
南京胸科医院				
南京市儿童医院（部分病组）	0.80			
南京天佑儿童医院（部分病组）				

注：2021 年为模拟测算数据。

---

① 孙丙虎，王晓康，胡志亮，等 . 南京市第二医院 2007—2015 年传染病患者的疾病谱分析 [J]. 国际流行病学传染病学杂志，2016，43（5）：318-321.

除南京市外，天津、临汾等其他 DRG 试点城市同样设置有专科系数。

表 1-7　试点城市专科系数设置情况

序号	城市	设置时间	设置标准
1	临汾	2021 年 1 月	作为专科三级甲等医院的临汾市妇幼保健院单独使用一档费率（6 岁及以下儿童手术或操作费用可加收 30%）
2	攀枝花	2021 年 6 月	医疗机构 DRG 病组次均住院费用与统筹区内该 DRG 病组次均住院费用的比值
3	天津	2021 年 8 月	定点医疗机构专科特色优势明显、可比医疗机构数量较少的，可按该定点医疗机构往年实际运行数据确定其调节指标阈值
4	合肥	2022 年 4 月	市医保部门应根据重点学科、重症学科、儿科、中医科等相关学科运行情况及医疗机构年度综合评价、医保基金运行情况等，对病组点数调整系数进行修正；对收治多疗程疾病为主的专科医院人次人头比进行适当校正，人次人头比系数 = 所有医疗机构人次人头比 ÷ 该医疗机构人次人头比
5	佛山	2022 年 10 月	对省级以上临床重点专科设置重点专科病组系数（含职工生育住院病组）

（二）重点学科精准化付费

为鼓励医院发展特色科室，提升医疗水平，南京市医保局针对重点专科优势病组设计学术系数，精准分类上调特色重点科室付费标准。依据《南京市基本医疗保险按疾病诊断相关分组（DRG）点数法付费暂行办法》第十七条规定，主要对以下四类学科予以政策倾斜，并在计算其重点病组结算点数时赋予学术系数：① 院士（国医大师）所在科室；② 国家医学中心或国家区域医疗中心牵头单位；③ 国家重点专科；④ 江苏省重点专科等特色优势专科（军队相关资质参照执行）。

学术系数设置的重点是优势病组的筛选，通过"申报—审核—测算"三环节完成，即医疗机构申报、医保部门审核、系数测算确定。在审核环节，参改医疗机构对上述四类重点专科的可申报数量分别为 5、3、2、1 个。此外，对头部医院申报普外科、骨科、老年病科、消化内科、内分泌科等临床大科细分专业方向较多的，以及有三级专科医院参照的综合医院肿瘤科等临床科室，适度进行综合调配使数量平衡。

2022 年，南京市医保部门经上述审核环节后，共核准 26 家医疗机构 296 个重点专科优势病组。具体病组审核结果可见图 1-9。

确定具体病组后，医保部门结合相应 DRG 病组病例数排名和高费用病例数全市大数据排名、专科优势病组两个维度，按照年度遴选明确需再次补偿的 DRG 病组后，通过补充测算，细化明确具体调整系数。2022 年，医保部门完成 296 个重点专科优势病组综合测算，分别赋予学术系数。具体测算结果可见表 1-8。

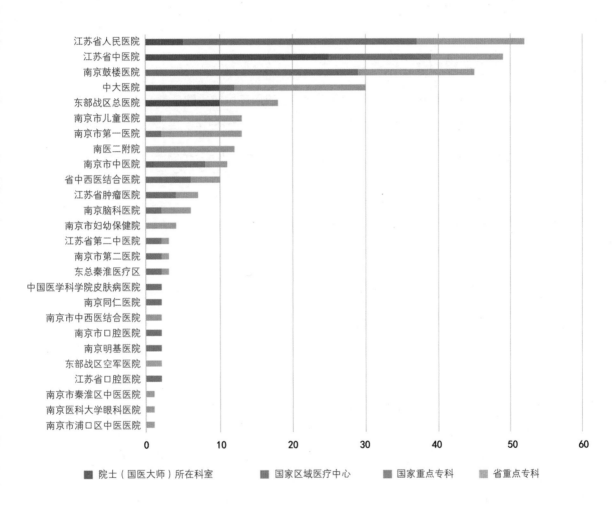

图 1-9　重点专科优势病组审核情况

表 1-8　重点专科优势病组测算结果

优势病组	数量	学术系数
院士（国医大师）所在科室	50	1.05
国家区域医疗中心	4	1.04
国家重点专科	113	1.03
省重点专科	129	1.01

（三）同一病组精准化付费

根据以往数据，相同病组内不同病例有时存在费用差异较大的现象。部分病例由于个体情况较差、治疗难度高，导致治疗成本过高，DRG 超支严重。同时，部分病例治疗难度低，治疗成本远低于 DRG 限额。上述两种情况导致相应 DRG 病组点数分配不均，付费失去平衡。对此，南京市医保局对点数过高或过低的病例分别进行测算，最终依据病例住院总费用与全市该 DRG 平均费用水平的倍率关系，将同一 DRG 组内不同病例区分为高倍率病例、低倍率病例和正常病例，并按照不同公式计算点数，在分组的基础上实现组内精准化控费。

1. 高倍率病例

高倍率病例判断标准：① 病组基准点数 ≤ 100 点，病例住院总费用 ≥ 全市 DRG 次均费用 3 倍；② 100 点 < 病组基准点数 ≤ 300 点，病例住院总费用 ≥ 全市 DRG 次均费用 2 倍；③ 病组基准点数 > 300 点，病例住院总费用 ≥ 全市 DRG 次均费用 1.5 倍。

具体结算方式：高倍率病例点数 =DRG 基准点数 × 级别系数 × 专科系数 × 学术系数 × 高新技术应用系数 × 价值医疗系数 + 对应的 DRG 基准点数 ×（该病例住院总费用 ÷ 全市该 DRG 次均费用 – 高倍率界值）。

根据上述标准测算，2019 年和 2020 年不同基金类型的高倍率病例的统筹支付超支比例均超过 20%。以 2020 年为例，高倍率病例的例均费用为普通病例的 4.33 倍，导致相应 DRG 统筹支付超支金额超过 8 亿元，给对应病组造成较大压力。而若依据高倍率病例结算，可通过追加点数增加基金拨付，从而缓解高倍率病例病组的基金超支情况。

2. 低倍率病例

低倍率病例判断标准：住院总费用 < 全市 DRG 次均费用 0.4 倍的病例。

具体结算公式：低倍率病例点数 = DRG 基准点数 ×（该病例住院总费用 ÷ 全市该 DRG 次均费用）（最高不得超过该 DRG 基准点数）。

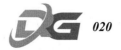

根据上述标准测算，2019 年和 2020 年低倍率病例例均费用分别为正常病例的 26.92% 和 27.25%，相应病组结余较多。应用低倍率病例点数计算公式后，相应病例点数按实际住院费用下调。

3. 正常病例

正常病例判断标准：除高倍率病例和低倍率病例外的其他病例。

具体结算公式：正常病例点数 = DRG 基准点数 × 级别系数 × 专科系数 × 学术系数 × 高新技术应用系数 × 价值医疗系数。

（四）创新技术精准化付费

1. 高新技术应用系数

为支持定点医疗机构开展符合规定的医疗高新技术，支持和保障医疗机构收治新、特、重症患者费用，南京市对于高新技术项目予以适度补偿和倾斜，通过合理确定调整系数或追加激励点数对高新技术付费进行精准化调整。

目前，南京市医保局主要依据《南京市基本医疗保险按疾病诊断相关分组（DRG）点数法付费暂行办法》和《特色优势学科重点病组、高新技术项目 DRG 付费调整方案》，对高新技术项目做出如下界定：在 2019 年 1 月 1 日后最新应用于临床，且对疾病治疗效果有显著改善的高新技术诊疗项目，包括已获得国内医疗技术开展许可的医疗机构首创技术，引进技术，国家、省重点扶持项目，罕见病诊疗新技术等。

基于上述标准，医疗机构可通过申报—审核两环节，使符合条件的高新技术项目得到合理补偿。以 2022 年为例，南京市医保局按 7 个具体项目标定智能辅助机器人手术、飞秒激光手术、经导管主动脉瓣置入术（TAVI）、肿瘤的断层调强放疗 4 个高新技术项目，并按照高新技术项目的最低单价在年终决算时予以补偿 2 190.20 万元。

表 1-9　2022 年高新技术应用表

序号	高新技术名称	物价编码	项目名称
1	智能辅助机器人手术	33-k	内窥镜手术器械控制系统加收
		33-t	计算机辅助骨科手术器械控制系统加收
2	飞秒激光手术	310300079	激光原位角膜磨镶术（LASIK）
		330406-a	飞秒激光辅助下白内障手术加收
3	经导管主动脉瓣置入术（TAVI）	330801029	经皮导管主动脉瓣植入术
4	肿瘤的断层调强放疗	240300020	断层放射治疗
		240100004	特定计算机治疗计划系统（筛选条件）

2. 价值医疗系数

为推动医疗机构合理检查、合理用药、合理治疗、合理收费，保障医疗质量安全，南京市医保局引入价值医疗理念，设定价值医疗系数。依据《南京市基本医疗保险按疾病诊断相关分组（DRG）点数法付费暂行办法》，价值医疗是指临床疗效确切、医疗价值显著、社会认可度较高的医疗服务项目。另外，依据《关于印发〈关于进一步做好 DRG 支付方式改革院内配套工作的指导意见〉的通知》，参改医疗机构应积极引入价值医疗理念，提倡采用联合手术、双侧手术、多学科联合治疗等集约高效的治疗方式。对于不同类别价值医疗服务项目，通过专家研讨精准赋予系数。

基于上述标准，医疗机构可通过申报—研讨两环节，对符合要求的价值医疗系数赋予调节系数。在研讨环节，医保部门组织专家开展答辩或审评。依据《关于报送 DRG 支付方式改革有关事项的通知》和《关于明确南京市 DRG 结算经办有关口径的通知》，对申报价值医疗项目提出以下五项参考条件（见表 1-10）。

表 1-10　优先纳入价值医疗付费条件

类别	具体要求
Ⅰ	联合手术、双侧手术、多学科联合治疗等集约高效的治疗方式
Ⅱ	治疗费用较低、临床疗效较好但基金支付不足的医疗服务项目
Ⅲ	治疗费用较高、基金超支明显但临床疗效较好、节约后续医疗资源较多的医疗服务项目
Ⅳ	加速康复治疗、多专一体化诊疗等集约资源、临床价值显著的医疗服务项目
Ⅴ	医疗机构在医保高铁上医院病组费用排行榜获得金银铜牌，在实践中提出规范临床路径管理的病组

以 2022 年为例，南京市医保局共收到来自 21 家医疗机构的 125 个价值医疗项目，经过五批线上答辩会、专家组质询以及后期梳理归并，共推荐 53 个价值医疗项目。年终决算时，对其中Ⅰ类（双侧联合手术）DRG 结算超支病例按实予以补偿 2 117.50 万元，Ⅱ类（高费用超支但疗效好）按超支病例诊疗项目费用补偿 1 399.32 万元，Ⅳ类（加速康复）按 1.03 赋予相应病组价值医疗系数补偿 154.57 万元；Ⅴ类（医保高铁金牌）涉及 44 家医疗机构 626 个金牌病组，按 1.05 赋予价值医疗系数补偿 1 189.52 万元。

以Ⅰ类（双侧联合手术）为例，具体项目见表 1-11。

表 1-11　双侧联合手术清单

序号	编号	价值医疗项目名称	类别	物价编码	核心分组	核心分组名称
1	A1	颅内动脉瘤栓塞术（多病灶）	联合手术	320600008	BE2	脑血管介入治疗
2	A2	白内障摘除联合玻璃体切除术	联合手术（玻璃体切除术限年龄 55/60 以上）	330406017	CB1	玻璃体，视网膜，脉络膜手术
3	A3	白内障囊外摘除＋人工晶体植入术、玻璃体切除术、眼部手术使用玻璃体切割仪加收	联合手术（玻璃体切除术限年龄 55/60 岁以上）	330406006 330407002 3304-a	CB1	玻璃体，视网膜，脉络膜手术

序号	编号	价值医疗 项目名称	类别	物价编码	核心 分组	核心分组名称
4	A4	白内障青光眼联合手术	联合手术	330406013	CB3	晶体手术
5	A5	白内障超声乳化摘除术	双侧手术	330406005	CB3	晶体手术
6	A6	多瓣膜置换或成形合并冠脉搭桥	联合手术	330802004	FB1	瓣膜手术伴冠脉手术
7	A7	瓣膜手术＋房颤迷宫消融术	联合手术	330801 330803016	FB2	心脏瓣膜手术
8	A8	腹股沟疝修补术	双侧手术	331008001	GE1	腹股沟及腹疝手术
9	A9	人工关节置换术	双侧手术	331507001（肩） 331507003（肘） 331507005（髋） 331507007（膝） 331507009（踝）	IC2	髋、肩、膝、肘和踝关节置换术
10	A10	乳腺癌根治术	双侧手术	331601005	JA2	乳房恶性肿瘤根治性切除术
11	A11	经皮肾镜碎石取出术	双侧手术	331102003-a	LB1	肾脏结石手术
12	A12	经输尿管镜碎石取石术	双侧手术	311000026	LC1	输尿管手术
13	A13	经输尿管镜支架置入术	双侧手术	311000028	LC1	输尿管手术
14	A14	钬激光碎石术	双侧手术	311000026-a	LC1	输尿管手术
15	A15	卵巢癌根治术	联合手术	331301006	NA2	女性生殖器官恶性肿瘤除广泛切除术以外的手术

三、管理透明化

管理是 DRG 改革实施的"助推剂"和"保护伞"。一套合理科学的管理体系能直观反映 DRG 改革成效，推动南京市 DRG 点数法改革的可持续发展，同时限制过度控费，督促医院侧重提升医疗质量与能力。

当前，南京市医保局已建立起较为完备的 DRG 绩效考核体系，通过医保年度绩效考核与院内绩效平衡机制进行双层管理，并将 DRG 支付方式作为有效的压力传导媒介，将政府外部考核压力层层传导至临床医务工作者[1]，即形成了"政府—医院—医生"的压力传导机制。同时，南京市医保局还搭建了"医保高铁"信息平台，对全市 DRG 运行情况进行动态监测，为医保考核与院内管理提供了有力的数据支持。

（一）年度考核管理

1. 考核现状

随着 DRG 支付改革的实行，医院提升绩效、控制费用的同时会容易造成医院和医生的逆向选择，促使医生不愿接收重症病人，也会导致医院过分地控制医疗成本，将会抑制医院和医生的医疗技术创新，进而影响医院综合能力的提高[2]。

因此，依据《国家医疗保障局关于印发 DRG/DIP 支付方式改革三年行动计划的通知》（医保发〔2021〕48 号）的文件精神，依托江苏省在 2022 年颁布的定点医疗机构 DRG/DIP 支付方式改革绩效评价指标体系[3]，南京市医保局于 2022 年发布《2022 年度南京市定点医疗机构考核评分标准》（宁医发〔2022〕15 号），建立了基于医保部门考核医疗机构视角下的 DRG 付费年度绩效考核评价体系，通过 5 维度 22 项指标，对医疗机构 DRG 付费改革的实施效果进行评估，并利用考核评价成果建立激励约束机制，充分发挥"指挥棒"作用，引导医疗机构推动内部精细化管理与绩效管理，自觉规范医疗服务行为，提高医保基金使用效益，推动医疗保障事业高质量发展。具体考核维度和指标见表 1-12。

---

[1] 司俊霄，何楠. 基于激励相容理论的现代医院绩效考核路径研究 [J]. 中国医院，2022（7）：57-60.

[2] 杨晓灵，林京安，关美霜. DRG/DIP 付费下公立医院建立绩效考核体系的研究 [J]. 经济师，2022（11）：259-260.

[3] 江苏省医保局. 关于印发《定点医疗机构 DRG/DIP 支付方式改革绩效评价办法（试行）》的通知 [EB/OL].(2022-09-01) [2022-02-25]. http://ybj.jiangsu.gov.cn/art/2022/9/9/art_74037_10602078.html.

表 1-12 DRG 绩效考核相关指标

考核模块	考核维度	指　标
支付改革	组织运行	1. 组织领导有力，运行平稳顺畅，工作落实有序
		2. 按要求报备院内绩效分配平衡方案
		3. 成立主要领导或者分管领导挂帅的 DRG 改革领导小组
		4. DRG 不良行为典型案例通报情况
		5. 按要求摆放院内宣传引导海报
		6. 配合落实 DRG 院端服务工作要求
		7. 12345 等被认定为推诿病人不良行为的投诉举报情况
		8. DRG 改革相关群诉群访事件
	病案质量	9. 病案匹配率
		10. 病例入组率
		11. 责任医师贯标码填报有效率
		12. 七日病案有效上传率
		13. 中医医疗机构中医分组入组率
		14. 年度病例申诉反馈率
支付改革	费用控制	15. 南京市参保人员住院期间政策范围外自费医疗费用在住院总费用的占比
		16. DRG 参改医疗机构住院次均医疗费用（南京市参保人员）增幅
		17. DRG 参改医疗机构住院人次人头比（南京市参保人员）增幅
		18. DRG 参改医疗机构门诊次均医疗费用（南京市参保人员）增幅
	服务能力	19. CMI 值同比增幅
		20. DRG 病组覆盖率同比增幅
	服务效率	21. 时间消耗指数同比降幅
		22. 费用消耗指数同比降幅

考核模块	考核维度	指　标
加分管理	DRG 改革	23. 通过院内绩效分配平衡方案引领 DRG 改革取得显著成效的
		24. DRG 改革出经验（含创新中医 DRG 本地化分组或探索规范临床诊断路径）被市级以上医保部门推广应用的
		25. 创新入选建设 DRG 付费方式改革示范点的
		26. 医保高铁使用排行榜同级别排名前 3 的
		27. 医院病组费用排行榜（金牌）同级别排名前 3 的

2. 考核对比

除江苏省和南京市分别出台省级、市级 DRG 绩效考核文件外，浙江、湖南两省以及淮北、泰州等 13 市也已出台 DRG 绩效考核相关文件。

上述地区的 DRG 绩效考核体系以国家权威的 DRG 绩效评价体系为依托[①]，基本围绕组织运行、病案质量医疗服务能力、服务质量和服务效率等维度展开，均包含了 DRG 组数、病例组合指数（CMI）、总权重、费用消耗指数、时间消耗指数等基本指标。

此外各地区遵循多元化、可操作性、客观性和科学性的基本原则，也额外增设了其他考核维度和指标，更好地让 DRG 评价指标能够与医院现有的绩效管理体系以及医院目前现有的医疗服务工作相辅相成，充分发挥 DRG 绩效评价体系的优势和作用。各地区具体考核维度和代表指标见表 1-13。

与国内其他地区的 DRG 绩效考核评价体系相比，南京市 DRG 绩效考核体系在维度设置、指标设置、管理方式上均具有本地特色与优势：

（1）考核维度方面，南京市绩效考核评价体系额外设置了加分管理维度，其中针对 DRG 改革设置 5 项涵盖了同级别的比较和鼓励创新能力的加分指标，进一步促进了医疗机构改革的积极性和创新能力。

（2）考核指标方面，南京市创新性设置"新增门诊费用增长率、中医分组入组率"指标，"新增门诊费用增长率"能监测医疗机构门诊费用变化，有效地防止医疗机构将住院 DRG 费用向门诊转移的行为；"中医分组入组率"则进一步推动南京市率先确立的融合中医特色的 DRG 分组模式。

---

① 许剑红，汪迦声，田佳，等. 基于 DRG 和 RBRVS 的公立医院绩效分配制度改革研究 [J]. 卫生经济研究，2023，40（02）：76-80.

表 1-13　其他建立 DRG 绩效考核评价体系地区考核维度及指标

级别	地区	考核维度	代表指标（个数）
省级	浙江	组织管理和制度建设、指令性任务完成情况、病案质量与目录管理、服务能力、行为规范、质量管理、资源使用效率、DRGs 费用控制	人头人次比、住院服务人次等（24）
	江苏	组织建设、医疗服务、费用控制、管理质量、任务完成	结算清单完整率、特殊结算病例占比等（19）
	湖南	组织管理和制度建设、质量控制、医疗综合指标考核、DRG 指标	住院总费用增长率、实际补偿比等（27）
市级	泰州	（同江苏省）	新增病案反馈有效率、结算清单上传率和违规费用占比 3 个地方指标（22）
	常州		新增 QY 组占比、单位权重费用消耗指数等 5 个地方指标（24）
	淮北	医疗费用、医疗行为、医疗质量、医保日常管理、群众感受	人头人次比增幅、院内感染率等（30）
	三明	组织管理、指标考核、病案质量、医疗行为、日常评比	制定临床路径管理率、低标准入院等（26）
	南平	组织管理和制度建设、数据质量、医疗服务能力、医疗行为、医疗质量、费用控制、满意度	低住院天数人次占比等（29）
	福州		DRG 结算病例收入占比、虚假住院等（25）
	泉州		医务性收入占比、低住院天数人次占比等（30）
	百色	组织管理和制度建设、指令性任务完成情况、病案质量与目录管理、医疗服务能力、医疗行为规范、医疗质量管理、资源使用效率、医疗费用控制	14 日内再住院率等（28）
	广安	医疗保险基础管理、病案质量、医疗服务能力、资源使用效率、医疗质量、医疗行为、费用控制、患者满意度	自费项目费用比、CMI 变化率等（20）
	乌鲁木齐	组织管理、质量控制、医疗综合考核指标、DRG 指标	根据病组价格挑选患者、编码升级等（20）
	铜仁	DRG 组织管理和制度建设、病案质量、医疗服务能力、患者满意度	完成临床路径人次覆盖率、30 天再住院率等（20）
	漯河	医保日常管理、医疗服务能力、医疗行为、医疗质量、费用控制、患者满意度	出入院诊断符合率、转外住院病人比例等（24）

（3）考核管理方面，南京市实行分类考核，实现横向与纵向比较相结合。例如在费用控制维度中，自费医疗费用在住院总费用的占比、院次均医疗费用、人次人头比和门诊次均医疗费用等指标，均按医疗机构级别分类设置不同的评分标准，同时将结果与同级别医疗机构平均值进行横向比较，区域对比为医疗机构提供"统一赛道"。

参考案例：以"费用控制"维度指标为例

"政策外自费占比"指标评分标准为：DRG参改三甲医疗机构比例≤13%的，得20分；13%＜比例≤14%的，得10分；比例＞14%的，不得分。普通三级及以下DRG参改医疗机构比例≤7%的，得20分；7%＜比例≤8%的，得10分；比例＞8%的，不得分。该指标将医疗机构分为三甲、普通三级及以下两个类别进行考核，提升了考核的公平性。

"住院次均医疗费用增幅"指标评分标准为：DRG参改医疗机构住院次均医疗费用（南京市参保人员）增幅：低于全市同级别医疗机构平均增幅50%的，得10分；同级别平均增幅50%≤费用增幅≤同级别平均增幅，得5分；费用增幅大于同级别平均增幅的，不得分。该指标将横向和纵向比较结合，将医疗机构增幅与区域内同级医疗机构的平均增幅进行比较，促进医疗机构良性竞争，同时实现区域水平整体提升。

（二）院内绩效平衡机制

若医院DRG考核指标直接与科室或医生绩效紧密地挂钩，可能导致医院出现"唯钱论"，容易引起恶意控费，同时也会造成医疗水平和医务人员积极性的下降。为协同推进DRG付费方式改革，夯实医疗机构院内配套改革工作基础，增强改革的系统性、整体性和协调性，南京市医保局出台了《关于协同加强DRG付费改革院内绩效管理工作的通知》（宁医函〔2022〕32号），要求参改医疗机构"健全绩效平衡机制，分类实施绩效管理"，在全国首创了院内科室之间、岗位之间的医保绩效管理平衡机制。此举可进一步激发医务人员尤其是临床科室人员参与和支持DRG付费改革的积极性，加快实现医疗机构从数量规模向质量效能的转型发展。

为保证方案有效落实，南京市医保局要求三级及以上医疗机构将更新的DRG付费改革绩效分配平衡方案上报备案，围绕DRG相关重点指标，如范围外费用占比、次均费用增幅等进行考核，并要求参改医疗机构以医院每月DRG预结算费用的一定比例，用于院内绩效评价激励和平衡调剂。

表1-14　医院DRG付费改革绩效分配平衡方案主要考核指标

维度	主要考核指标
成本指标考核	范围外费用占比、次均费用增幅、人次人头比增幅、时间消耗指数、费用消耗指数、药耗占比运用等
结算指标考核	月预结算DRG病组超支、结余调剂比例、CMI值运用等
医保服务考核	病案匹配率、病案入组率、病案七日有效上传率、责任医师贯标码填报有效率、中医医疗机构中医分组入组率、年度病例申诉反馈率运用等
稽核指标考核	经核准的"分解住院""高套点数""推诿病人"等违规行为扣减等

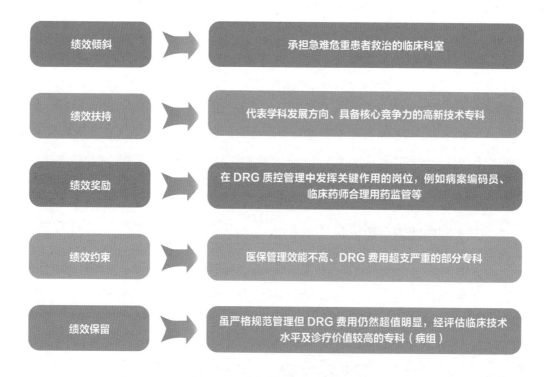

图1-10　院内绩效平衡调剂措施

2022年，南京市在建立DRG院内绩效平衡机制并采用五项调剂措施后，医疗机构向质量效能的转型成效显著，激励作用立竿见影。以南京市第二医院为例，2022年DRG患者次均住院费用同比降幅达28.6%，均次药品费用同比降幅达29.9%，控费效果显著，费用结构进一步优化。结合调剂措施来看，南京市第二医院通过绩效倾斜，运营绩效办公室将 CMI 值引入 RBRVS，与原有核算方法相比，全年合计增发绩效 50.3 万元，体现出对 CMI 值较高、承担危重患者救治的临床科室的倾斜；通过绩效扶持，针对专科高新技术开展实施专项绩效扶持，全年累计发放绩效 77.16 万元；通过绩效奖励，针对病案编码员开展专项奖励性绩效，全年累计发放专项绩效 7.69 万元，很好地提高了医务人员的积极性；通过绩效保留，针对超支科室，建立院内申诉渠道，累计审核免于绩效扣减金额 23.35 万元。

（三）医保高铁动态监测

1. 医保高铁建设情况

2019 年 8 月，南京医保局在全国率先建成医用耗材阳光监管平台，并渐进生成医保高铁。该平台打破了部门、医院信息壁垒，汇聚医保、医院、医药大数据，成为三医一体贯通的数据平台。2021 年，南京市医保局开发上线阳光监管平台 2.0 版，即"医保高铁"手机云平台，进一步扩展大医保功能，拓展使用人群，实现了"三医"从业人员使用全覆盖。同年 12 月，医保高铁 DRG 专区模块上线试运行，成为全国第一个全天候 DRG 运行专业平台，并在 2022 年进行功能升级，增加运行 DRGs 指数大厅、失能保险专区、医生专区、医保研究苑四个新模块。具体功能如表 1-15 所示。

表 1- 15　"医保高铁"四大模块功能

功能模块	具体功能
DRGs 指数大厅	纵览全市 DRGs 运行概况、全市点值变化情况、病组点值情况、医院点值情况以及医生点值情况
失能保险专区	从待遇享受、评估机构和照护服务机构三个维度呈现全市失能保险运行情况
医生专区	医生可以看到个人的带量药品使用、国谈药品使用、生物医药创新产品使用情况
医保研究苑	涵盖研究会、政策导航、政策研究、耗材馆四方面内容

除 DRGs 指数大厅外，南京医保高铁的 DRG 专区还包括医保 DRGs 和 DRGs 风险提示两个模块。其中，医保 DRGs 模块不仅可反映全市 DRG 实时概况，还可呈现不同年度的 DRG 病组管理情况、分组管理情况、点数管理情况、费用结算情况、医院运行效能以及医院病组费用。具体数据指标及平台呈现效果如表 1-16 所示。

表 1-16　医保 DRGs 模块数据指标情况

统计指标	数据情况
病组管理情况	从结算单数、病案匹配数、病案匹配率、合规病例数、入组病例数、病案入组率六方面呈现全市各级医疗机构病案管理情况
分组管理情况	从 DRG/ADRG 情况、基础病组情况、中医病组情况、病组均费排名、全市入组病例数排名、倍率入组病例数排行六方面呈现全市 DRG 分组管理情况
点数管理情况	从医院总点数、医生点数、入组病例分类情况三方面呈现全市 DRG 点数管理情况
费用结算情况	从基金月预结算情况、医保范围外费用占比及排行三方面呈现全市各级医疗机构费用结算情况
医院运行效能	从 CMI、时间消耗指数、费用消耗指数三方面呈现全市各级医疗机构运行效能情况
医院病组费用	可呈现全市各级医疗机构病组费用排名情况

与其他地区医保信息管理系统相比，医保高铁的最大优势在于获取信息的便捷性和信息的全面性。在手机端，所有医保管理者、医院管理者、医生都能够通过手机随时随地查询到 DRG 概况、医院病组费用排行榜、病案管理情况、分组管理情况、点数管理、CMI 排名、入组病例分类情况、费用结算情况、范围外费用占比，以及运行效能指标情况等等。DRG 专区模块按照管理层次、机构级别和时间跨度等 112 个核心管理指标[1]，不同维度，全面、动态、实时地展示医疗机构住院病案分组、付费、效能、排名等 DRG 改革有关指标参数。通过业务数据"掌上通览"，为医院、医生、医药企业、医保等动态展示分析医保基金运行、医用耗材和药品全流程监管、医院科室医生横向对比、医药企业资金结算等，提供便捷高效的移动管理工具。

2. 医保高铁实施成效

自医保高铁手机云平台正式上线运行以来，与 1 556 家定点医疗机构和 3 000 余家医药企业直接联通，实现了医保政策法规、规范性文件信息等第一时间精准投送发布，覆盖了医保、医院、医生、医药四类角色 2.43 万人[2]，集聚了"三医"数据超过 117.7 亿条，

---

① 现代快报.全天候智能监管！南京医保高铁上新"DRG 专区模块"[EB/OL]. (2021-12-20) [2022-02-25]. http://app.myzaker.com/news/article.php?pk=61c043bc1bc8e00913000161.
② 现代快报.南京"医保高铁"让医药数据掌上通览 [EB/OL]. (2022-02-17) [2022-02-25]. http://dz.xdkb.net/html/2022-02/17/content_573770.htm.

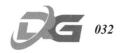

近 30 个模块实时呈现业务动态[①]。

同时，医保高铁 DRG 专区的上线，还实现了两个重要转变：一是从医保部门独自推动转为"三医"数据信息共享、合理推进，分门别类的阅览室转变为同台竞赛、各显身手的"运动场"；二是从医保部门行政监管转变为助力医疗、医药自我管理、自我监督。

从图 1-11 可以看出，医保 DRGs 模块按照三甲、三级、二甲、二级四个医院级别，从上月、当月以及年度累计三个时间维度，展现医疗机构在 DRG 实施概况、DRG 分组管理情况、病案管理情况等的排名情况，并对其 DRG 实施效果进行区域内横向比较，全天候、多维度、多层次、精细化地呈现了南京市 DRG 的运行效能和质量。此外，还在平台上展示全市参改医院病组均费水平统计排名，设立金、银、铜奖牌榜，引导医院主动压

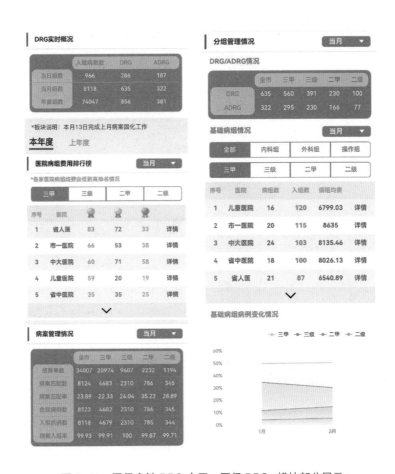

图 1-11　医保高铁 DRG 专区—医保 DRGs 模块部分展示

---

① 南京市医保局. 南京"医保高铁"增加运行 DRGs 指数大厅、失能保险、医生专区、医保研究苑四个新模块 [EB/OL]. (2022-07-22) [2022-02-25]. http://ybj.nanjing.gov.cn/gzdt/202207/t20220722_3651558.html.

减医疗成本，同时促进医院内部精细化管理。以三甲医院为例，可对其同时期内的医院病组费用、正常/高/低倍率入组病例数、医院总点数、医保范围外费用占比、CMI值等七项指标进行医院排名，医疗机构可据此进行针对化的病组考核，引导医疗机构推进内部精细化病组管理，优化临床路径，规范诊疗行为。

表1-17　2022年南京市三甲医院部分指标排名情况[①]

医院	病组费用	正常倍率入组病例数	高倍率入组病例数	低倍率入组病例数	医院总点数	医保范围外费用占比	CMI值
鼓楼医院	1	2	2	1	2	3	3
省人医	2	1	1	2	1	1	1
儿童医院	3	12	11	3	13	2	18
省中医院	4	4	6	4	5	9	14
江宁医院	5	6	8	5	6	16	15
市中医院	6	8	14	15	10	19	16
市一医院	7	5	4	8	3	11	4
东总医院	8	15	16	11	12	6	2
中大医院	9	3	3	7	4	10	8
南医大二附院	10	7	7	10	7	17	11
东空医院	11	19	18	17	19	12	9
市妇幼院	12	10	12	6	16	4	21
省中西医	13	13	15	12	11	18	12
市中西医	14	18	20	19	18	21	17
省二中	15	14	13	16	15	20	13
市二医院	16	11	5	13	9	22	6
东总秦淮	17	17	19	14	17	15	10
省肿瘤	18	9	10	9	8	7	5
脑科医院	19	16	9	18	14	8	7
南医眼科	20	20	22	22	21	5	22
市口腔	21	21	17	20	20	13	19
省口腔	22	22	21	21	22	14	20

---

① 排名依据："病组费用"指标数据由低到高排名，其余指标数据由高到低排名。

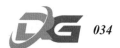

此外，通过 DRGs 风险提示模块，可动态监测医院及医生个人的医疗服务情况。基于相关费用指标数据变化率，可判断医院或医生是否存在不合理诊疗行为，从而充分发挥医保高铁的信息警示作用，促进医疗机构加强内部规范管理。

四、发展可持续

"十四五"期间，聚焦打造医保价值付费高地，持续助推南京市医疗机构高质量发展。

（一）总体目标

围绕建立管用高效的医保支付机制，坚持以服务人民健康为中心，在建立科学合理的 DRG 分组和付费机制的基础上，合理编制 DRG 付费年度预算，建立健全参照评价体系，规范优化临床路径管理，节约集约医疗资源，支持分级诊疗制度实施，推动中医药传承创新发展，探索康复病例价值付费模式，实现全天候智能化动态指引，提高医保经办服务效率，提升医保基金使用效益，实现医疗、医保高质量协同发展。

（二）阶段性目标

1. 2023 年

DRG 支付方式覆盖所有符合条件的开展住院服务的医疗机构，基本实现医疗机构全覆盖的目标任务。优化 DRG 本地分组方案，完善基准点数等核心指标调节机制，提升 DRG 支付方式改革运行质量和水平，研究制定康复类疾病按疗效价值付费方案。

2. 2024 年

建立健全绩效管理和激励约束等工作机制，建立门诊费用支付、异地住院费用支付与 DRG 协同机制，大力推进医疗机构配套改革，全面建立上下联动、内外协同、规范统一、管用高效的医保支付新机制。试行康复类疾病按疗效价值付费。

3. 2025 年

全面建立覆盖更广、机制更新、基础更实、协同更紧、生态更好的 DRG 付费方式，在中医 DRG 付费、信息集成展示、价值医疗付费等方面实现创新突破，真正形成区域性、全国性示范效应，逐步建成具有南京特色的全面、精准、高效、协同、透明"五个 DRG"。

（三）重点示范项目

1. 打造中医药价值付费高地。在全国率先建成符合中医药服务特点的医保支付方式，创新建立中医 DRG 分组逻辑，将医保支付政策适度向中医优势病种倾斜，扩大中医 DRG 分组的病种、机构、基金覆盖范围，鼓励医疗机构提供充足的中医药服务和中西医结合治疗，助力打造中医药服务贸易名城。

2. 凸显医保价值付费导向。升级打造南京医保高铁 DRG 专区，率先建成可比较、可导示、可控制的医保支付参照评价体系，全天候、多维度、多层次、精细化地呈现 DRG 运行效能和质量，为推动实现医保、医院、医生、医药共建、共治、共享提供信息平台和数据抓手。

3. 形成医保价值付费体系。积极稳妥推进康复类疾病按疗效价值付费，在充分汲取医疗机构意见建议的基础上，建立健全客观公正、合理可行的疗效价值评价体系，将医保基金支付政策向价值明显、优势突出、疗效确切的医疗服务倾斜，形成以康复类疾病为代表的基本医保价值付费体系。

（四）推进实施计划

1. 扩大改革范围，实现"五个全覆盖"。用 2～3 年时间，实现医疗机构、病种数、入组结算率、医保基金、异地就医"五个全覆盖"，并在 2024 年不断优化提升运行质量。

（1）医疗机构全覆盖。2023 年，实现二级以上定点医疗机构（精神病医院除外）开展实际付费，着手推进一级及以下医疗机构病案数据规范等准备工作。2023 年，DRG 支付方式覆盖所有符合条件的开展住院服务的医疗机构。

（2）病种数全覆盖（90% 以上）。2022 年，实现 DRG 付费占医疗机构病种数 80% 以上。2023 年，实现 DRG 付费占医疗机构病种数 90% 以上。同步分批增补扩大基础病组范围，促进医疗服务下沉，支持分级诊疗开展。

（3）入组结算率全覆盖（90% 以上）。2022 年，病种入组结算率达到 70% 以上；2023 年，病种入组结算率达到 90% 以上。

（4）医保基金全覆盖（70% 以上）。2022 年，实现 DRG 付费医保基金支出占全市住院医保基金支出的 60%；2023 年，实现 DRG 付费医保基金支出占全市住院医保基金支出的 70%。

（5）异地就医全覆盖。按照江苏省统一部署，逐步实现省内异地就医、跨省异地就医住院病例按 DRG 点数法付费全覆盖。

2. 完善付费方式，建立"五个机制"。建立健全以总额预算管理下的按 DRG 点数法付费为主的复合式住院费用结算管理机制，建立核心要素管理、基础数据核验、全程绩效管理、运行监测监管、价值付费"五个机制"，不断推进医保支付方式改革内涵式、精细化发展。

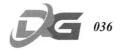

（1）建立核心要素管理机制。坚持公平公正、公开透明、谈判协商的基本原则，建立医保基金总额控制指标、分组、基准点数和系数等核心要素动态调整机制。建立DRG分组动态调整机制，参照国家更新的技术规范、分组方案版本，结合南京市DRG分组及付费运行管理情况，及时调整完善本地分组方案。

（2）建立基础数据核验机制。依托全国统一的医保信息平台，落实DRG相关信息系统标准和规范，做好与国家和省平台的对接、传输、使用、安全保障等工作，保障DRG系统统一、规范、科学、兼容、通畅。持续做好国家医保信息业务编码标准贯彻执行工作，加强对医疗机构编码匹配工作指导，做到项项有码，匹配准确。加强基础数据核查，组织对临床反映偏差较大的参数指标进行复核测算和再校验，提高DRG有关数据的精准度。建立数据跟踪分析机制，针对问题突出节点或矛盾多发环节，及时查找问题、分析原因和制定措施。

（3）建立全程绩效管理机制。根据各级各类医疗机构的功能定位和服务特点，分类完善科学合理的考核评价体系。加强对医疗服务行为的纵向分析与横向比较，加强对参保人员个人负担纵向和横向的比较分析，建立医保基金使用绩效评价与考核机制，参保人满意度测评机制，将考核结果与医保基金支付和监督检查挂钩。

（4）建立运行监测监管机制。建设统一、规范、高效的医保基金智能监管系统，加强规则应用、数据挖掘、风险预警，加强预测预判，建立月度基金拨付情况预警机制。开展DRG专项检查，适时查处通报DRG不良行为典型案例，堵塞通过不足服务、高套病组等骗取医保基金行为。

（5）探索建立价值付费机制。支持医疗高新技术发展，对于近三年来进入临床应用的国内或省内首创技术、引进技术等，在结算时予以适度扶持。探索建立价值医疗评价机制，对于部分临床疗效确切、医疗价值显著、社会认可度较高的医疗服务项目，试行按疗效价值评估结果付费的新机制。

3. 强化管理服务，推进"五个建设"。强化DRG付费方式改革运行保障工作，加强经办服务、专业能力、标准规范、示范医院和观察医院"五个建设"，确保改革运行质量和效率。

（1）加强经办服务建设。医保经办机构加强医保基金预算清算管理，建立与DRG付费相适应的支付体系及激励约束机制、稽查审核机制，健全医保协商谈判机制等，按照年初预付金、月预结算、年终决算的方式做好费用结算工作，及时拨付结算费用，保障参改医疗机构正常运行，为参保人员购买高质量、有效率、能负担的医药服务。

（2）加强专业能力建设。积极组织人员参加国家"双百计划"和省DRG改革培训，更大范围培训业务骨干。采取专家授课、经验交流等方式，开展支付方式改革专业知识培训。

组织开展面向医疗机构的编码员、病案管理员等培训，促进提高病案数据质量。

（3）加强标准规范建设。实行统一的技术标准和经办流程规范。逐步建立符合南京实际的 DRG 监管规则，完善 DRG 点数付费评价和监管机制。强化协议管理，规范协议文本，加强沟通协商，明确 DRG 付费预算管理、数据质量、支付标准、审核结算、稽核检查、协商谈判、考核评价等要求，提高付费方式改革标准化、规范化水平。

（4）加强示范医院建设。择优选取医疗水平高、管理能力强、示范作用大的参改医疗机构，设立 DRG 改革示范医院，以编码管理、信息传输、病案质控、临床路径、成本管控、绩效分配等方面为建设重点，2022 年底前在建机制、打基础、推协同方面建设成为全市 DRG 付费方式改革示范点，形成可复制、可借鉴、可推广的 DRG 改革样板和经验。

（5）加强观察医院建设。将符合条件的一级及以下暂未参改医疗机构设立为 DRG 改革观察医院，组织提前学习了解 DRG 基本原理和付费规则，并于 2023 年底前做好病案管理、信息建设、人才储备等参改前准备工作。

4. 实行多元共治，做到"四个协同"。贯彻多元共治的管理理念，深入推进政策体系、多方参与、争议处理、院内改革"四个协同"，增强改革的系统性、整体性和协调性，形成共建、共治、共享的良好改革生态。

（1）推进政策体系协同。系统推进医疗保障支付方式改革，在 DRG 政策框架范围内，协同推进紧密型医疗联合体"打包"付费；探索中医按病种支付的范围、标准和方式，支持和促进中医药传承创新发展；建立与国家医保谈判药品"双通道"管理、药品医用耗材集中带量采购等政策措施的协同推进机制，形成正向叠加效应。

（2）推进多方参与协同。建立医保、卫健、财政等多方参与的 DRG 支付方式改革联席会议，及时反馈沟通情况，综合协调改革推进。加强对医疗机构的管理和指导，指导医疗机构将 DRG 与院内运行管理机制深度融合，推动实现 DRG+ 的赋能价值，确保 DRG 付费改革运行质量和效果。

（3）推进争议处理协同。建立相应技术评价与争议处理机制，形成多方参与、相互协商、公开公平公正的医保治理新格局。立足南京实际，建立完善争议问题发现、研究解决和结果反馈机制，加强评议机制建设，支撑病组、权重和系数等核心要素动态调整。统一完善争议处理机制，规范进行申诉、受理、处理。

（4）推进院内改革协同。督促参改医疗机构强化落实对 DRG 付费改革的组织领导，进一步明晰医保办（处）功能定位，完善机构职能设置，配齐配强专业化的医保服务管理工作队伍；加强院内病案管理工作，落实医保编码标准化及接口管理要求；加强医院临床路径管理和成本控制，推行检查结果互认共享。

5. 强化医保高铁，打造阳光平台。在医保高铁平台开辟 DRG 专区模块，从不同的

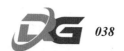

管理视角、医院级别和时间维度，全方位动态展示分组、付费、效能等核心管理指标，建立健全看得懂、用得上、抓得住的智能化参照评价坐标体系。

（1）强化数据质控。推进医保责任医师编码上传工作，加强业务指标算法、全流程数据核验等质控工作，不断提高医保高铁展示数据的精准度。

（2）优化医保高铁。结合医保信息平台建设升级改造 DRG 业务数据接口，进一步加强数据标准化建设，研究拓展 DRG 参数指标体系。

（3）深化医保高铁。结合智能监控信息平台建设和医保责任医师编码上传落实，同步扩大医保高铁 DRG 专区数据展示的深度和广度。

（4）升级医保高铁。结合年度有关规则、参数的优化调整情况，打造医保高铁 DRG 专区升级版，不断提升医保高铁的品牌度和影响力。

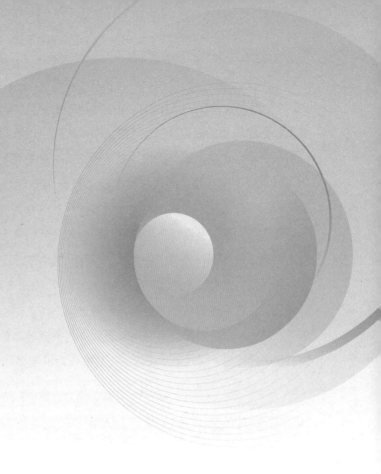

第二章
可比较的 DRG 运行机制

《国务院办公厅关于进一步深化基本医疗保险支付方式改革的指导意见》（国办发〔2017〕55号）提出，强化医保对医疗行为的监管，将监管重点从医疗费用控制转向医疗费用和医疗质量的双控制[①]。当前，南京市通过设置级别、专科、学术等系数，对各类医疗机构、重点学科、优势病组、高新技术实施精准化付费，同时，建设"医保高铁"信息化平台，从不同视角、层次和维度动态展示120余项DRG管理指标，纵览全市DRGs运行情况，实现了不同医疗机构间的横向比较与医疗机构自身不同时间的纵向比较，为医保对医疗行为进行监管奠定了基础。

为真正发挥医保支付"牛鼻子"作用，充分实现DRG支付方式改革，更好地规范医疗服务行为，控制医疗费用不合理增长的目标，南京市依据DRG运行数据，从组织运行、病案质量、费用控制、服务能力、服务效率五维度综合评价医疗机构的质量、能力及效率水平。其中，服务质量显著提高是医保支付方式改革的核心目标，服务能力、服务效率的提高是医保支付方式改革激励效应与杠杆作用的结果[②]。

表2-1 质量、能力、效率三维度评价指标

维度		指标
质量	服务质量	人次人头比
		15/30日再入院率
		三、四级手术占比
	病案质量	七日病案有效上传率
		病案匹配率
		病案入组率
能力	—	病例组合指数（CMI值）
		DRG病组覆盖率
效率	服务效率	费用消耗指数
		时间消耗指数
	费用控制	住院次均费用
		医保目录外费用占比

本章撰写人：吴尚勇、李佳明、任旭

① 国务院办公厅. 关于进一步深化基本医疗保险支付方式改革的指导意见 [EB/OL]. (2017-06-28) [2023-02-23]. http://www.gov.cn/zhengce/content/2017-06/28/content_5206315.htm?trs=1.
② 李乐乐. 健康中国战略下我国基本医疗保险支付方式改革政策评估 [J]. 宁夏社会科学，2019，217（5）：125-134.

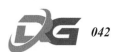

一、质量维度

DRG 支付下，医疗质量主要包括服务质量和病案质量两方面，可通过人次人头比、15/30 日再入院率、七日病案有效上传率等指标进行评估。

表 2-2　质量维度评价指标

维度	指标	计算方法
服务质量	1. 人次人头比	人次人头比 = 医疗机构住院人次 ÷ 医疗机构住院人头
	2. 15/30 日再入院率	15/30 日再入院率 = 同一参保患者同诊断 15/30 日内再入院人次数 ÷ 同期参保患者出院人次数 ×100%
病案质量	1. 七日病案有效上传率	七日病案有效上传率为自患者出院结账次日起七个工作日内规范上传且后续无修改病案的占比
	2. 病案匹配率	病案匹配率 = 病案匹配数 ÷ 结算单数
	3. 病案入组率	病案入组率 = 入组病例数 ÷ 合规病例数

（一）服务质量可比较

DRG 不仅是医保结付的方式，也是规范诊疗行为、衡量医疗服务质量的重要管理工具[1]。DRG 支付下，医疗服务质量评价更为客观且可比性强，与传统评价重点关注工作完成情况的正向结果相比，更关注反映医疗固有特征和医疗差错等负性或不良结局指标，如重返类指标 15/30 日再入院率等[2]。当前，南京市将服务质量指标执行情况与年度结算相挂钩，医疗机构人次人头比指标与上年度相比，执行情况较好的，予以奖励，执行情况较差的，予以核减。

人次人头比

作为针对重复住院的管控指标，人次人头比反映了住院患者在一定周期内的住院次数。人次人头比上升，可能表明医疗质量存在问题，如对疾病诊断不清、治疗不充分，影响患者生命安全；也可能表明医疗行为规范存在问题，医疗机构为了降低住院天数及费用，分解住院，影响患者就医体验，拉高患者自付金额，浪费医保基金。同时，人次人头比也可

---

[1] 戴遥,卓丽军,李浩,等. DRG 支付下基于全过程管理的医疗服务质量研究 [J]. 卫生经济研究,2023（1）：41-45.

[2] 许昌,庄俊汉,傅强,等. 基于省级 DRG 平台的死亡类与非计划重返类指标评价应用研究 [J]. 中华医院管理杂志,2020（2）：117-121.

以反映医疗机构对患者的吸引力程度，患者的就医意愿和倾向[①]。

从总体情况来看，DRG付费改革实施以来，南京全市医疗机构人次人头比呈下降趋势，由2021年的1.496下降至2022年的1.486。从各级医疗机构来看，三甲、三级、二甲、二级医疗机构人次人头比均出现下降（见图2-1）。以三甲医疗机构为例，人次人头比降幅最大的是江苏省肿瘤医院，降幅为8.91%（见图2-2）。

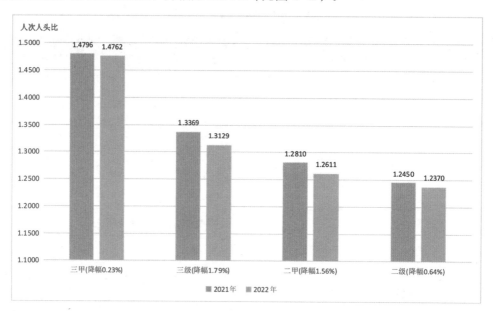

图2-1　2021—2022年南京市各级医疗机构人次人头比下降情况

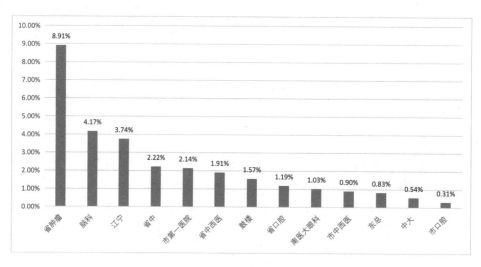

图2-2　南京市三甲医疗机构人次人头比降幅

---

① 艾登医保科技. 艾登指数3.0系列解读Ⅷ：人次人头比榜单 [EB/OL]. (2022-10-08) [2023-03-01].

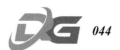

（二）病案质量可比较

病案作为记录医疗行为的载体，是医疗机构医疗质量安全管理水平、技术能力、规章制度落实情况的具体体现，是医疗质量管理数据信息的主要来源[①]，是 DRG 付费方式下开展质控工作的基础。为进一步提高病案质量，促进医疗机构加强管理，南京市对病案质量相关指标进行监测，保障病案质量可比较。

1. 七日病案有效上传率

七日病案有效上传率反映了医疗机构病案数据导出及信息上传的完整性和及时性，是利用病案首页数据客观评价医疗机构服务能力和医疗质量的工作基础。

南京市医保局对全市各级医疗机构七日病案有效上传率开展监测，并与月住院预结算费用拨付挂钩。据 2022 年 7 月监测结果，三甲、三级、二甲、二级医疗机构七日病案有效上传率大于 10% 的比例分别为 81.82%、94.74%、87.50%、95.12%，医疗机构病案上传工作质量较高。

2. 病案匹配率

病案匹配率体现了病案首页中主要诊断、主要手术操作的编码与名称的填写规范程度，较高的病案匹配率是保证各项监测指标提取结果科学客观的基础。

从整体水平来看，2022 年南京市全市医疗机构病案匹配率均保持在 99% 以上，病案匹配率高，病案首页填写规范。

表 2-3　2022 年 7 月七日病案有效上传率小于 10% 的医疗机构名单

序号	医疗机构	级别	出院人次（结算单数）	七日病案有效上传数	七日病案有效上传率
1	南京市中医院	三级甲等	2 639	168	6.37%
2	南京市第一医院	三级甲等	5 019	0	0.00%
3	南京医科大学第二附属医院	三级甲等	3 410	93	2.73%
4	南京市中西医结合医院	三级甲等	888	34	3.83%
5	南京市胸科医院	三级	672	18	2.68%
6	南京市红十字医院	二级甲等	573	29	5.06%
7	南京南钢医院	二级	249	16	6.43%
8	南京天佑儿童医院	二级	13	0	0.00%

---

① 国家卫生健康委办公厅.《病案管理质量控制指标（2021 版）》解读 [EB/OL]. (2021-01-21) [2023-02-27]. http://www.gov.cn/zhengce/2021-01/21/content_5581631.htm.

病案匹配率（%）

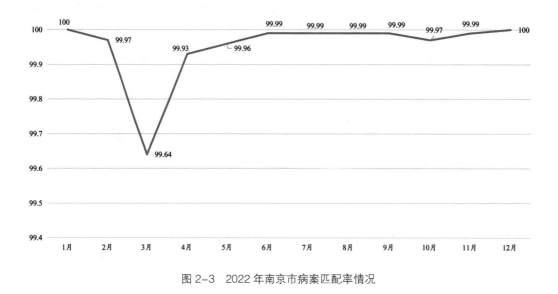

图 2-3　2022 年南京市病案匹配率情况

从各级医疗机构来看，三甲、二甲医疗机构病案匹配率高且稳定，优于三级、二级医疗机构。

病案匹配率（%）

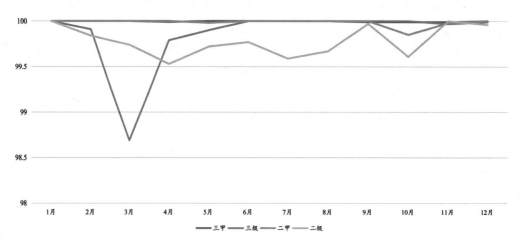

图 2-4　2022 年南京市各级医疗机构病案匹配率情况

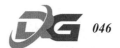

3. 病案入组率

病案入组率是利用 DRG 进行评价的基础门槛，是反映 DRG 数据质量的重要指标[1]。没有较高的病案入组率作为支撑，就无法反映医疗机构病组内病例数量的真实情况，在计算权重时会出现偏差，医疗机构总权重数也会降低，依据相对权重（RW）计算出的 CMI 值也会失真[2]。

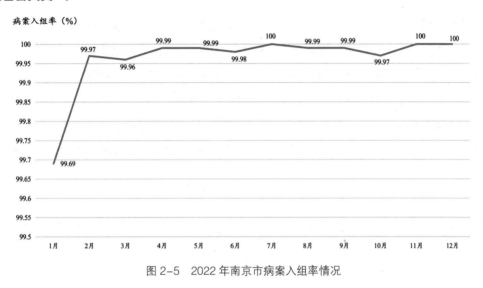

图 2-5 2022 年南京市病案入组率情况

从整体水平来看，2022 年南京市全市医疗机构病案入组率均保持在 99.6% 以上，病案入组率高，为客观反映医疗机构病组运行情况奠定了基础。

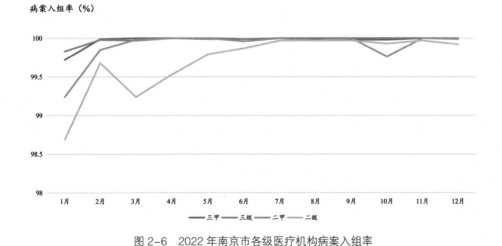

图 2-6 2022 年南京市各级医疗机构病案入组率

---

① 章莹, 韩栋, 徐金龙, 等. 诊断数据质量对 DRGs 分组的影响 [J]. 中华医院管理杂志, 2017（4）: 285-288.
② 熊昊祾, 路伟, 许昌, 等. 病案首页数据质控的实践 [J]. 中国卫生质量管理, 2019（7）: 5-8.

从各级医疗机构来看，三甲、三级医疗机构病案入组率高且稳定，优于二甲、二级医疗机构。

二、能力维度

在成为医保付费工具之前，DRG 先是作为医疗机构预算、绩效与质控管理的工具得到开发，而后又进一步发展为政府与社会对医疗机构绩效开展评价的工具[①]。DRG 凭借赋予各个病组不同的权重，使不同科室、不同医疗机构间能够进行科学比较，有效促进医疗机构间的公平竞争，激发医疗机构根据自身功能定位拓展业务范围，提高医疗机构收治复杂疑难病例的内生动力[②]。具体来看，DRG 实施能力主要通过病例组合指数（case mix index, CMI）与 DRG 覆盖率两个核心指标进行评估，同时也属于 DRG 六大评价指标。

表 2-4　能力维度评价指标

维度	指标	计算方法
能力	1. CMI 值	$\text{CMI 值} = \dfrac{\sum (\text{某 DRG 基准点数} \times \text{该医疗机构该 DRG 的病例数})}{\text{该医疗机构全体病例数} \times 100}$
	2. DRG 病组覆盖率	$\text{DRG 病组覆盖率} = \dfrac{\text{年度医疗机构 DRG 病组数}}{\text{当地 DRG 病组总数}} \times 100\%$

（一）病例组合指数（CMI 值）

CMI 值为出院患者例均权重，与医疗机构收治的患者类型有关。一般来说，CMI 值越高，诊治疾病消耗的医疗资源越多，诊疗难度越大，越能体现医疗机构的技术实力[③]。

2022 年，南京市全市医疗机构 CMI 值为 1.19，相比 2021 年的 1.03，同比增长 15.53%。具体来看，2022 年，全市各级医疗机构的 CMI 值分别为三甲 1.29，三级 1.04，二甲 0.97，二级 0.94；其中，CMI 值排名前三位的三甲医院分别为江苏省人民医院（1.67），东部战区总医院（1.62），南京鼓楼医院（1.61）。

---

① 顾昕. 医保支付改革中国探索的历史回顾与反思：以按疾病诊断组（DRGs）支付为案例 [J]. 中国医院院长，2020（12）：65-75.
② 方金鸣，刘玲，彭义香，等. DRG 改革中医保机构的诉求对其行为的影响研究 [J]. 中国卫生政策研究，2021（14）：38-44.
③ 何思长，杨长皓，应嘉川，等. 基于 DRG 的分级诊疗实现路径研究 [J]. 卫生经济研究，2020（4）：30-32.

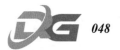

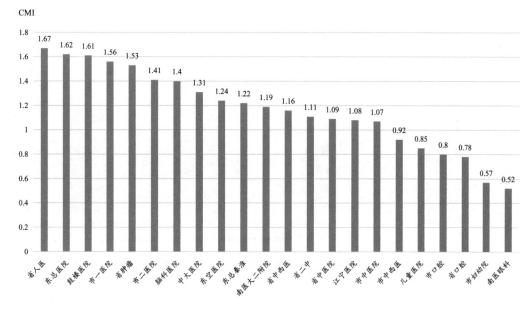

图 2-7　2022 年南京市三甲医疗机构 CMI 值情况

（二）DRG 病组覆盖率

DRG 病组数代表了病区收治病人所覆盖病种的范围，组数越多病组覆盖率越高，表示病区提供的疾病诊疗服务越广[①]。当前，南京市 DRG 细分组组数为 967 组，2022 年全市总结算 DRG 组数为 928 组，病组覆盖率较高，达 95.97%，反映出南京地区能够提供的疾病诊疗服务较为全面。

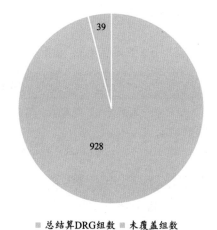

■ 总结算DRG组数　■ 未覆盖组数

图 2-8　2022 年南京市 DRG 病组覆盖情况

---

① 接纯纯，周典，田帝，等．基于DRG和综合指数法的住院患者医疗服务绩效评价 [J]. 中国医院管理，2022（10）：27-30.

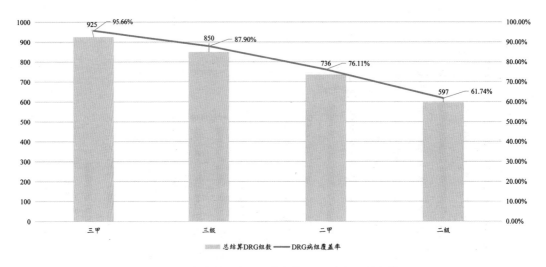

图 2-9　2022 年南京市各级医疗机构 DRG 病组覆盖率情况

从各级医疗机构看，二级、二甲、三级、三甲医疗机构病组覆盖率依次上升，其中，2022 年三甲医疗机构总结算 DRG 组数为 925 组，病组覆盖率达 95.66%。

三、效率维度

DRG 付费建立了"结余留用、超支不补"的激励约束机制，其成本控制导向有助于医院减少过度医疗，提高服务效率，专注提供最适宜的医疗服务[1]。具体来看，DRG 实施效率主要包括服务效率和费用控制两方面，可通过费用消耗指数、时间消耗指数、住院次均费用、医保目录外费用占比等指标进行评估。

表 2-5　效率维度评价指标

维度	指标	计算方法
服务效率	1. 费用消耗指数	反映治疗同类疾病所花费的费用 / 时间，指数值等于 1 时为平均状态； 指数小于 1，表示医疗费用较低或住院时间较短，说明该医疗机构的服务效率较高； 指数值大于 1，表示医疗费用较高或住院时间较长，说明该医疗机构的服务效率较低
	2. 时间消耗指数	
费用控制	1. 住院次均费用	住院次均费用 = 住院总费用 ÷ 出院总人次
	2. 医保目录外费用占比	医保目录外费用占比 = 非医保项目费用 ÷ 住院总费用

① 朱佳英，高奇隆，任晋文，等 . DRG 支付在公立医院高质量发展中的功能探析 [J]. 卫生经济研究，2021（12）：57-61.

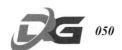

（一）服务效率可比较

1. 费用消耗指数

2022 年，南京市各级医疗机构费用消耗指数为：三甲 1.04，三级 0.96，二甲 0.87，二级 0.88，三级、二甲、二级医疗机构费用消耗指数均低于全市平均水平。

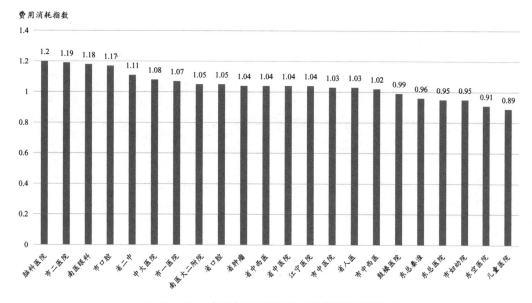

图 2-10　2022 年南京市三甲医疗机构费用消耗指数情况

2. 时间消耗指数

2022 年，南京市各级医疗机构时间消耗指数水平为三甲 0.96，三级 1.05，二甲 1.18，二级 1.14，三甲医疗机构时间消耗指数低于全市平均水平。见图 2-11。

费用消耗指数与时间消耗指数相结合，可通过象限分析，综合评估医疗机构的医保资源使用效率。以三甲医疗机构为例，2022 年其医保资源使用效率可通过时间消耗指数和费用消耗指数两个指标体现，具体如图 2-12 所示。其中，象限 I 表明住院费用较高，且住院日较长，绩效较差；象限 II 表明住院费用较低，但住院时间较长；象限 III 表明住院费用较低，且住院日较短，绩效较好；象限 IV 表明住院时间较短，但住院费用较高。

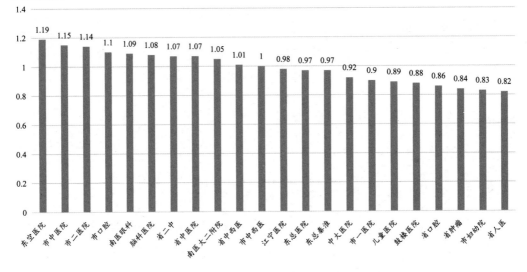

图 2-11　2022 年南京市三甲医疗机构时间消耗指数情况

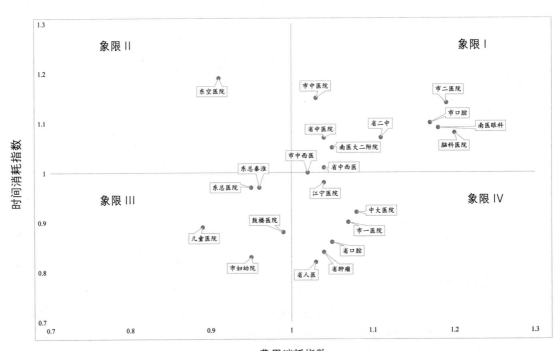

图 2-12　2022 年南京市三甲医疗机构医保资源使用效率

（二）费用控制可比较

1. 住院次均费用

南京市 DRG 付费改革激发了医疗机构主动控制医疗费用的内生动力，有效遏制了过度医疗，各级医疗机构住院次均费用均呈下降趋势，有效减轻患者医药负担。2022 年，全市医疗机构住院次均费用较 2021 年下降 1 624.93 元，降幅 10.24%。从各级医疗机构来看，三甲、三级医疗机构住院次均费用降幅明显大于二甲、二级医疗机构，级别越高的医疗机构控费效果越显著。

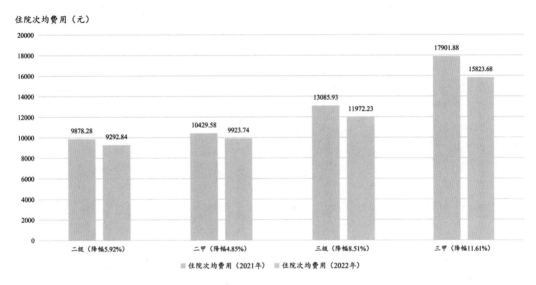

图 2-13　2021—2022 年各级医疗机构住院次均费用下降情况

> **参考案例：以南京市第二医院为例**[①]
>
> 南京市第二医院是一所三甲医疗机构。自 DRG 付费改革实施以来，南京市第二医院通过顶层优化设计，针对每月 DRG 结算反馈数据，定位超支严重科室和病组，召开专科 DRG 分析会，深入探讨改善临床路径。同时，为加强医院的成本分析与控制，医保办、医学装备科、招采中心协同负责耗材进院比价筛选审核，严查不合理用药。2022 年前三季度，全院次均药品费用由 9 814 元下降至 8 174 元，次均耗材费用由 2 046 元下降至 1 684 元，参保患者次均住院费用同比由 2.64 万元下降至 1.93 万元，降幅达 27%，控费效果显著。

[①] 两次住院费用相差 9 300 余元！看南京 DRG 付费改革如何让"医、保、患"共赢. 潇湘名医 [EB/OL]. (2022-11-14) [2023-02-26]. https://baijiahao.baidu.com/s?id=1749439429763222407&wfr=spider&for=pc.

2. 医保目录外费用占比

为防止医疗机构通过提高目录外费用来减少医保基金总额支出，加重参保患者个人负担[①]，南京市医保局对医疗机构医保目录外费用占比进行监测。

2022年，南京市全市医疗机构医保目录外费用占比为11.92%，相比2021年的11.51%同比增长0.41个百分点。具体来看，2022年全市各级医疗机构的医保目录外费用占比分别为三甲14.03%，三级7.03%，二甲5.87%，二级5.14%，三甲医疗机构目录外费用占比明显高于其他医疗机构，其中，医保目录外费用占比排名前三位的为省人民医院23.50%，南京市儿童医院21.78%，鼓楼医院18.97%。

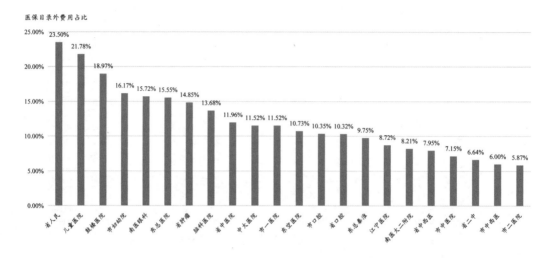

图2-14　2022年三甲医疗机构医保目录外费用占比情况

① 卢金奇，夏颖．市级统筹下的医保基金总额预算和控费管理实践[J]．卫生经济研究，2021（12）：44-46.

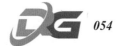

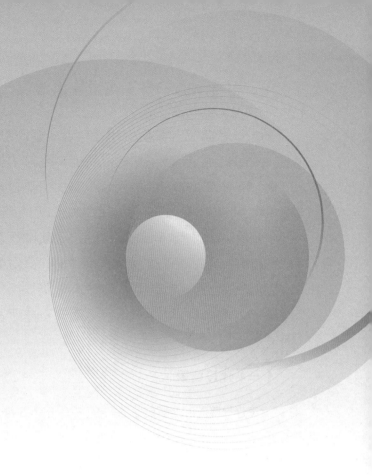

第三章
可导示的 DRG 信号体系建设

一、可导示的 DRG 信号体系建设

坚持"人民至上"服务理念，减轻人民群众医疗费用负担，着力提升人民群众获得感、幸福感、安全感，是医保事业高质量发展的重要目标，在这个过程中，信息化发挥了重要的引领和支撑作用。一直以来，南京市医疗保障局按照国家、省市有关信息化工作部署和要求，坚持探索用数字化协同医保、医疗、医药三方共同发力，用数字化思维破解医保发展中的瓶颈问题，用数字化实践赋能医保改革与发展。南京"医保高铁"及 DRG 专区信号体系，是在医保新体制下打破部门、医院信息壁垒，汇聚医保、医院、医药大数据，建设的信息平台。通过数据挖掘、数据集成、数据分析、数据呈现，支撑推动带量采购、招采治理、支付改革、基金监管，创新医保信息化、精细化、个体化管理，规范行业、赋能产业，成为信息化引领"三医联动"的新模式。

（一）建设背景

1. 医疗保障新时期新使命的需要。2018 年 3 月，国家医疗保障局成立，赋予了重大责任和新的历史使命，党中央、国务院作出一系列医保改革的重大举措。2020 年 2 月，国务院发布《中共中央 国务院关于深化医疗保障制度改革的意见》，全面部署医疗保障制度改革工作。2021 年 9 月，国务院办公厅印发《"十四五"全民医疗保障规划》，就进一步推进医疗保障高质量发展，保障人民健康、促进共同富裕，制定发展规划。随着人民群众对健康福祉的美好需要日益增长，医疗保障领域发展不平衡、不充分的问题逐步显现。完善医保制度，实施战略购买，解决"看病难、看病贵"问题；开展高值医用耗材治理改革，治理医疗卫生行业不正之风等，都亟待新的医保部门统筹推进解决。信息化技术以它独有的大数据汇聚融合、平台之间链接黏合功能，对结构化、非机构化数据开展定性、定量分析，形成全流程可导示记录，在推进新时期医保高质量发展中起到了引擎支撑作用。

2. 医药集采新政策有效落地的需要。三年来，通过战略购买，国家医疗保障局先后开展了 8 次医用耗材和药品集中价格谈判、江苏省医保局先后开展 8 次医用耗材和药品集中价格谈判、南京市医保局先后开展超 30 次带量采购价格谈判，参保群众的受益面在逐步扩大，降价效果显著，减轻了参保群众医药负担。南京作为打响全国治理高值医用耗材"第一枪"的城市，以什么方式精细化地组织医院、医生落实带量批次集采结果，"数字化"是探索解决医药集采落地实施的有效路径。它打破了医保、医院、医药领域数据壁垒，实现对医用耗材和药品招标、采购、配送、结算、使用、支付全链条闭环可视化管理，确保

本章撰写人：薛宁春、刘俊、蒋颖清

国家、省市医保集采政策高效落地惠民。

3. "三医"协同治理和发展的需要。DRG 付费方式是根据患者疾病诊断情况、治疗方法和治疗成本进行分组，然后按照分组打包付费，而传统的医保付费方式是按医疗服务项目付费。DRG 付费方式改革，意味着医保基金从原来由医院"点菜"，医保事后被动"买单"，转变为医保基金"精准付费"。"医保高铁"DRGs 专区建设是医保治理方式创新，它通过运用信息化技术构建数字化参照评价坐标体系，自动定位医院、医生、科室、病组等各类医疗数据变化，按应用管理权限全面、动态、实时地显示给所有的医保管理者、医院管理者、医生和医药企业管理者，他们可以随时查看、分析，进行横向、纵向比较。"医保高铁" DRGs 专区数字化创新应用促进了"三医"共建、共享、共治，撬动引导医院管理模式从粗放式向精细化、标准化转变，优化医院资源配置，提高医保基金的使用效益，提升医保智能审核监管能力。

（二）建设历程

从南京医用耗材阳光监管平台到"医保高铁"DRGs 专区全天候运行，可导示的 DRG 信号体系建设主要有 4 个阶段：

第一阶段：2019 年 8 月 30 日，建成全国第一个医用耗材阳光监管平台，主要通过汇聚贯通医保基金、医院管理（HIS）、医药价格、招标采购四个系统，实现对全市医药集中采购、带量采购、直接结算的数据全方位、全天候、全流程的监管。

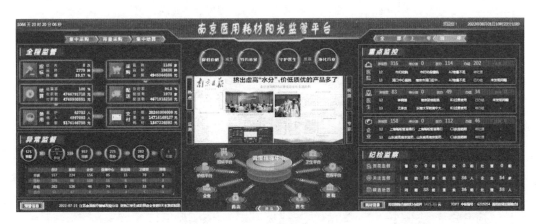

图 3-1　南京医用耗材阳光监管平台

第二阶段：2020 年 2 月 20 日，开通了全国第一个防疫物资采购调配大厅，承担南京市防疫指挥部应急采购任务，为援鄂医疗队、新冠收治医院、发热门诊、基层医院提供十多个品种、50 天采购调配紧缺防疫物资 200 多万件。

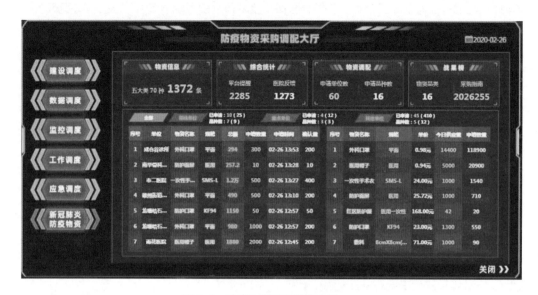

图 3-2　防疫物资采购调配大厅

第三阶段：2021 年 7 月 19 日，上线了全国第一个手机医保云平台"医保高铁"。扩展平台大医保功能，拓展使用人群范围，开辟移动端使用方式，实现"三医"从业人员使用全覆盖，实现数据精准化、个体化、关联化服务，提升"三医联动"质效。

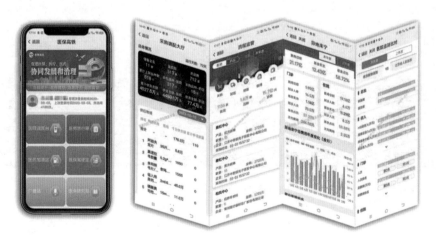

图 3-3　"医保高铁"

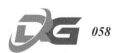

第四阶段：2021年12月20日，启用了全国第一个全天候DRG运行的专业平台、可导示的DRG信号体系。南京市医疗保障局立足国家最新分组方案，创新本地支付结算规则，实时展现近百家医院、上万名医生、967个病组、每个病人每台手术的费用情况，引导医院和医生科学竞争、合理控费、优化路径、价值治疗。

平台在医用耗材阳光监管、医用防疫物资调配采购、DRG支付监管方面具有首创性，2023年3月，医保高铁医院调度台、医保高铁医药加油站分别获得国家知识产权局外观设计专利证书。

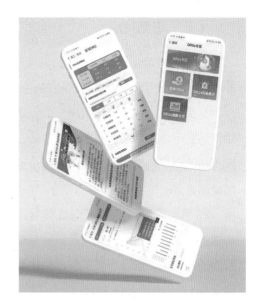

图3-4　DRGs专区

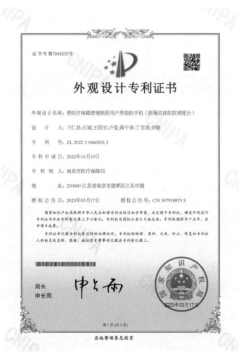
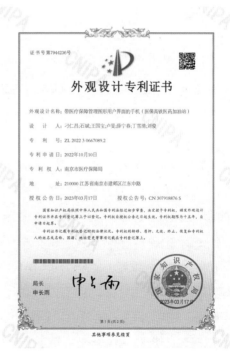

图3-5　"医保高铁"专利成果

（三）功能特点

1. 细颗粒度用户管理。平台的用户管理系统除了建设用户基本管理功能（如用户登录等）外，还设计了角色分配功能模块，针对不同身份的用户设计了细颗粒度的用户管理体系，分为医保端用户、医院端用户、医生端用户、企业端用户以及其他用户。该模块先将系统中所有的可应用功能按照医保、医院、医生、企业等角色应用特点进行排列组合，封装给所对应的用户。这样，各个角色具有不同操作权限和用户视角。最后，根据业务需求为不同使用者分配相应角色。

2. 结果数据可视化。DRG 信号体系通过信息语言标准化处理，对汇聚融合的招采、价格、医保、卫生平台 4 个系统业务数据，通过数据转化、探索性统计、探索性可视化、预测建模、模型验证、成果可视化和解读等步骤，形成多维度、多场景、多角色结果数据可视化。

3. 多维度画像建模分析应用。构建数字思维，将数据信息进行整合，通过大数据分析，搭建医疗机构、医药企业用户画像体系。用户画像系统包括数据的采集、加工和生产，多视角的分析模型建立，高效稳定的对外传递和输出功能。运用用户画像技术、用户行为分析高转化率的个性推荐，形成聚焦医保、医院、医生、医药四类服务对象更加专注、更加精准的业务分析。

（四）创新应用

1. 全领域数据，共建共治。集聚"三医"大数据超过 123 亿条；医保、医院、医生、医药四类角色，5 万多人搭乘"医保高铁"，38 个模块实时呈现业务动态；在医院、科室、医生三个层面建立责任联动机制。通过年、月、日三个维度，医院、科室、个人三个层面，纵向、横向比较、排名、展示，产生联动意识，形成改革合力。

2. 固移端融合，方便智能。平台端、手机端数据互通、功能互补，"三医"从业人员随时随地看政策、提建议，查数据、办业务，搞分析、做研究。

3. 全天候运行，实时高效。在"医保高铁"手机云平台上开辟的 DRG 专区模块，从不同视角、层次、维度，全方位动态呈现医院住院病案分组、病组均费、各 DRG 分组入组病案数、入组病例分类、运行效能指标、运行情况等 120 多项管理指标，精准高效地推送至医保、医院、医生三类角色，全程助推医保 DRG 支付方式改革。

4. 凝聚正能量，引导行业。每天上万人次登录，"三医联动"软环境逐步改善；宣传先进典型，开展警示教育，推进自我监督、自我管理、自我提升。

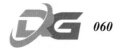

DRG 专区模块建设，初步实现了：① 从"三医"数据集聚、分门别类的阅览室转变为同台竞赛、各显身手的运动场；② 从医保部门的行政监管转变为助力医疗、医药自我管理、自我监督；③ 从医保部门的服务平台转变为促进"三医"内部管理的工具；④ 从医保部门独自推动转变为信息共享、责任同担、合力推进。

DRG 专区模块运行，为医疗、医药行业提供完整透明、活跃高效的市场信息和医保评价体系，促进合理竞争，遏制价格虚高，提升医疗价值，探索形成医保高质量发展的新路径，成为南京医保的一张亮丽名片。

二、DRGs 专区

为推动建立管用高效的医保支付机制，更好地规范医疗服务行为，遏制医疗费用不合理增长，2022 年 1 月 1 日起，南京市基本医疗保险实施按疾病诊断相关分组（DRG）点数法付费。当 DRG 付费方式改革搭上"医保高铁"这列快车，数字医保发挥出新的效能，医保改革治理获得了"加速度"。DRG 专区开通，为医院管理提供了信息化掌上工具：纵向，可以及时了解行业主管部门政策要求和医院自身的工作进展；横向，可以对比同等级医院 DRG 运行，相同科室、相同专科医生 DRG 点数排名，CMI 排名，病组均费排名情况等，有利于对标找差。科学引导医疗机构从"要我控费"向"我要控费"转变，促进医保管理与医院管理互相融合、共治共享。

（一）"医保高铁"导览

下载"我的南京"APP 并登录，在首页查找"医保服务"点击进入，可以看到"医保高铁""异地就医备案""医保电子凭证""失能保险"四个专区内容。点击"医保高铁"进入主页面，可以看到六个专题板块，分别是"医院调度台""医师旅行箱""医药加油站""医保驾驶室""广播站"和"医保研究苑"。按照医保、医院、医师、医药四个管理角色分配系统权限，查看不同的功能模块和业务菜单，快速掌握与自己密切相关的业务信息。如图 3-6 所示。

1. 医保 DRGs 专区导览

进入"医保驾驶室"页面，可以看到高铁运行、本市要情、医院要情、科室要情、DRGs 等 32 个业务模块。点击"DRGs"，进入 DRGs 专区，呈现了医保 DRGs、DRGs 风险提示、DRGs 指数大厅三个主题业务板块。如图 3-7 所示。

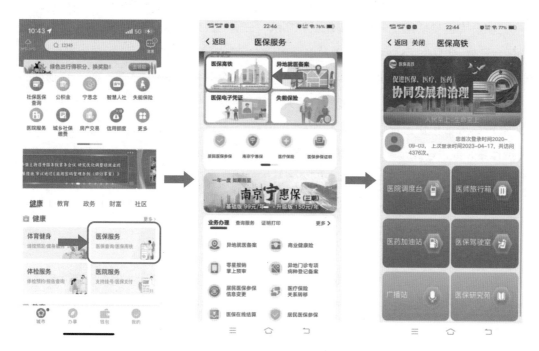

图 3-6 "医保高铁"导览

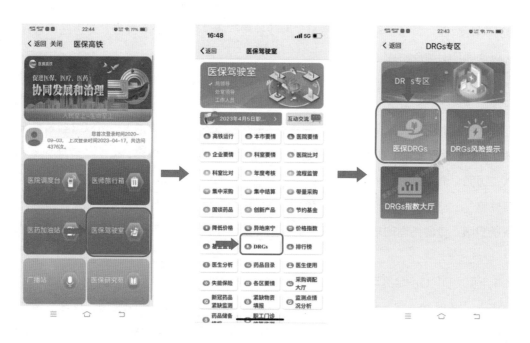

图 3-7 医保 DRGs 专区导览

2. 医院 DRGs 专区导览

进入"医院调度台"页面，选择目标医院点击进入，可以看到医院要情、科室要情、医院比对、DRGs 等 32 个业务模块。点击"DRGs"，进入 DRGs 专区，呈现了医保 DRGs、医院 DRGs、DRGs 风险提示、DRGs 指数大厅四个主题业务板块。如图 3-8 所示。

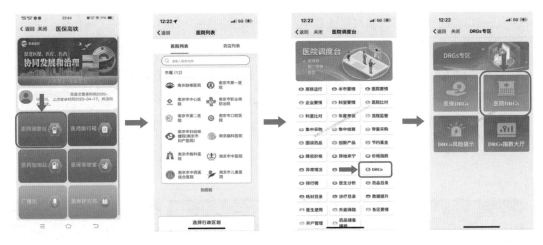

图 3-8 医院 DRGs 专区导览

3. 医生 DRGs 专区导览

点击"医师旅行箱"页面，选择目标医院、目标医生，可以看到医生使用、医院要情、科室要情、科室比对、DRGs 等 28 个业务模块，点击"DRGs"，进入 DRGs 专区，呈现了医保 DRGs、医院 DRGs、医生 DRGs、DRGs 风险提示、DRGs 指数大厅五个主题业务板块。如图 3-9 所示。

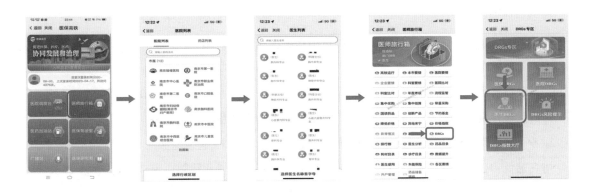

图 3-9 医生 DRGs 专区导览

（二）医保 DRGs 专区

医保 DRGs 专区，从 DRG 实时概况、医院病组费用排行榜、病案管理情况、分组管理情况、点数管理情况、费用结算情况、运行效能指标情况等七个方面呈现了全市 DRG 实时运行情况。

1. DRG 实时概况

DRG 实时概况。每日实时推送 DRG 入组病案数、DRG 分组、ADRG 分组（核心分组）三个业务指标，按照当日组数、当月组数、年度组数三个维度呈现，数据动态变化，实时更新。如图 3-10 所示，2023 年 4 月 7 日至 4 月 9 日，全市 DRG 当日入组病案数分别为 704 例、721 例和 635 例，当日 DRG 入组分别为 204 个、223 个和 197 个，ADRG 入组分别为 144 个、155 个和 138 个。当日组数、当月组数、年度组数均为每日、每月、年度累计数。

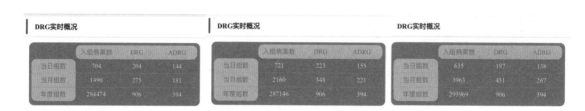

图 3-10　2023 年 4 月 7—9 日 DRG 实时概况数据

2. 医院病组费用排行榜

该板块对全市 DRG 改革医院按照三甲、三级、二甲、二级和一级五个等级进行分类，对 DRG 各病组均费按类别由低到高依次排列。医院单个 DRG 病组均费在同等级医院中为最低的，按照运算规则计 1 枚金牌；医院单个 DRG 病组均费在同等级医院中为第二低的，按照运算规则计 1 枚银牌；医院单个 DRG 病组均费在同等级医院中为第三低的，按照运算规则计 1 枚铜牌。病组排行榜以金牌数量最多的医院排名第一，其他医院按照金牌数量由高到低依次排列。

现以三甲、三级医院为例，可以看到 2023 年 1—3 月病组均费排行榜，南京鼓楼医院金牌数量分别为 88 个、94 个、90 个，均排在 23 家三甲医院的第一名。通过横向比较可以看出，南京鼓楼医院基础质量管理比较好，有 88 个 DRG 病组均费在 23 家三甲医院中排名最低。三级医院病组均费排名最低前三位分别是南京江北医院、南京同仁医院、南京医科大学第四附属医院。如图 3-11、图 3-12 所示。

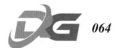

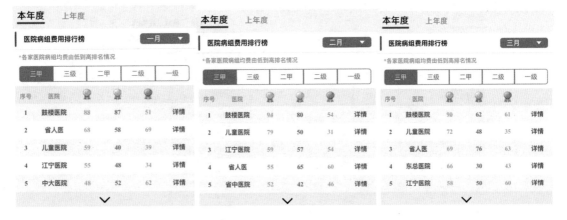

图 3-11　2023 年 1—3 月三甲医院病组费用排行榜

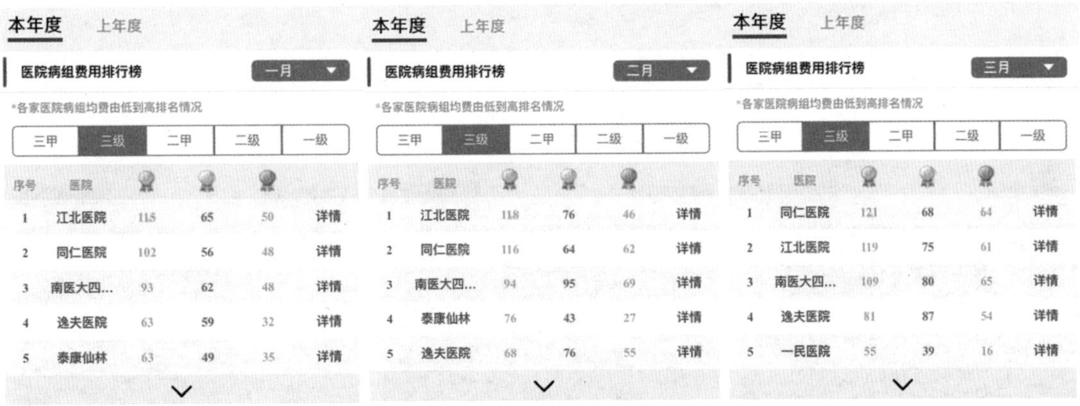

图 3-12　2023 年 1—3 月三级医院病组费用排行榜

在医院病组均费排行榜，不仅可以看到每个医院在同级医院的金、银、铜牌数量和排名，也可以查看 DRG 病组的详细信息。现以 ES35（呼吸系统感染／炎症，不伴并发症或合并症）病组为例，点击"详情"按钮，选择某医院，查看 2023 年 1 月某医院 ES35 病组入组信息，医院 ES35 病组入组病例为 167 例、月度点数排名为第 8 位、当年累计点数排名为第 8 位、月度总费用排名为第 14 位、月度均费排名位第 12 位等13 个业务指标。如图 3-13 所示。

3. 病案管理情况

病案管理是 DRG 运行的基础，医院病案录入、上传水平的高低直接关系到 DRG 运行质量。我们看到病案管理包括了结算单数、病案匹配数、病案匹配率、合规病例数、入组病例数、病案入组率等六项业务指标，按全市三甲、三级、二甲、二级、一级五个维度呈现。如图 3-14 所示。

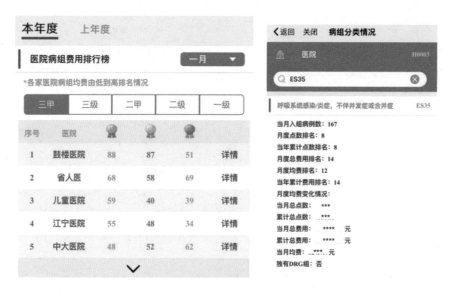

图 3-13 2023 年 1 月某医院 ES35 病组详情

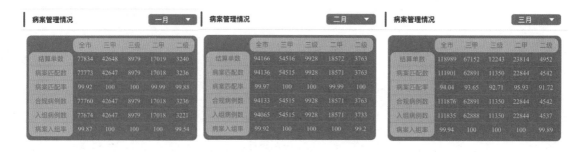

图 3-14 2023 年 1—3 月病案管理情况

2023 年 1—3 月系统监测数据显示，全市 DRG 参改医院上传结算单数分别为 77 834 条、94 166 条和 118 989 条，病案匹配率分别为 99.92%、99.97% 和 94.04%。入组病例数分别为 77 674 条、94 065 条和 111 835 条，合规病案入组率分别为 99.87%、99.92%、99.94%。从 1—3 月病案管理几项业务指标数据变化显示，随着 2023 年 1 月 8 日，新冠疫情防控由"乙类甲管"调整为"乙类乙管"后，各级医院接诊、住院病人呈现出快速增长的趋势，2 月、3 月住院病人与 1 月相比，分别增长了 21.10% 和 43.98%。2023 年 1—3 月病案成功入组率均保持在 99% 以上，说明随着 DRG 改革纵深推进，医院更加关注临床诊疗路径标准化、精细化管理，病案填报质量呈现同步提高的趋势。

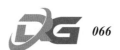

2023年1—3月系统监测数据显示，各等级医院收治住院病人的比重保持相对稳定。1月病案匹配成功的有77 773条，其中三甲42 647条、三级8 979条、二甲17 018条、二级3 236条，分别占本月病案匹配总数的55%、11%、22%和4%；2月病案匹配成功的有94 136条，其中三甲54 515条、三级9 928条、二甲18 571条、二级3 763条，分别占本月病案匹配总数的56%、10%、19%和4%；3月病案匹配成功的有111 901条，其中三甲62 891条、三级11 350条、二甲22 844条、二级4 542条，分别占本月病案匹配总数的56%、11%、20%和4%。如图3-15。

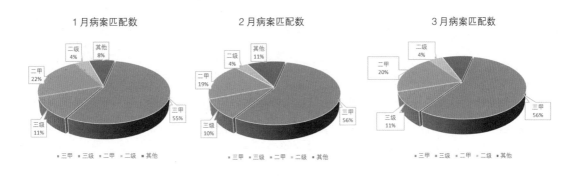

图3-15　2023年1—3月病案匹配情况分布

4. 分组管理情况

分组管理包括DRG、ADRG情况、基础病组情况、基础病组病例变化情况、中医病组情况、病组均费排名、全市入组病例数排名和倍率入组病例排行榜等7个方面内容。

（1）DRG/ADRG情况

对全市、三甲、三级、二甲和二级医院DRG分组和ADRG分组按月汇总统计、分类呈现。如图3-16、图3-17所示。

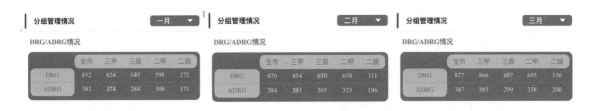

图3-16　2023年1—3月DRG/ADRG分组情况

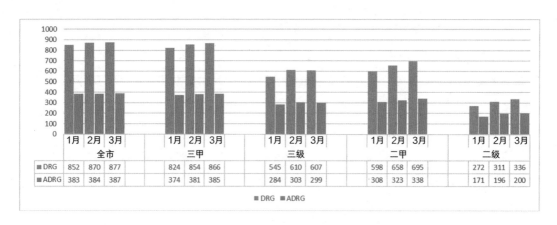

图 3-17　2023 年 1—3 月各等级医院 DRG/ADRG 分组情况

	全市			三甲			三级			二甲			二级		
	1月	2月	3月	1月	2月	3月	1月	2月	3月	1月	2月	3月	1月	2月	3月
DRG	852	870	877	824	854	866	545	610	607	598	658	695	272	311	336
ADRG	383	384	387	374	381	385	284	303	299	308	323	338	171	196	200

（2）基础病组情况

南京市医保局在《关于印发南京市疾病诊断相关分组（NJ-DRG）细分组目录的通知》（宁医发〔2021〕69号）中进一步明确了967个DRG病组目录。其中，西医病组916个，中医病组51个，同步遴选出36个基础病组，实施同病同价。

进入基础病组情况页面，右侧下拉框不仅可以实时查看当月基础病组情况，还可以搜索查看本年度汇总或任意一个月份基础病组情况。如图3-18所示。

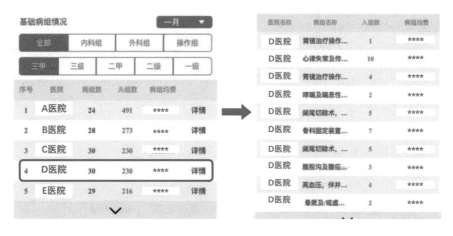

图 3-18　2023 年 1 月基础病组情况

现以南京市某医院为例，选择查看2023年2月基础病组分类情况，我们看到医院当月入组基础病组有30个，其中内科组基础病组20个，外科组基础病组7个，操作组基础病组3个。点击"详情"，可以分别看到该院按内科组、外科组、操作组3个分类呈现具体病组，病组均费按照从高到低的顺序呈现。如图3-19所示。

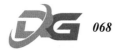

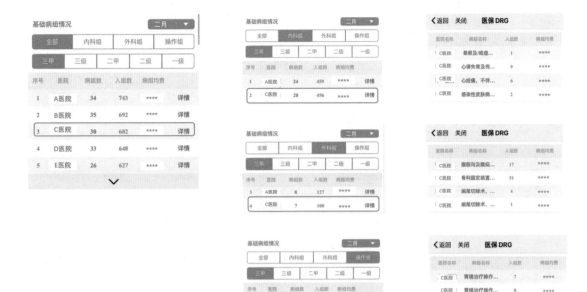

图 3-19　某医院 2023 年 2 月基础病组情况

（3）基础病组变化情况

基础病组变化情况按时间维度、曲线图反映三甲、三级、二甲、二级医院基础病组入组病例数的变化。如图 3-20 所示，三甲医院入组病例数占比最高，其次是二甲医院，三级医院、二级医院排在第三、第四位。

基础病组病例变化情况

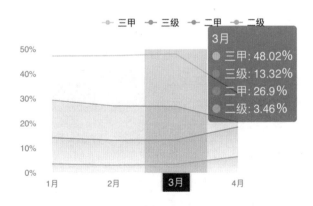

图 3-20　基础病组变化情况

（4）中医病组情况

中医病组分为内科组、外科组两类，按照全市三甲、三级、二甲、二级、一级医院五个等级呈现对应医院中医病组入组情况。选择某中医院，可以看到2023年1月该医院入组13个中医病组，入组病例196个，以及病组均费情况。点击"详情"，可以看到该医院13个中医病组均费按从高到低顺序排列。如图3-21所示。

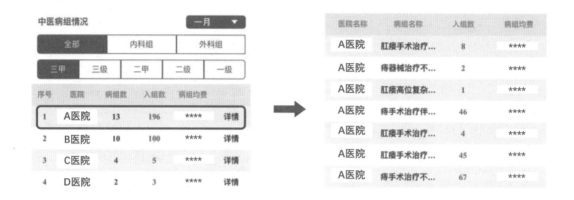

图3-21　2023年1月中医病组情况

（5）病组均费排名

具体了解DRG病组中某个病组均费情况，可以按照医院等级选择DRG病组分类（全部、内科组、外科组、操作组），在搜索框中输入"DRG病组名称"或"病组编码"进行查找。系统自动按同级医院将该病组均费由低到高排列，同步可以显示该病组在不同等级医院中的平均住院日。

① 内科组示例：现以ES31（呼吸系统感染/炎症，伴严重并发症或合并症）病组为例。2023年1—3月三甲医院ES31病组均费排行榜数据显示，该病组1—3月平均住院日分别为11.9天、16.2天和11.5天，其中2月的平均住院日激增近5天，是后续医保稽核关注点。在病组次均费用排名指标，可以看到1—3月医院排名变化较大，其中1月，该病组均费最低的3个医院分别是南京市妇幼保健院、南京市儿童医院、东部战区空军医院；2月，该病组均费最低的3个医院分别是南京市儿童医院、东部战区总医院秦淮医疗区、江苏省中西医结合医院；3月该病组均费最低的3个医院分别是江苏省肿瘤医院、南京市中西医结合医院、东部战区总医院秦淮医疗区。同级病组均费排名较后医院，将是后续稽核管控的重点。如图3-22所示。

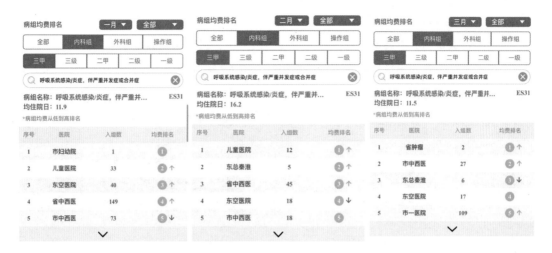

图 3-22　ES31（呼吸系统感染 / 炎症，伴严重并发症或合并症）病组均费排名

② 外科组示例：现以 HC21 病组（胆囊切除手术，伴严重并发症或合并症）为例。2023 年 1—3 月三甲医院 HC21 病组（均费排行榜数据显示，该病组 1—3 月平均住院日分别为 6.6 天、6.7 天和 6.5 天，比较稳定。1 月，该病组费用最低的 3 个医院分别是江苏省中医院、南京市中医院、南京市江宁医院；2 月该病组费用最低的 3 个医院分别是南京医科大学第二附属医院、江苏省人民医院、南京市江宁医院；3 月该病组费用最低的 3 个医院分别是南京鼓楼医院、东南大学附属中大医院、江苏省中西医结合医院。督促同级病组均费排名较后、费用较高的医院要加强标准化管理、病种成本和收益分析，提高医院精细化运营水平。见图 3-23。

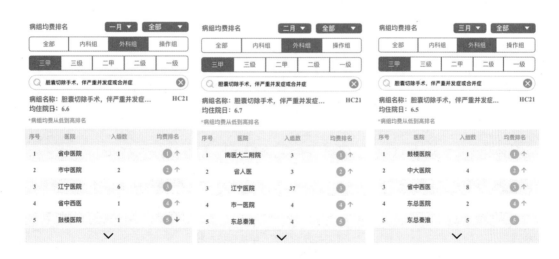

图 3-23　HC21（胆囊切除手术，伴严重并发症或合并症）病组均费排名

（6）全市入组病例数排名

全市入组病例数排名是以月或年为维度，按全市、三甲、三级、二甲、二级、一级的六个等级，对医院入组病例数由高到低排列。本月入组病例数与上月还可以进行环比，病例数量上升或下降通过红色、绿色箭头提示。点击病组"详情"，可以查看同等级医院对该病组入组详情，系统自动按入组病例数量由高到低依次排列。如图 3-24 所示。

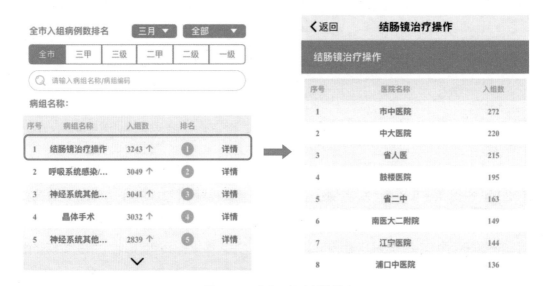

图 3-24　全市入组病例数排名

（7）倍率入组病例数排行榜

倍率入组病例数排行榜是对全市 DRG 入组病例情况，按照高倍率、低倍率和正常倍率分类显示。如图 3-25、图 3-26 所示。

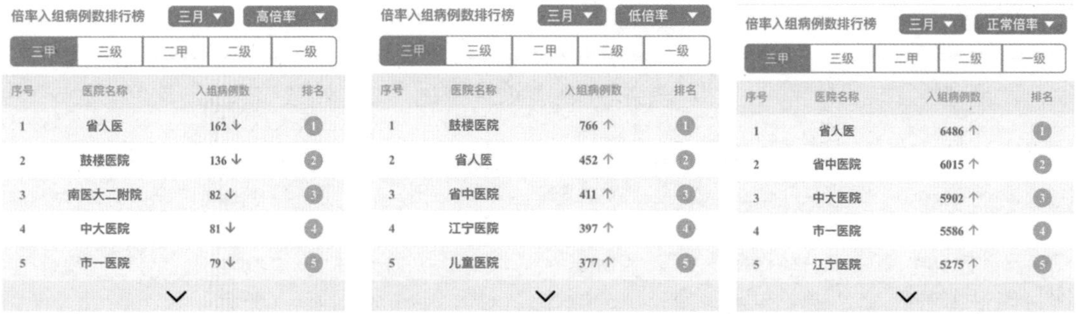

图 3-25　倍率入组病例排行榜

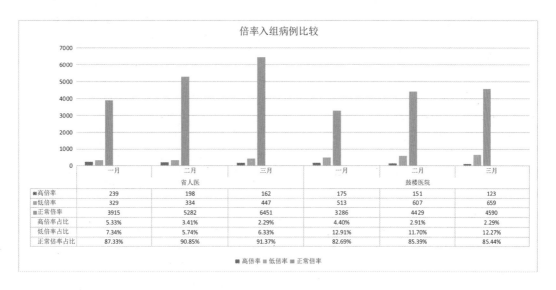

倍率入组病例比较						
	省人医 一月	二月	三月	鼓楼医院 一月	二月	三月
高倍率	239	198	162	175	151	123
低倍率	329	334	447	513	607	659
正常倍率	3915	5282	6451	3286	4429	4590
高倍率占比	5.33%	3.41%	2.29%	4.40%	2.91%	2.29%
低倍率占比	7.34%	5.74%	6.33%	12.91%	11.70%	12.27%
正常倍率占比	87.33%	90.85%	91.37%	82.69%	85.39%	85.44%

图 3-26　2023 年 1—3 月倍率入组病例比较

5. 点数管理情况

DRG 点数管理情况，主要呈现了医院总点数、医生总点数 TOP10，入组病例分类情况等三个方面内容。

（1）医院总点数

按照三甲、三级、二甲、二级和一级五个等级，以月或年为维度，按照医院总点数由高到低的顺序分级呈现。如图 3-27 所示。

（2）医生点数 TOP10

医生点数 TOP10 按照三甲、三级、二甲、二级、一级五个等级，按点数从大到小的顺序

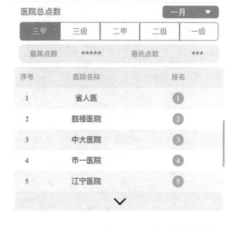

图 3-27　2023 年 1 月三甲医院总点数

排列，系统按月自动生成医生总点数 TOP10 的情况。红色、绿色箭头表示环比点数上升或下降。在搜索框输入"医生姓名"，还可以查看该医生当月点数，体现该医生当月工作量。如图 3-28 所示。

（3）入组病例分类情况

入组病例分类情况，按照全市、三甲、三级、二甲和二级五个维度，显示同级医院操作组、内科组和外科组的正常倍率、高倍率、低倍率入组病例详细数量。点击右上角按钮，可以按月查看入组病例分类详情。如图 3-29 所示。

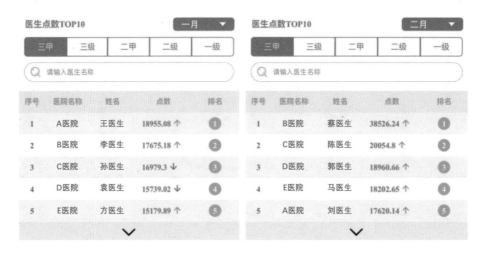

图 3-28　2023 年 1—2 月三甲医院医生点数 TOP10

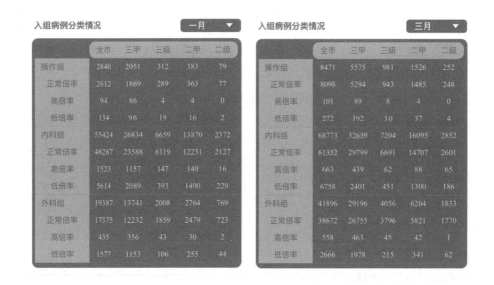

图 3-29　入组病例分类情况

　　现以操作组为例查看入组病例分类情况，可以看到，2023 年 1 月，入组操作组病例有 2 840 条，其中正常倍率病例 2 612 条，低倍率病例 134 条，高倍率病例 94 条，分别占操作组入组病例的 91.97%、4.72%、3.31%；2023 年 3 月，全市三甲、三级、二甲、二级医院入组操作组病例有 8 340 条，其中正常倍率病例 7 990 条，低倍率病例 253 条，高倍率病例 97 条，分别占操作组入组病例的 95.8%、3.04%、1.16%。操作组 1—3 月入组病例提示，随着新冠疫情防控由"乙类甲管"调整为"乙类乙管"，各级医院住院手术病人呈快速攀升趋势。如图 3-30 所示。

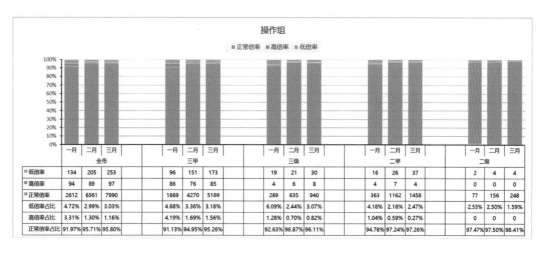

图 3-30 操作组 2023 年 1—3 月入组分类情况

6. 费用结算情况

费用结算情况，主要包括基金月预结算、医保范围外费用占比、医保范围外费用占比排行榜三块内容。基金月预结算情况公布了年度基金预算总额、DRG 平均点值。

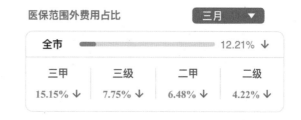

图 3-31 2023 年 3 月医保范围外费用占比

进入医保范围外费用占比页面，可以按月查询全市、三甲、三级、二甲、二级、一级医疗机构医保范围外费用占比情况。右下角绿色箭头标识，表示本月与上月相比，医保范围外费用占医疗总费用比重在下降。医保范围外费用占比排行榜，按照三甲、三级、二甲、二级、一级五个等级，按月、按类别显示定点医疗机构范围外费用占比由高到低排序。如图 3-31、图 3-32 所示。

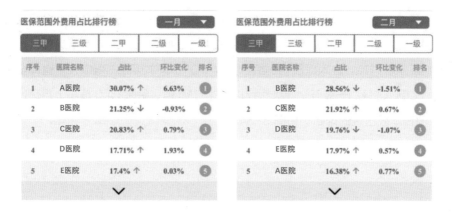

图 3-32 2023 年 1—2 月医保范围外费用占比排行榜

2022 年 1—12 月系统分析数据显示，全市各级医院医保范围外费用占比总体呈缓慢下降趋势，全市只有三甲医院医保范围外费用占比高于全市平均值，其余三级、二甲、二级等三个级别医院医保范围外费用占比低于全市均值。提示，三级医疗机构范围外费用占比可能是后续控制费用的重点。如图 3-33 所示。

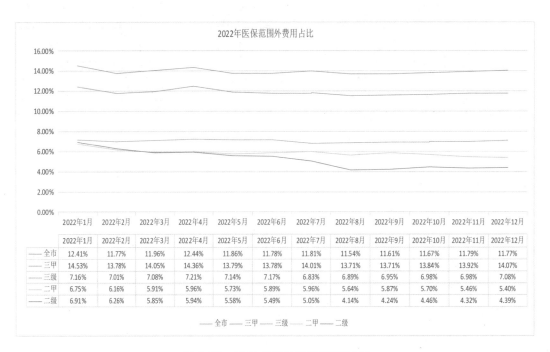

	2022年1月	2022年2月	2022年3月	2022年4月	2022年5月	2022年6月	2022年7月	2022年8月	2022年9月	2022年10月	2022年11月	2022年12月
全市	12.41%	11.77%	11.96%	12.44%	11.86%	11.78%	11.81%	11.54%	11.61%	11.67%	11.79%	11.77%
三甲	14.53%	13.78%	14.05%	14.36%	13.79%	13.78%	14.01%	13.71%	13.71%	13.84%	13.92%	14.07%
三级	7.16%	7.01%	7.08%	7.21%	7.14%	7.17%	6.83%	6.89%	6.95%	6.98%	6.98%	7.08%
二甲	6.75%	6.16%	5.91%	5.96%	5.73%	5.89%	5.96%	5.64%	5.87%	5.70%	5.46%	5.40%
二级	6.91%	6.26%	5.85%	5.94%	5.58%	5.49%	5.05%	4.14%	4.24%	4.46%	4.32%	4.39%

图 3-33　2022 年医保范围外费用占比

7. 运行效能指标情况

运行效能指标主要包括医院病例组合指数（CMI）、时间消耗指数和费用消耗指数等。

（1）医院病历组合指数

CMI，通过医院收治患者例均权重得出，反映医院医疗服务技术难度，以及收治疑难重症的综合能力，是评价 DRG 医疗质量维度的关键指标之一。CMI 数值越高，代表医疗服务技术难度系数越高。进入医院病例组合指数（CMI 值）页面，可以按月查询全市、三甲、三级、二甲、二级、一级五个等级医疗机构的 CMI 值、医院 CMI 值与上月环比情况，以及 CMI 值在本级医院的排名。如图 3-34。

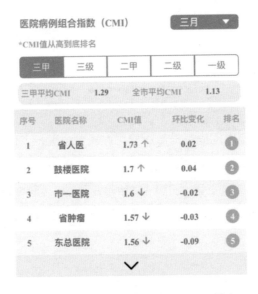

图 3-34　2023 年 3 月三甲医院 CMI 排名

现将 2022 年 1—12 月，全市三甲、三级、二甲、二级医院 CMI 值进行统计分析，如图 2-30 所示，全市医院 CMI 均值为黄色折线，全市只有三甲 CMI 值高于全市 CMI 值均线，其余三级医院、二甲医院和二级医院的 CMI 值均低于全市 CMI 均线。从 2022 年医院 CMI 值折线图，反映三甲医院医疗服务技术难度，以及收治疑难重症的综合能力明显高于全市其他等级医疗机构。如图 3-35 所示。

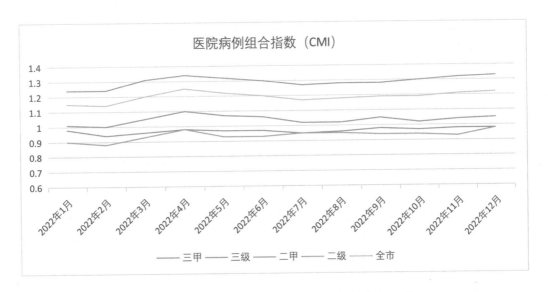

图 3-35　2022 年 1—12 月医院病例组合指数（CMI）

（2）时间消耗指数

$$时间消耗指数 = \frac{\sum_{j=1}^{n}\left(\frac{医院第\,j\,组平均住院日}{总体第\,j\,组平均住院日} \times 医院第\,j\,组病人例数\right)}{\sum_{j=1}^{n} 医院第\,j\,组病人例数}$$

医疗服务效率主要通过时间消耗指数和费用消耗指数进行评估。时间消耗指数体现治疗同类疾病的时间效率。时间消耗指数越小，说明治疗同类疾病的效率越高。进入时间消耗指数排名页面，可以按月查询三甲、三级、二甲、二级、一级五个等级医疗机构时间消耗指数排名、医院本月时间消耗指数与上月对比情况，以及时间消耗指数在本级医院的排名。如图 3-36 所示。

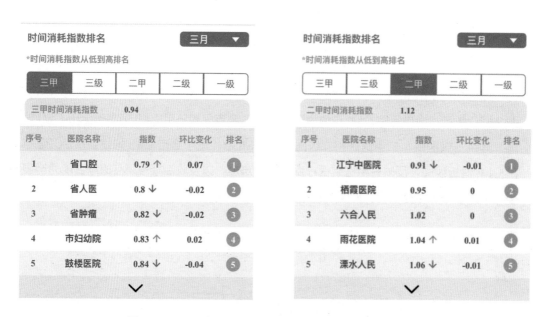

图 3-36　2023 年 3 月三甲、二甲医院时间消耗指数排名

现对 2022 年 1—12 月，全市三甲、三级、二甲、二级医院时间消耗指数进行分析。全市医院时间消耗指数由低到高分别为三甲医院、三级医院、二级医院、二甲医院，反映三甲医院治疗同类疾病消耗的时间最少，效率最高。如图 3-37 所示。

（3）费用消耗指数

费用消耗指数体现治疗同类疾病的费用效率，费用消耗指数越小，说明治疗同类疾病的费用越少。进入费用消耗指数排名页面，可以按月查询三甲、三级、二甲、二级、一级五个等级医疗机构的费用消耗指数排名、医院本月费用消耗指数与上月对比情况，以及费用消耗指数在本级医院的排名。如图 3-38 所示。

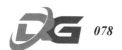

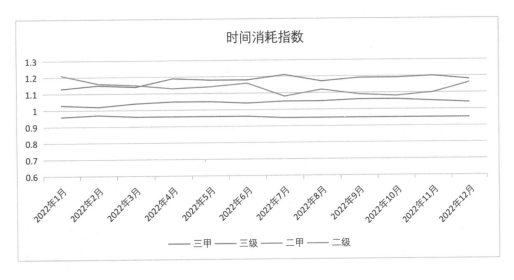

图 3-37　2022 年 1—12 月时间消耗指数

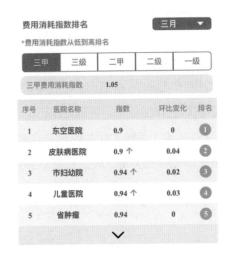

图 3-38　2023 年 3 月三甲医院费用消耗排名

（三）医院 DRGs 专区

医院 DRGs，按照医院的管理层级，从院领导、部门领导（包括医院院办、医保办、采购部门、财务部门负责人、科室负责人）、医生等用户视角进行分配权限。从某医院、同等级医院病组费用排行榜、病案管理情况、分组管理情况、点数管理情况、范围外费用控制情况、运行效能指标情况、分类占比等八个方面呈现了全市 DRG 实时运行情况。

1. DRG 实时概况

每日实时推送医院 DRG 入组病案数、DRG 分组、ADRG 分组（核心分组）三个业务指标，按照当日组数、当月组数、年度组数三个维度呈现。如图 3-39 所示。

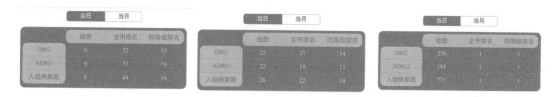

图 3-39　2023 年 4 月 12 日至 14 日某医院 DRG 实时情况

点击"当月"按钮，可以看到截至 2023 年 4 月 12 日，某医院 DRG 入组 262 组、ADRG 入组 178 组，入组病案 778 件。如图 3-40 所示。

2. 同等级医院病组均费排行榜

DRG 各病组均费按照医院等级分类由 低到高依次排列。现以省人民医院院领导

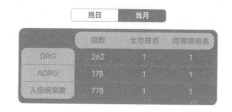

图 3-40　某医院当月 DRG 实时概况
（2023-04-12）

角色查看三甲医院病组均费排行，点击"一月"按钮，可以看到省人民医院本月有 68 个 DRGs 病组均费在三甲医院中为最低的，按照规则计 68 枚金牌；有 58 个 DRGs 病组均费在三甲医院中排名第二低；69 个 DRGs 病组均费在三甲医院中为第三低。点击"详情"可查看省人民医院 DRGs 各病组的详细信息。现以 ES35（呼吸系统感染 / 炎症，不伴并发症或合并症）病组为例，2023 年 1 月省人民医院 ES35 病组入组病例为 171 例、月度点数排名为第 7 位、当年累计点数排名为第 7 位、月度总费用排名为第 13 位、月度均费排名位第 7 位等 13 个业务指标。如图 3-41 所示。

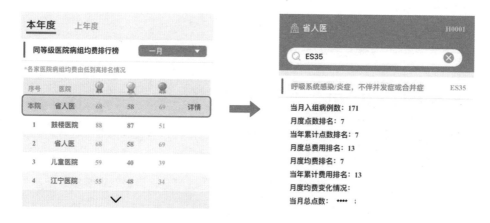

图 3-41　医院病组均费排行榜

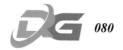

3. 病案管理情况

选择结算单数、病案匹配数、合规病例数、入组病例数、病案匹配率、病案入组率等六个业务指标，可以分类查看三甲、三级、二甲和二级医院的病案管理总体情况，本院病案管理具体信息，本月结算单数与上月结算单数对比情况，以及在全市、同级医院排名情况。如图3-42所示。

2023年1—3月平台监测数据显示，某医院1月至3月合规病例分别为3 974例、5 187例和5 372例，呈逐月增加趋势。在同等级排名和全市排名是相同的，分列第三名、第三名和第六名。监测数据显示该院3月合规病例虽然依旧在增加，但增幅没有其他医院快，导致该院3月合规病例虽然增加，但排名有所下降现象。如图3-43所示。

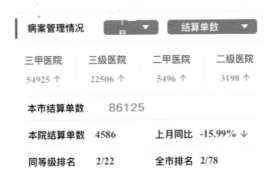

图3-42　病案管理情况

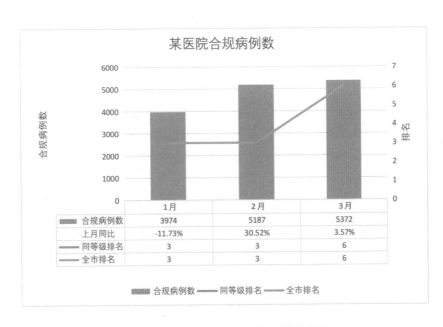

图3-43　某医院合规病例数趋势分析图

4. 分组管理情况

分组管理情况分为 DRG/ADRG 情况、同等级病组均费排名情况两部分内容。

（1）DRG/ADRG 情况

本页面按照月对本院的 DRG 和 ADRG 分组管理情况进行统计呈现。如图 3-44 所示。

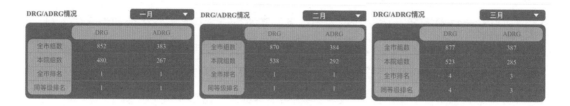

图 3-44　某医院 2023 年 1—3 月分组管理情况

医院可以对本院分组管理中相关业务指标数据开展对比分析，有助于精细化管理，将管理触角由医院、科室向医疗小组延伸，通过不同医疗组之间 DRG 指标的监测分析，不仅可以提高医疗质量、控制医疗费用、加强医院基础管理，而且还可以引领学科专业发展方向。如图 3-45 所示。

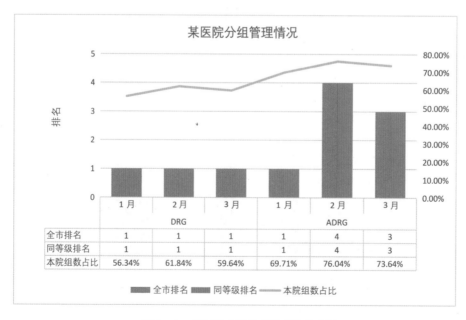

图 3-45　某医院分组管理情况趋势分析

（2）同等级病组均费排名

现以某医院管理者角色进入三甲医院病组均费排名页面，选择 2023 年 1 月、全部病组，在搜索框中输入病组编码——"ES35"或病组名称——"呼吸系统感染 / 炎症，不伴并发症或合并症"进行查找。看到全市三甲医院 ES35 病组均费从低到高排序全部情况。我们看到某医院本月入组病例 167 例，病组均费排名全市三甲医院的第 12 位，该病组平均住院日为 8.5 天。另外我们同步看到，三甲医院病组均费排名最低的医院是南京市妇幼保健院，该院 1 月入组病例 22 例。如图 3-46 所示。

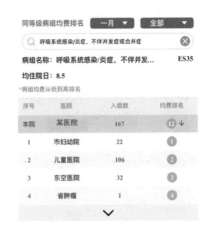

图 3-46　同等级病组均费排名

5. 点数管理情况

以月或年为单位，按照同等级医院总点数由高到低的顺序进行排列，同时显示同等级最高点数和最低点数供医院参考。如图 3-47 所示。

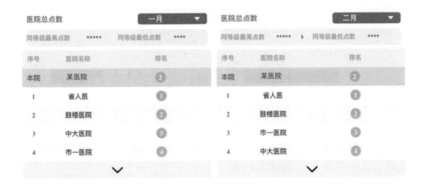

图 3-47　医院 2023 年 1—2 月点数管理情况

6. 医保范围外费用控制情况

以月、年为单位显示本院医保范围外费用占比、医保范围外费用在同级医院由高到低顺序排名情况。如图 3-48。

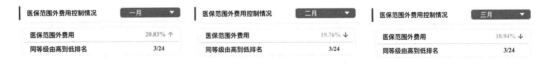

图 3-48　2023 年 1—3 月某医院医保范围外费用情况

现以某医院 2022 年 1—12 月医保范围外费用变化情况为例进行分析，监测数据显示（如图 3-49 所示），该院 2022 年医保范围外费用维持在 17% ～ 21%，占比较高，在 24 家三甲医院中排名维持在 3 到 4 名，相对靠前。提示：该院医保范围外费用占比较高，医院需要进一步分析医疗费用构成情况，加强医院诊疗标准化、精细化管理，有效降低医保范围外费用占比。

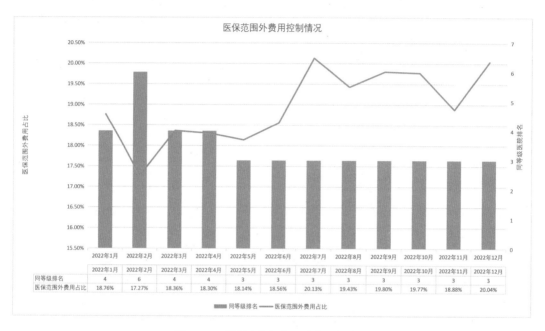

图 3-49　某医院医保范围外费用趋势图

7. 运行效能指标情况

运行效能指标在该页面主要通过医院病例组合指数（CMI）、时间消耗指数、费用消耗指数呈现。

医院病例组合指数（CMI）是以月为单位，按照 CMI 值由高到低的顺序显示同等级医院排序，同等级医院 CMI 平均值，以及本院 CMI 值。如图 3-50 所示。

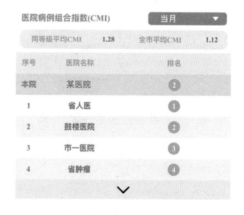

图 3-50　医院病例组合指数（CMI）

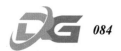

医院最高病例组合指数（CMI）按三甲、三级、二甲、二级、一级五个等级呈现。CMI值、时间消耗指数、费用消耗指数三个运行效能指标也可通过折线图的形式按三甲、三级、二甲、二级、一级、本院五个等级直观呈现。如图3-51所示。

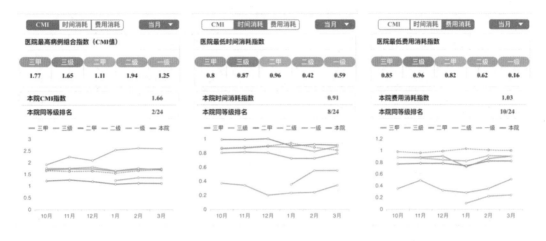

图3-51　运行效能指标情况

8. 分类占比情况

对DRG病组通过图表和折线图的形式按照内科组、外科组和操作组的分类对本院病例数、各组占比情况及在同级医院排名，按照时间维度对近六个月和当年分类病例数用折线图直观呈现各组病例数变化趋势。如图3-52所示。

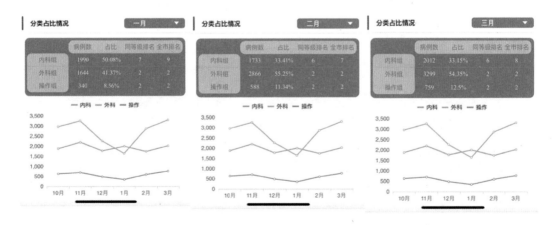

图3-52　2023年1—3月某医院分类占比情况

（四）医生 DRGs 专区

医生 DRGs，从包括医生 DRG 基础信息、入组病例分类、医保范围外费用控制情况、医生费用情况等四个方面内容。系统通过数据画像技术，实时精准呈现了医生本人医疗服务行为。

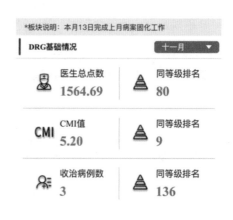

图 3-53　医生 DRG 基础情况

1. 医生 DRG 基础情况

医生 DRG 基础情况，按月呈现医生本人 DRG 总点数及在同级医院同专业科室排名、CMI 值及在同级医院同专业科室排名、当月收治病例数及在同级医院同专业科室排名等。如图 3-53 所示。

2. 入组病例情况

对医生本人入组病例按照高倍率病例、低倍率病例和正常倍率病例三个类别进行统计呈现。如图 3-54 所示。

3. 医保范围外费用控制情况

对医生本人医保范围外费用控制情况按月进行汇总呈现，包括医生本人医保范围外费用占比情况、医生本人医保范围外费用在本院同科室排名、医生本人医保范围外费用在全市同科室排名等。如图 3-55。

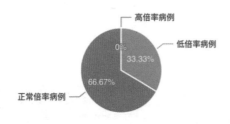

图 3-54　入组病例情况

医保范围外费用控制情况

医保范围外费用	7.00%
本院同科室由高到低排名	13/13
全市同科室由高到低排名	246/294

图 3-55　医保范围外费用控制情况

4. 医生费用情况

医生费用情况分为点数排名、CMI 排行、病组排行、病组均费排行、CMI 和点数变化趋势等业务指标。

（1）点数排行榜 TOP10

现以曹医生角色进入医生 DRG 点数排行榜 TOP10 页面，选择"2023 年 1 月""全市同科室"或"本院同科室"，可以看到曹医生 DRG 点数在全市同科室或本院同科室的排名，还可以看到全市同科室或本院同科室 DRG 点数排名 TOP10。如图 3-56 所示。

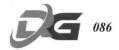

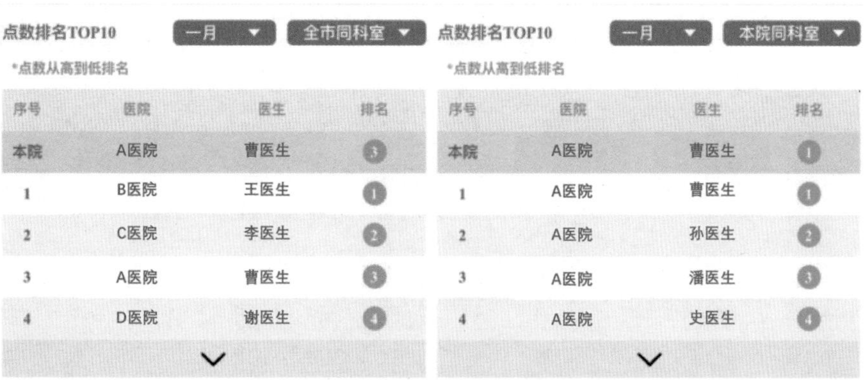

图 3-56　医生点数排行榜 TOP10

（2）CMI 排行榜

现以曹医生角色进入医生 CMI 排行榜页面，选择"2023 年 1 月""全市同科室"或"本院同科室"，可以看到曹医生本月 CMI 值在全市同科室排名第 4，在本院同科室排名第 3。如图 3-57 所示。

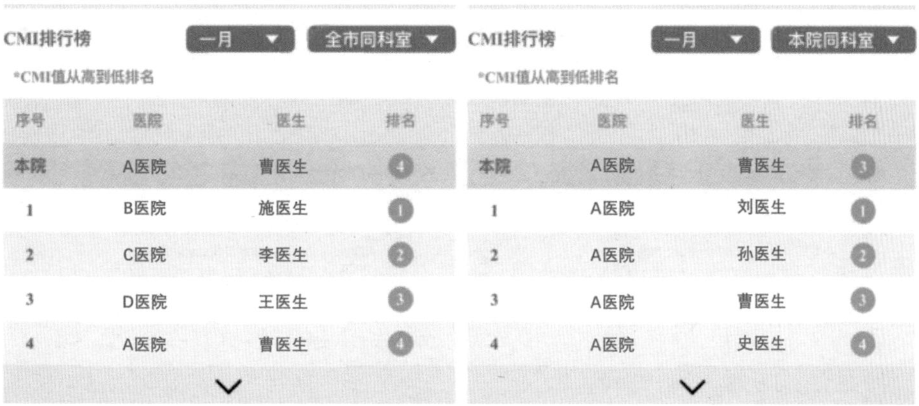

图 3-57　医生 CMI 排行榜

（3）病组排行榜 TOP10

现以曹医生角色进入医生病组排行榜 TOP10 页面，选择"2023 年 1 月""全市同科室"或"本院同科室"，可以看到曹医生入组病例在全市同科室位于金牌榜病组（费用最低）有 6 个，银牌榜病组 2 个；在本院同科室位于金牌榜病组有 6 个，银牌榜病组有 2 个。如图 3-58 所示。

序号	医院	医生	🥇	🥈	🥉
病组排行榜TOP10　一月　全市同科室 *病组从低到高排名
序号	医院	医生	🥇	🥈	🥉
3	A医院	曹医生	6	2	0
1	B医院	王医生	9	3	2
2	C医院	李医生	7	3	0
3	A医院	曹医生	6	2	0
4	D医院	谢医生	6	1	1

病组排行榜TOP10　一月　本院同科室 *病组从低到高排名
序号	医院	医生	🥇	🥈	🥉
1	A医院	曹医生	6	2	0
1	A医院	曹医生	6	2	0
2	A医院	孙医生	5	2	0
3	A医院	潘医生	4	2	0
4	A医院	史医生	4	0	0

图 3-58　医生病组排行榜 TOP10

（4）病组均费排行榜 TOP10

现以曹医生角色进入医生病组均费排行榜 TOP10 页面，选择"2023 年 1 月""全市同科室"或"本院同科室"，在搜索框输入病组名称"心脏瓣膜手术，伴严重并发症或合并症"，或病组编码"FB21"，可以看到曹医生入组 FB21（心脏瓣膜手术，伴严重并发症或合并症）病组均费在全市同科室排名第 4 位，在本院同科室排名第 4 位。如图 3-59 所示。

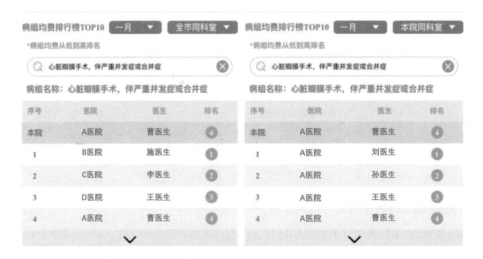

图 3-59　医生病组均费排行榜 TOP10

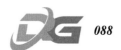

（5）CMI& 点数变化趋势

现以曹医生角色进入 CMI& 点数变化趋势页面，可以看到曹医生 CMI 值和点数近六个月变化趋势曲线，并且与全市同科室平均值趋势曲线以及本院同科室平均值趋势曲线进行比较，通过医生 CMI& 点数折线图变化趋势，可以直观了解医生医疗技术水平在全市、本院情况。如图 3-60 所示。

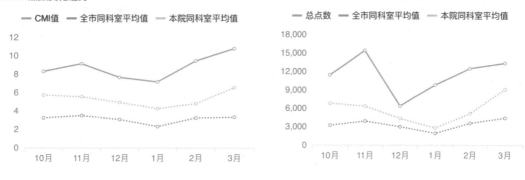

图 3-60　CMI& 点数变化趋势

三、风险提示

目前，南京市有两定医疗机构 4 300 多家，平均每日发生医疗费用 1.2 亿元，就诊 35 万人次，这对我们现有监管方式提出了严峻挑战。随着 DRG 付费方式改革不断推进，"医保高铁"手机云平台通过数据挖掘、数字建模、算法配置、多维度数据画像分析等技术，突出数字信息贯通性，实现监管关口前移。通过事前、事中监管规则嵌入，逐步形成了以事后异常为监控重点、兼顾事前提醒监督、事中过程管控的医保服务全链条管理。2022 年 7 月，"医保高铁"增设"DRGs 风险提示专区"，系统通过疑似分解住院、自费费用超规定比例单据、检查费用超 70% 单据等三类监管规则筛选，对南京市定点医院和医生疑似违规情况进行风险提示，实时推送。

（一）监管规则

点击"DRGs 风险提示"图标，进入 DRGs 风险提示专区页面，再点击"查看提示指标"图标，可以看到疑似分解住院、自费费用超规定比例单据、检查费用超 70% 单据三类监管规则，具体内容如下：

1. 疑似分解住院

实时产生出院结算单据中同一参保人员在同一家医疗机构住院，（本月入院时间－前

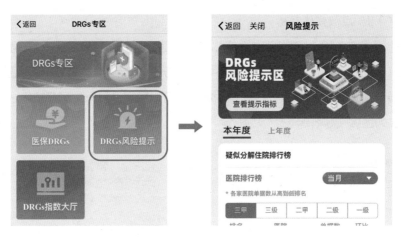

图 3-61　DRGs 风险提示

一次出院时间）≤ 15 天，则本月的住院单据为疑似分解住院单据，此类单据不包括门特病种出院病人及新生儿。

2. 自费费用超规定比例单据

实时产生出院结算单据中（"现金自理"+"个人账户自理"）/ 住院总费用 ×100%。范围外自费费用超规定比例单据阈值：三甲＞ 14% 的单据，三级及以下＞ 8% 的单据。

3. 检查费用超 70% 单据

实时产生出院结算单据中（检查 + 化验 + 放射）费用合计 / 总费用 ×100% ＞ 70%。

4. 规则算法及说明

（1）风险提示规则按医院、医师分别汇总当月累计产生的超比例单据数，实时呈现。

（2）汇总占比 = 按医院（或按医师）汇总超比例单据范围外费用 / 汇总总费用 ×100%。如图 3-62 所示。

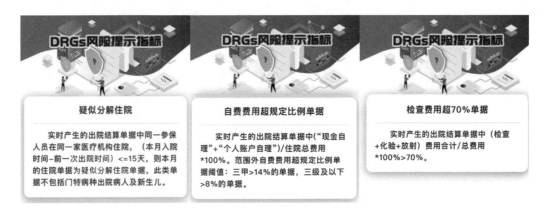

图 3-62　DRGs 风险提示监管规则

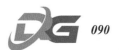

（二）功能模块

1. 疑似分解住院单据排行榜

疑似分解住院排行榜分为医院排行榜和医生排行榜两块内容。

（1）医保端

现以医保管理者角色进入疑似分解住院页面，系统按照规则自动筛选出疑似分解住院结算单据由高到低排序，按照三甲、三级、二甲、二级、一级五个级别，在同等级医疗机构取 TOP20 医院、医生（对医生姓名进行脱敏处理）进行公布。页面右侧，对医院、医生疑似分解住院结算单据与上月进行环比，可以看到疑似分解住院结算单据环比增加或下降。如图 3-63 所示。

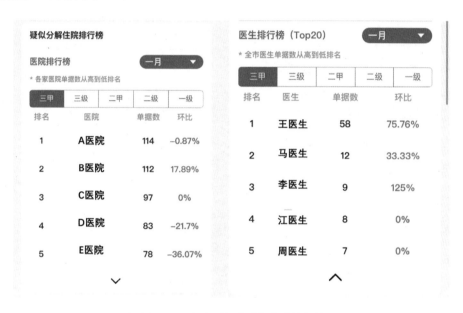

图 3-63　医保端疑似分解住院排行榜

点击 TOP20 中任何一家医院单据数，可以看到每家医院疑似分解住院单据涉及具体医生，点击某医生单据数，可以查看到该医生疑似分解住院结算单据明细，呈现患者住院号、上次出院时间、本次入出院时间、间隔天数、总费用等字段，按照总费用从高到低排序。如图 3-64 所示。

（2）医院端

现以医院"院领导"角色进入疑似分解住院页面，可以看到本院疑似分解住院结算单据数在全市排名，也可看到全市 TOP20 医疗机构排名及环比信息。如图 3-65 所示。

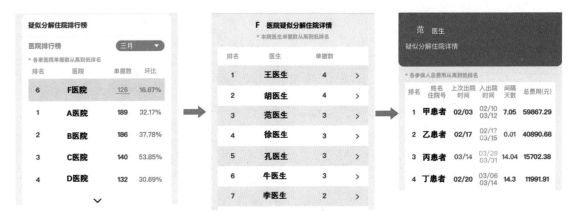

图 3-64　疑似分解住院排行榜详情

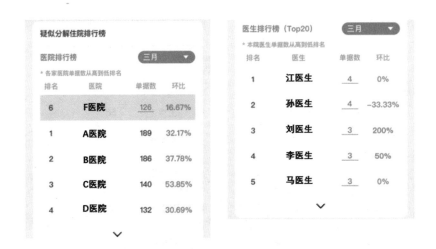

图 3-65　医院端疑似分解住院排行榜

点击"单据数"可查看到本院医生疑似分解住院单据详情，按单据数从高到低排序，点击某医生"单据数"可以查看到该医生疑似分解住院单据明细，包括住院号、上次出院时间、本次入出院时间、间隔天数、总费用等字段，按照总费用从高到低排序。

（3）医生端

现以某医生角色进入疑似分解住院页面，可以看到本院疑似分解住院结算单据数在全市排名，也可看到全市 TOP20 医疗机构排名及环比信息。如图 3-66 所示。

医生排行榜只可查看本人疑似分解住院单据数在本院的排名，如果医生本人有疑似分解住院单据数，点击"单据数"可看到医师自己的单据详情，包括住院号、上次出院时间、本次入出院时间、间隔天数、总费用等字段，按照总费用从高到低排序。

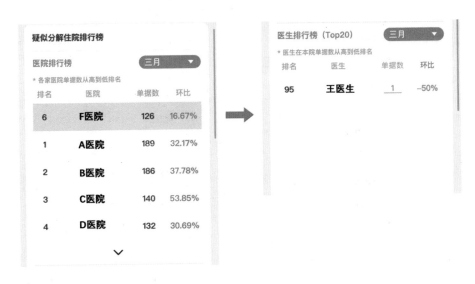

图 3-66　医生端疑似分解住院排行榜

2. 自费费用超规定比例单据排行榜

自费费用超规定比例单据排行榜分为医院排行榜和医生排行榜两块内容。

（1）医保端

现以医保管理者角色进入自费费用超规定比例页面，系统按照规则自动筛选出自费费用超规定比例单据，按照三甲、三级、二甲、一级五个级别，按单据数在同等级医疗机构取 TOP20 医院、医生（对医生姓名进行脱敏处理）由高到低排序公布。页面右侧，对医院、医生自费费用超规定比例单据与上月进行环比，看到自费费用超规定比例单据增加或下降。如图 3-67 所示。

点击 TOP20 任何一家医院单据数，可以看到每家医院自费费用超规定比例单据涉及的具体医生，点击某医生单据数，可以查看到该医生自费费用超规定比例单据明细，呈现患者住院号、个人账户自理及现金自理、总费用、自理费用占比等字段，按照自理费用占比从高到低排序。如图 3-68 所示。

（2）医院端

现以医院"院领导"角色进入自费费用超规定比例页面，可以看到本院自费费用超规定比例单据数在全市的排名，也可看到全市 TOP20 医疗机构的自费费用超规定比例单据数排名及环比信息。如图 3-69 所示。

点击"单据数"可查看到本院医生自费费用超规定比例单据详情，按单据数从高到低排序，点击该医生"单据数"可以查看到该医生自费费用超规定比例单据明细，包括患者住院号、个人账户自理及现金自理、总费用、自理费用占比等字段，按照自理费用占比从高到低顺序排列。

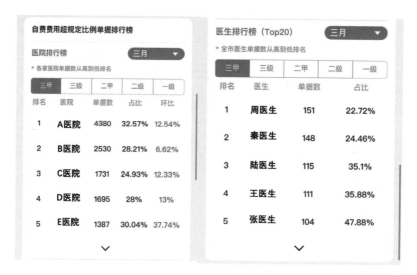

图 3-67　医保端自费费用超规定比例单据排行榜

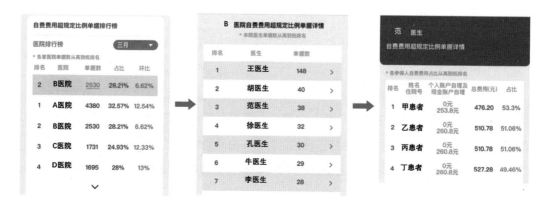

图 3-68　自费费用超规定比例单据详情

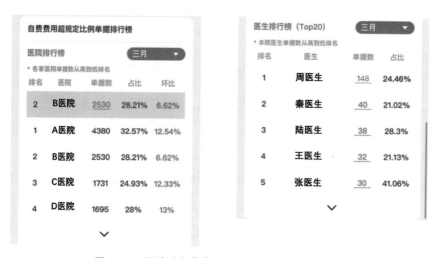

图 3-69　医院端自费费用超规定比例单据排行榜

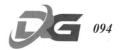

（3）医生端

现以某医生角色进入自费费用超规定比例页面，可以看到本院自费费用超规定比例单据数在全市的排名，也可看到全市 TOP20 医疗机构的自费费用超规定比例单据数排名及环比信息。如图 3-70 所示。

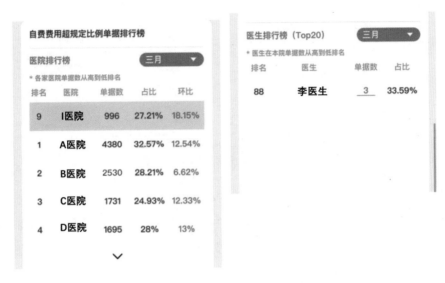

图 3-70　医生端自费费用超规定比例单据排行榜

医生单据排行榜只可查看本人自费费用超规定比例单据数在本院的排名，如果医生本人有自费费用超规定比例单据，点击"单据数"可看到医生自己的单据详情，包括患者住院号、个人账户自理及现金自理、总费用、自理费用占比等字段，按照自理费用占比从高到低排序。

3. 检查费用超 70% 单据排行榜

检查费用超 70% 单据排行榜分为医院排行榜和医生排行榜。

（1）医保端

现以医保管理者角色进入检查费用超 70% 页面，系统按规则自动筛选出检查费用超 70% 单据，并由高到低排序，按照三甲、三级、二甲、二级四个级别，在同等级医疗机构取 TOP20 医院、医生（对医生姓名进行脱敏处理）进行公布。页面右侧，对医院、医生检查费用超 70% 单据与上月进行环比，红色表示检查费用超 70% 单据环比增加情况，绿色表示检查费用超 70% 单据环比下降情况。如图 3-71 所示。

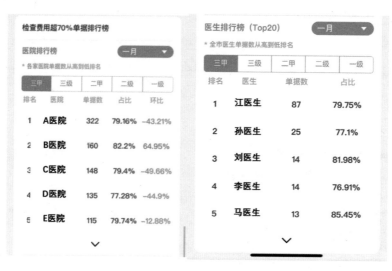

图 3-71　医保端检查费用超 70% 单据排行榜

点击 TOP20 任何一家医院单据数，可以看到每家医院检查费用超 70% 单据涉及具体医生，点击某医生单据数，可以查看到该医生检查费用超 70% 单据明细，呈现患者住院号、检查费用、总费用、检查费用占比等字段，按照检查费用占比从高到低排序。如图 3-72 所示。

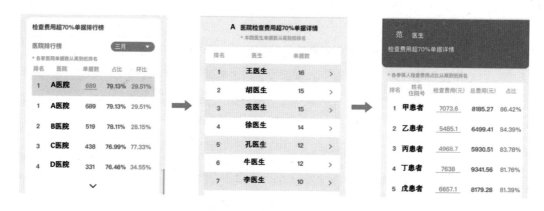

图 3-72　检查费用超 70% 单据详情

（2）医院端

现以医院"院领导"角色进入检查费用超 70% 页面，可以看到本院检查费用超 70% 单据数在全市的排名，也可看到全市 TOP20 医疗机构的检查费用超 70% 单据数排名及环比信息。如图 3-73 所示。

点击"单据数"可查看到本院医生检查费用超 70% 单据详情，按单据数从高到低排序，点击该医生"单据数"可以查看到该医生检查费用超 70% 单据明细，包括患者住院号、检查费用、总费用、检查费用占比等字段，按照检查费用占比从高到低排序。

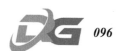

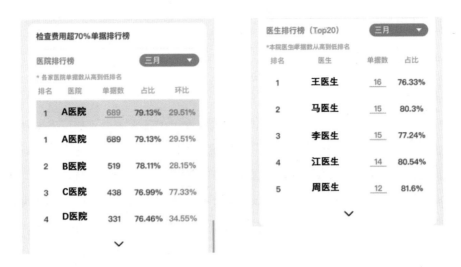

图 3-73　医院端检查费用超 70% 单据排行榜

（3）医生端

现以某医生角色进入检查费用超 70% 页面，可以看到本院检查费用超 70% 单据数在全市的排名，也可看到全市 TOP20 医疗机构的检查费用超 70% 单据数及排名及环比信息。如图 3-74 所示。

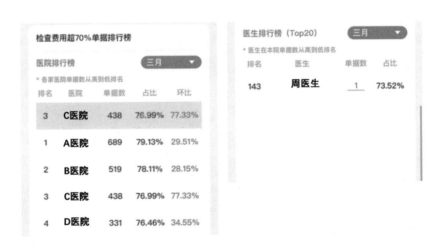

图 3-74　医生端检查费用超 70% 单据排行榜

医生单据排行榜只可查看本人检查费用超 70% 单据数在本院的排名，如果医生有检查费用超 70% 的单据，点击"单据数"可看到医师自己单据详情，包括患者住院号、检查费用、总费用、检查费用占比等字段，按照检查费用占比从高到低排序。

四、指数大厅

（一）建设思路

1. 建设思路

2020年7月23日，南京市医疗保障局探索发布国内首个医用耗材价格类指数——南京市医用耗材价格指数。该指数依据医用耗材全品种价格变化与权重进行编制，反映了全市医用耗材价格水平升降程度，是分析医用耗材价格变动趋势的重要指标。

2022年7月，"医保高铁"DRGs指数大厅模块上线，DRGs指数大厅承续了医用耗材价格指数的探索创新，借鉴金融股票交易市场的运行模式，按权重对全市967个DRGs病组点值变化与权重进行编制，分类形成DRGs病组点值变动可导示记录。DRGs指数大厅如金融股票市场一样，可以实时动态反映967个DRGs病组实际点值升降程度，单个医院DRGs实际点值升降程度以及DRGs单个病组实际点值升降程度等等。在DRGs指数大厅，医院管理者可以实时查看本院DRGs病组实际点值变化情况，医生可以实时查看涉及自己DRGs病组实际点值变化情况。

2. 指数编制

全选DRGs病组的点值，作为编制DRGs指数的样本范围。根据DRGs各病组点值变化及权重编制DRGs综合指数及各分类指数。通过点值K线图动态呈现DRGs各病组点值变化情况，结果表明全市DRGs点值上升或下降趋势，医院DRGs病组点值上升或下降趋势，各DRGs病组点值上升或下降趋势等，全方位反映全市DRGs运行情况。

（二）DRGs指数大厅

DRGs指数大厅包括全市概况、全市点值变化情况、全市变化情况、全市病组点值变化情况、全市医院点值情况、全市医生点值情况六部分内容。

1. 全市概况

全市概况页面呈现了全市DRG几组核心指标，包括医院数、医生数、病组数、中医病组数、病例数和总费用，可以按年度查看全市概况。我们看到2022年，全市有90家DRG参改医院，入组病组929个，其中中医病组32个，涉及病例973 570个，涉及医生10 050个，总费用为140.1亿元。如图3-75所示。

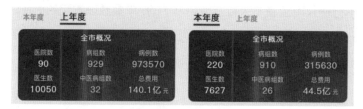

图3-75　全市概况

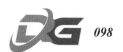

2. 全市点值变化情况

按照全市点值、三甲点值、三级点值、二甲点值、二级点值五类呈现 30 日点值 K 线图、月点值 K 线图。在此页面，我们既可以看到当天全市、三甲、三级、二甲、二级医院点值变化情况，也可以看到这五组分类近 30 天和一年的实际点值变化趋势，同时可以看到每家医院近 30 天和一年的实际点值变化趋势。如图 3-76 所示。

全市点值变化情况	当年	当天
全市点值	121.54	117.71
三甲点值	123.7	120.78
三级点值	123.23	118.79
二甲点值	116.02	113.28
二级点值	111.19	104.32

病组点值变化情况	当年	当天
全市点值	121.43	117.51
三甲点值	123.6	120.62
三级点值	123.2	118.81
二甲点值	115.91	112.87
二级点值	111	103.89

图 3-76 2023 年 4 月 22—23 日全市点值变化情况

现以某医院为例，查看 4 月 12 日、4 月 22 日点值变化，选择"全市、某医院、近 30 天"三个选项，搜索后，我们看到 4 月 12 日，该医院当日实际点值为 122.2，该医院年度实际点值为 126.43，当日三甲医院实际点值为 121.51；4 月 22 日，该医院当日实际点值为 122.07，该医院年度点值为 126.63，三甲医院当日实际点值为 120.78。通过两天点值变化情况，可以看出，该医院的医院点值均高于三甲医院、全市平均值，说明该医院近 30 天 DRGs 运行有盈余。我们看到接下来的柱状图，呈现了南京某医院近 30 天病案上传的一个情况。如图 3-77 所示。

3. 全市变化情况

全市变化情况页面，主要是通过点状图呈现了 7 天全市 DRGs 病组次均费用、平均住院日两个主要业务指标变化情况。点击日期可以查看具体情况。点击"4 月 19 日"，可以看到当日 DRGs 病组次均费用，平均住院日为 7.61 天。如图 3-78 所示。

4. 全市病组点值情况

全市病组点值情况页面通过搜索查询，按月查看全市 DRGs 各病组点值变化情况，有上月点值、当月点值和增减比例几个业务指标。

我们搜索 2023 年 1 月病组编码"ES31"，或搜索病组名称"呼吸系统感染 / 炎症，伴严重并发症或合并症"，可以看到 ES31（呼吸系统感染 / 炎症，伴严重并发症或合并症）病组，2023 年 1 月全市该病组点值为 130.4，而 2022 年 12 月全市该病组点值为 119.83，上涨 8.82%。如图 3-79 所示。

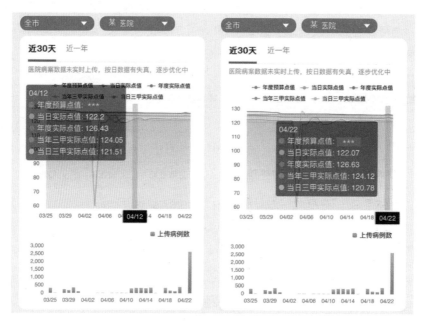

图 3-77　某医院点值变化情况

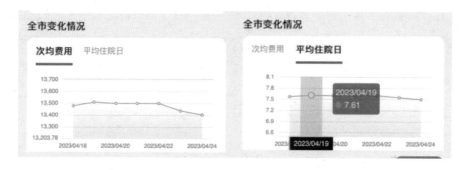

图 3-78　全市次均费用和平均住院日变化情况

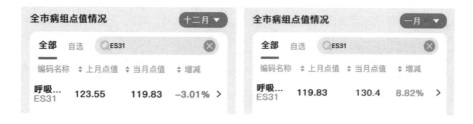

图 3-79　全市病组点值情况

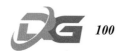

（1）病组详情

点击"增减比例"按钮，还可以查看该病组详细信息。

现以 ES31（呼吸系统感染／炎症，伴严重并发症或合并症）病组为例，页面呈现该病组在 2023 年 1 月，有 95 家医院入组 ES31 病组，入组病例 6 555 例，涉及医生 2 203 人，ES31 病组平均住院日为 11.55 天，范围外费用占比 13.08%。如图 3-80 所示。

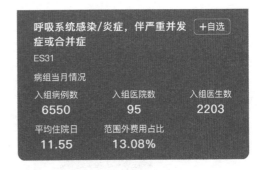

图 3-80　病组详细信息

（2）病组点值变化情况

病组点值变化情况页面，对该病组全市的点值变化情况，如当年和当天的点值数，近 30 天和近一年的变化趋势用折线图和柱状图等进行展示。

病组点值变化情况包括全市医院、三甲医院、三级医院、二甲医院和二级医院五级，按当年、当天两个维度呈现。如图 3-81 所示。

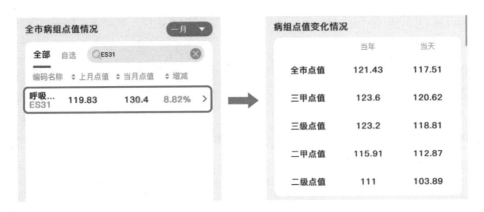

图 3-81　病组点值变化情况

ES31（呼吸系统感染／炎症，伴严重并发症或合并症）病组点值 K 线图，按照近 30 天和近一年两个维度呈现。现以某医院为例，查看 2022 年 12 月、2023 年 1 月点值变化，选择"全市、某医院、近一年"三个选项，搜索后，可以看到 2022 年 12 月，该医院当日实际点值为 110.02，该医院年度实际点值为 114.83，当年三甲医院实际点值为 127.65，2023 年 1 月，某医院该病组当日实际点值为 136.59、该院年度点值为 136.59，三甲医院当年实际点值为 136.51。说明 2022 年 12 月，某医院 ES31（呼吸系统感染／炎症，伴严重并发症或合并症）病组运行是亏损的，医院及时调整，在 2023 年 1 月，该院该病组运行是扭亏为盈。下面柱状图呈现了该病组近一年病案上传的情况。如图 3-82 所示。

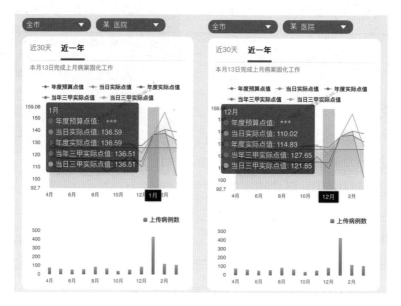

图 3-82　ES31 病组点值变化情况

（3）全市变化情况

全市变化情况，主要是通过点状图呈现了 7 天全市 ES31（呼吸系统感染 / 炎症，伴严重并发症或合并症）病组次均费用、平均住院日两个主要业务指标变化情况。点击日期可以查看具体情况。点击"4 月 22 日"，可以看到该病组次均费用，平均住院日为 10.37 天。如图 3-83 所示。

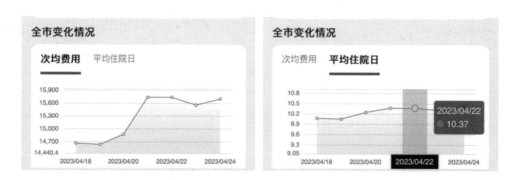

图 3-83　病组全市次均费用和平均住院日变化情况

（4）全市医院点值排名

全市医院点值情况可以对全市拥有该病组的医院按月进行查询，也可以输入"医院编码"或"医院名称"进行搜索查询，选择 2023 年 1 月"某医院"，可以看到该医院 ES31 点值为 136.59。如图 3-84 所示。

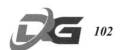

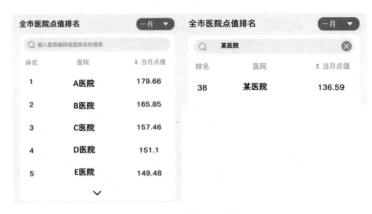

图 3-84　全市医院点值排名

（5）全市医生点值排名

全市医生点值情况，可以对全市对应 ES31 的医生按当月点值的高低进行排名，也可以输入"医生编码"或"医生姓名"进行搜索查询，可以看到该医生当月入组 ES31 点值。如图 3-85 所示。

（6）全市医院范围外费用占比排名

全市医院入组 ES31 的范围外费用占比情况从高到低的顺序进行排名呈现，输入"医院编码"或"医生姓名"，可以搜索查询医院范围外费用及占比情况。如图 3-86 所示。

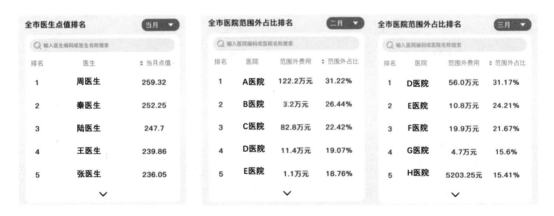

图 3-85　全市医生点值排名　　　　图 3-86　全市医院范围外费用占比排名

（7）全市医生范围外占比排名

对全市入组 ES31 病例的医生范围外费用占比情况从高到低的顺序进行排名呈现，输入"医院编码"或"医生姓名"，可以搜索查询医院范围外费用及占比情况。如图 3-87 所示。

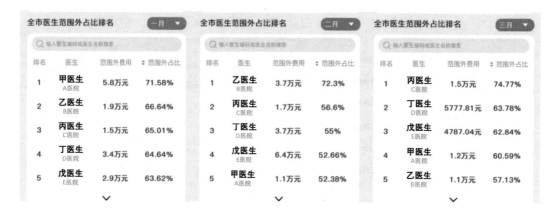

图 3-87　2023 年 1—3 月全市医生范围外占比排名

5. 全市医院点值情况

全市医院点值情况可以对全市拥有该病组的医院按月进行查询，也可以输入"医院编码"或"医院名称"进行搜索查询，选择 2023 年 1 月"某医院"，我们看到该医院 1 月 DRGs 点值别为 136.21，3 月 DRGs 点值为 121.42，3 月与 2 月相比，下降 4.17％。如图 3-88 所示。

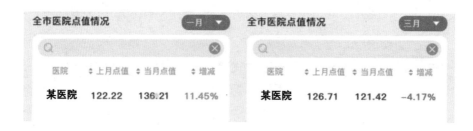

图 3-88　全市医院点值情况

6. 全市医生点值情况

全市医生点值情况可以对全市拥有该病组的医生按月进行查询，选择 2023 年 1 月"某医生"，我们看到该医生 1 月 DRGs 点值为 108.63，3 月 DRGs 点值为 95.62，3 月与 2 月相比，下降 4.5％。如图 3-89 所示。

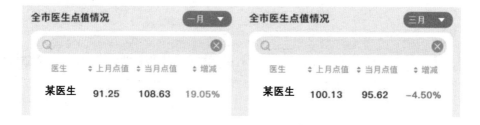

图 3-89　全市医生点值情况

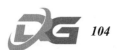

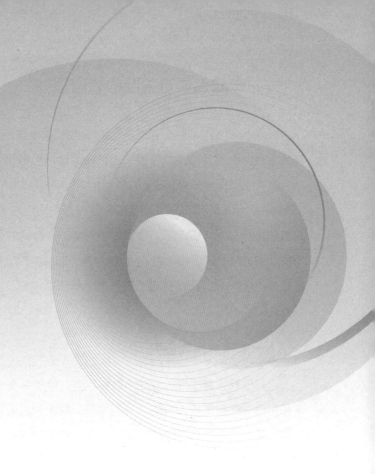

第四章
可控制的 DRG 结算方式

一、年初编制可控制的总额预算

在医保支付方式改革中,总额预算是控制医疗费用过快增长的基础性管理和支付工具,本质上是医保基金的预算管理和约束,也就是根据医保基金收入预算来分配可用的基金,使得基金收支保持预算平衡。

2022年,南京市正式实施DRG付费,建立总额预算管理下的按疾病诊断相关分组点数法付费为主,按床日、项目付费为辅的复合式住院费用结算管理机制,推动医保支付方式从数量付费向质量付费、价值付费转变。每年初确定全市统筹基金支出年度预算总额,建立科学合理、公开透明、精细规范的总额预算编制工作机制,提升总额预算编制的科学性、规范性和可控制性。

（一）预算编制原则

总额预算编制原则:根据"以收定支、收支平衡、略有结余"原则合理编制。职工医保和居民医保基金单独编制,分别核算。综合考虑南京市经济增长、医疗价格水平、医保制度改革、医保基金可持续发展等因素,统筹安排各类医保基金支出。以定点医疗机构就诊人次和费用、全市及同等级医疗机构平均医疗费用变化、前三个年度尤其是上年度医保基金结算等为基础,通过科学测算,由预算编制小组研究确定南京市总额预算。

DRG基金预算编制原则:指按DRG付费的住院费用医保基金支出预算额,原则上按照南京市前三年医保基金平均年度决算总额和平均增长率确定当年预算总额、预留金。预留金专门用于医疗机构年终决算费用的调整。

（二）预算编制机构

由南京市医保行政部门及市区经办机构领导、相关人员为主成立医保基金总额预算编制小组,具体负责执行总额预算编制工作,相关人员包括结算、基金管理、政策分析等职能部门和医药机构（协商机制）、第三方公司等。预算编制小组负责研究确定统一的编制规则和程序,制定年度总额预算工作方案。

（三）预算编制方法

编制基金支出的预算总额原则上不得超出当年可支配的基金收入,通常采用以下三种方法。

本章第一至八节撰写人：裴晶、邰侠、程静、何湘、徐建新、付兴武、汪茂艳
本章第九至十二节撰写人：孔锦萍、史慧芳

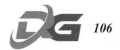

1. 直接计算法

按照前三年或上一年医保基金平均年度决算总额确定支出。这种计算方法简单有效，在每年初就可以大体估算出年度需编制的预算总额，是进一步精细化编制年度预算总额的基础。

2. 切蛋糕法

量体裁衣，就米下锅，以收定支，根据上年度基金收入，预估本年度基金可支配额，再根据现行政策的医疗类别细项，如普通门诊、门诊统筹、门诊特病、家庭病床、住院（按DRG、按床日、按实）等，确定各类别年度预算总额，医疗类别汇总进而确定年度预算总额。

3. 历史数据法结合可量化多因素指标

遵循"先分后总"的原则，即先分别编制各医疗类别的预算总额再汇总。按照历史年度定点医疗机构各医疗类别的就诊人次、次均医疗费用、结付率、计算增长率等可量化多因素指标，滚动测算；可量化多因素指标包括调整参数和调整额。调整参数包括：

（1）参保人数和结构变化。

（2）就诊率、住院率。

（3）政策变化影响率，上年度以及本年度有关医保、财政、卫生等政策变化所致医疗机构趋势变化，比如门诊共济政策实施、药品耗材集采、DRG分组调整、家庭医生签约等引起的门诊、住院费用变化趋势。

（4）医疗机构结构变化，比如综合性大型医院发生较大变化的情况，由医院提供有数据支持的未来一年费用变化分析。

（5）新项目、新技术、新设备投入所带来的影响。

（6）增长率，即对就诊人次和次均医疗费用设置增长率。

（7）其他，比如疫情及不可抗力因素。

在实际实施预算总额编制工作中，上述三个方法经常同时使用，相互参考。在编制工作更加精细化的要求下，最终总额预算编制是以历史数据法结合可量化多因素指标为主，直接计算法和切蛋糕法佐证，由此测算出的预算总额更贴近实际应用，更能体现不同医疗机构之间的差异和特色。

（四）预算测算

建立分块测算机制，职工医保和城乡居民医保分立核算，并细化门诊、住院等各医疗类别。

1. 门诊总额预算

根据历史年度医疗机构门诊服务总量、门诊次均医疗费用、药品价格水平变化、医疗服务价格水平变化、就诊率年度增减等量化指标，测算出下一年度南京市所有定点医疗机构为本地参保人员提供的门诊服务总费用，再根据医保基金支付比例，测算出其中需要统筹基金支付的总金额。

门诊统筹预算额 = 预计年度门诊人次 × 预计年度门诊均费用 × 基金支付比例

门诊特病预算额 = 预计年度门诊人次 × 预计年度门诊均费用 × 基金支付比例

各医疗类别预计年度门诊人次 = 上年度各医疗类别门诊人次 ×（1+ 三年平均增长率）

各医疗类别预计年度门诊均费用 = 上年度各医疗类别门诊均费用 ×（1+ 三年平均增长率）

在门诊总额预算编制工作中，也要考虑门诊医保政策调整和疾病谱变化对总额测算的影响。门诊政策调整前，通常都会考虑政策变化对基金的影响，可将影响量调整到总额预算编制中。特殊疾病谱变化所导致医疗服务量或均次医疗费用变化，可由需求方分类分病种统计计算。

如果测算的门诊预算总额超出按切蛋糕法或直接测算法的预估值，可以考虑在累积结余保持在合理区间的基础上，适当增加本年度门诊总额预算编制，实现门诊总额预算编制可控。

2. 住院总额预算

在历史年度住院结算数据的基础上，除了考虑价格指数、参保人数增减、药品耗材集采降价幅度、住院率变化等共同因素，还选取多因素指标，分级分类分别测算。指标涵盖医疗机构住院人次、均次住院费用、DRG 病组结构、专科系数、学术系数、高新技术应用系数等可量化参数。

住院费用预算额 = 平均参保人数 × 预计住院率 × 预计次均住院费用 × 基金支付比例

平均参保人数 =（上年末参保数 + 年底预计参保数）/2

住院率 = 上年度住院率 ×（1 + 三年平均增长率）

预计次均住院费用 = 上年度次均住院费用 ×（1 + 三年平均增长率）

在住院率不稳定的情况下，可以用前三年各医疗机构住院人次及次均费用进行测算后，再计算全年总预算。

3. DRG 预算可控增长机制

DRG 参改医疗机构住院总额预算需单列编制，明确年度 DRG 基金的增长机制，一方面可以合理确定下一年度点值区间，另一方面也给定点医疗机构明确收入增长预期。根据上年度 DRG 结算明细数据，结合中期调整和年终结算情况，对住院按 DRG 点数法付费的医疗机构住院总额预算进行调整。调整分类分等级，重点考虑偏差病组点数修正、特色专科重点病组点数倾斜以及医疗机构级别系数调整等因素的影响。

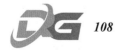

4. 其他影响因素

（1）风险调节金。按当年统筹基金筹集总额的 15% 左右进行提留，基金累积结余超过 15 个月，当年可不提留。

（2）异地就医费用。根据异地就医历史结算数据，统计年度费用占全市统筹基金比例，并根据政策导向和比例变化趋势，结合全市医疗机构医疗服务提供量，测算异地就医对本地预算总额的影响。

（3）国谈药"双通道"单独支付药品费用。对施行国谈药"双通道"单独支付的药品，不纳入定点医疗机构总额范围，直接单列预算。综合考虑国谈药"双通道"药品增减、结构调整、支付标准变化及实际用药量等因素进行测算；对新增的单独支付药品，根据预估使用量、实际使用医疗类别等因素进行测算；合理调整定点医疗机构年度总额预算。

（4）新项目、新技术的开展。对于医疗机构已开展，并通过医疗机构申报和组织审核论证，将以高新技术应用系数并在 DRG 预算总额测算中予以体现。

（5）特殊病种、新的治疗方式。经过医疗机构申报，南京市医保部门经过组织答辩或评审后，根据实际情况赋予病组价值医疗系数或增加点数。

（五）2023 年 DRG 基金预算

1. 正常预算

（1）2022 年实施 DRG 付费的，预算按两个方案编制。

方案一：基金预算 102.56 亿元。按 2020—2022 年三年平均基金结算额、两年平均基金增长率确定，2023 年 DRG 基金预算 100.56 亿元（具体见表 4-1），财政拟增加 2.00 亿元扶持市属医疗机构，合计 102.56 亿元。

表 4-1 方案一基金预算表

险种	2020 年		2021 年		2022 年		2022 年预算（亿元）	三年平均基金结算额（亿元）	两年平均基金增长率	2023 年预算（亿元）
	人次	基金结算额（亿元）	人次	基金结算额（亿元）	人次	基金结算额（亿元）				
职工	579 979	68.47	662 030	79.88	680 558	71.97	76.67	75.01	5.82%	79.37
居民	288 529	19.99	309 646	20.83	293 343	24.04	21.08	20.63	2.69%	21.19
合计	868 508	88.46	971 676	100.71	973 901	96.01	97.75	95.64	5.12%	100.56

方案二：基金预算 106.00 亿元。按 2020—2022 年三年平均次均基金结算额、两年平均人次增长率确定，2023 年 DRG 基金预算 106.00 亿元，具体见表 4-2。

表 4-2　方案二基金预算表

险种	2020 年		2021 年		2022 年		三年平均次均基金结算额（元）	两年平均人次增长率	2023 年预算	
	人次	基金结算额（万元）	人次	基金结算额（万元）	人次	基金结算额（万元）			人次	基金预算额（万元）
职工	579 979	684 658.70	662 030	798 801.47	680 558	719 681.63	11 459.38	8.67%	737 211	844 797.36
居民	288 529	199 856.49	309 646	208 309.07	293 343	240 435.65	7 275.25	0.83%	295 780	215 187.23
合计	868 508	884 515.19	971 676	1 007 110.54	973 901	960 117.28	10 133.82	6.07%	1 032 991	1 059 984.59

（2）2023 年新增实施 DRG 付费的基金预算 7.37 亿元。2022 年基金结算额 7.02 亿元，按 2022 年实施 DRG 付费的两年平均基金增长率确定，2023 年 DRG 基金预算 7.37 亿元。

2．"乙类乙管"预算 1.5 亿～2.0 亿元

2023 年 1 月，医疗机构申报合规新冠病例 11 416 条，按 DRG 结算逆差 9 756.92 万元，其中主诊断新冠逆差 1 318.91 万元、次诊断新冠逆差 6 501.73 万元、三项阳性逆差 1 936.27 万元。根据相关规定，乙类乙管新冠病例按实结算，按 DRG 结算与按实结算的差额部分，基金需单独预算。截至 3 月 31 日，预计增加基金预算 1.5 亿～2.0 亿元。

3．新增参保人数预算 1.10 亿元

2023 年高校参保 7 万人，按 2022 年职工医保月平均参保 511.89 万人、全年非床日结算住院 720 369 人次、次均基金结算额 11 123.58 元计算，新增参保人数住院 DRG 预算需 1.10 亿元。

4．"双通道"药品预算 1.40 亿元

2022 年参改机构 131 030 条病例使用"双通道"药品 2.60 亿元，2023 年暂按 1.40 亿元作预算，最终以 2023 年实际使用情况为准。

5．预留金预算 1.00 亿元

2023 年，延续 2022 年预留金 1.00 亿元，用于年终决算时医保高铁金牌榜和三项指标的考核。

综上所述，方案一 2023 年基金预算额 114.93 亿元，较 2022 年基金结算额 99.97 亿元，增长 14.96%；方案二 2023 年基金预算额 118.37 亿元，较 2022 年基金结算额 99.97 亿元，增长 18.41%。

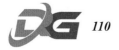

二、月度可控制的结算

（一）月度可控制结算的前提要素

南京市按照月预结算、年终决算的方式，建立健全及时高效的医疗机构费用结算拨付机制，保障医疗机构正常运行需要。

为保证不增加医疗机构负担、系统内数据的规范性，保证月预结算的顺利进行，南京市建立了一整套制度，包括预付金制度、结算清单填报制度，最终通过签订补充协议的方式落地。

1. 建立预付金制度

采取年初核定预拨、年终清算结账方式，以定点医疗机构上一年度月平均结算额为基数，由医保经办机构向符合条件的定点医疗机构预拨不超过 2 个月标准的垫支额，作为城镇职工、城乡居民基本医疗保险住院医疗等费用结算预付资金。

一是减轻定点医疗机构资金垫付压力。目前南京市参保人员住院费用应由统筹基金支付的部分，采取次月直接结算方式。这样，病人从出院到医院与医保经办机构进行基金审核拨付需要 1 个月的工作周期，医疗机构存在资金垫付的情况，部分三级医疗机构和社区卫生服务中心资金周转不畅。预付金制度实施后，将大大减轻或消除医疗机构资金垫付的压力。

二是促进定点医疗机构加强自我管理。政策明确规定申请预付资金的定点医疗机构，须具备无违反基本医疗保险政策的行为、财务管理制度健全、经营状况正常和具有偿还能力等条件。对违反基本医疗保险政策被处罚、取消基本医疗保险定点资格、暂停医疗保险业务的和不按规定记账、管理预付金的医疗机构停止支付预付金。因违规行为取消使用预付金的医疗机构，在其处罚期满一年并符合规定的使用条件后，才能重新向医疗保险经办机构申请。这些条件的设定，将促进医疗机构加强自我管理、自我约束。

三是兼顾基层医疗机构的发展。根据南京市深化医药卫生体制改革"强基层"的指导思想，为促进社区卫生服务中心、乡镇卫生院等基层医疗机构发展，解决群众基层就医需要，政策对社区卫生服务中心、乡镇卫生院等基层医疗机构使用周转金的条件作了适当放宽。部分规模较小的基层医疗机构也能申请周转金，有利于基层医疗卫生工作的开展。

预付金原则上按医疗机构上年度住院医保月平均结算额 ×90% 确定，每年 1 月底前拨付给医疗机构，12 月份月结算时进行清算，支付的预付金从月结算支付款中扣回。

2022 年，对 98 家 DRG 参改医疗机构预付 7 亿元；2023 年，为应对疫情，保障医疗机构运转，合计拨付 2 个月预付金 16.7 亿元。它对南京市深化医药卫生体制改革、促进各级医疗机构发展发挥了积极作用。

2. 推进医保结算清单上传工作

《中共中央 国务院关于深化医疗保障制度改革的意见》（中发〔2020〕5号）指出：高起点推进标准化和信息化建设，统一医疗保障业务标准和技术标准，建立全国统一、高效、兼容、便捷、安全的医疗保障信息系统，实现全国医疗保障信息互联互通，加强数据有序共享。加强大数据开发，突出应用导向，强化服务支撑功能，推进医疗保障公共服务均等可及性。南京市上线国家统一信息平台时贯彻15项业务编码标准化。而医保结算清单是由前14项编码标准集成，是各级各类医保定点医疗机构开展住院、门诊慢特病、日间手术等医疗服务后，向医保部门提供的数据清单；是申请费用结算的唯一依据；也是与DRG付费结算方式相适应，形成客观分类与组合的基石。

医保结算清单数据指标共有193项，其中基本信息部分31项，主要用于定点医疗机构和参保患者的身份识别；门诊慢特病诊疗信息部分6项；住院诊疗信息部分58项，用于反映诊疗过程；医疗收费信息部分98项，用于反映参保患者就医发生的实际医疗费用，为医疗机构申请医保费用结算提供依据。医保结算清单填写应当客观、真实、及时、规范，项目填写完整，准确反映患者诊疗、医疗收费等信息。

根据国家医保局《DRG/DIP支付方式改革三年行动计划》和《关于〈印发南京市推进国家医保信息业务编码动态维护与深化应用工作方案〉的通知》（宁医函〔2022〕62号），南京市于2022年开始全力开展医保结算清单上传工作。

一是指导定点医疗机构做好《医疗保障疾病诊断分类与代码》（2.0版）、《医疗保障手术操作分类与代码》（2.0版）和疾病分类与代码国际临床版、手术操作编码分类代码国家临床版之间的映射对照，督促定点医疗机构深化国家医保编码在院内信息基础库、进销存、医师工作站等场景的应用。

二是明确以结算清单作为DRG分组的实现条件和业务流程，根据国家医保局标准编码建立DRG体系下的医疗机构结算清单上传和校验机制，对结算清单193项数据指标逐项进行分解，在填报完整性、信息准确性、编码合理性三方面进行了梳理，确定了结算清单15类强制质控校验规则（见表4-3）。

三是下发文件要求南京市医疗机构根据接口文档进行接口对接和完善，试传2022年8月住院结算清单，医保中心根据上传清单进行DRG分组测试，为下一步按结算清单实现月度结算做好准备。

四是开展定点医疗机构结算清单的填报和上传、信息化系统对接等培训工作。第一步初选信息化和医保基础工作较好的11家医疗机构作为第一批试点单位，召开医保基金结算清单填写上传规范会议，使医疗机构明确基金结算清单填写上传试运行要求，已完成2022年8月、9月结算清单上传工作；第二步于2022年10月底前完成DRG所有参改

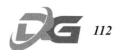

表4-3 结算清单15类强制质控校验规则

序号	参数名称	强制质控校验规则
1	结算 ID	同一结算单只能有一个结算清单对应，否则校验失败，返回错误提示
2	性别	填写值是否在值域范围（0,1,2,9）；填写值与身份证信息是否矛盾（取身份证第 17 位）
3	出生日期	填写值是否与身份证信息矛盾（7～14 位）
4	年龄	系统自动生成，数值小于 120
5	（年龄不足 1 周岁）年龄	数值小于 367
6	证件号码	根据所选患者证件类别，对证件号码进行校验；如身份证：患者年龄大于 16 岁时未填写身份证号；身份证号（15/18 位）填写错误——校验的是身份证的位数，要么是 15 位数要么是 18 位数
7	新生儿	新生儿入院类型、新生儿出生体重、新生儿入院体重为全必填或者全非必填
8	实际住院天数	住院天数按照出院日期 - 入院日期来计算；当天出院填写为 1
9	门（急）诊西医诊断 西医诊断疾病代码 门（急）诊中医诊断 中医诊断代码	两类至少有一类填报，不得为空
10	呼吸机使用天数	呼吸机使用天数小于住院天数
11	入院后颅脑损伤患者昏迷天数	入院后颅脑损伤患者昏迷天数小于住院天数
12	特级护理天数 一级护理天数 二级护理天数 三级护理天数	护理天数合计值等于住院天数
13	西医诊断疾病及代码	医疗保障疾病诊断分类与代码范围，填写疾病诊断项目时应当同时填写名称与代码
14	中医诊断疾病及代码	医疗保障中医诊断分类与代码范围，填写疾病诊断项目时应当同时填写名称与代码
15	手术操作名称及代码	医疗保障手术操作分类与代码，填写手术操作项目时应当同时填写名称与代码

医疗机构基金结算清单培训及接口改造工作，10 月份进行结算清单上传工作；第三步计划随着一级医疗机构纳入 DRG 参改医疗机构范围，于 2023 年 6 月底前完成南京市所有定点医疗机构基金结算清单上传工作。

在结算清单信息上传后，DRG 基金结算系统将自动对所上传的数据进行多种逻辑校验，如数据的准确性、诊断间的相互逻辑、手术之间的包含关系等方面，以确保病案信息上传正确，后续可分到正确的 DRGs 组内。

3. 结算清单上传时限控制

原则上应在自参保患者出院结账次日起 7 个工作日内完成结算清单上传工作（上月数据最迟不超过本月 9 日），并保证数据质量。

DRG 基金结算系统会同步结算清单数据，形成 DRG 分组所需电子病案信息，填报情况实时开放医疗机构。在次月 9 日前，医疗机构可对本期结算清单进行修改、覆盖；对于过期病案单据暂不能在月度结算中修改、补传。

过填报时限后发现的医保结算清单填报错误导致的分组问题，可以通过 DRG 基金结算系统中的反馈程序进行处理。

全市医疗机构从病案首页转换到以结算清单上传作为 DRG 费用拨付的前提条件，医保经办机构严格规范医保基金结算清单填写上传工作。

4. 签订补充服务协议

医保经办机构与参改医疗机构签订补充协议，明确双方权利和义务。要求医疗机构要按协议要求做好病案信息填报、医疗服务质量管理、医保绩效考核等工作。医疗机构应严格按照《国家医疗保障局办公室关于印发医疗保障基金结算清单填写规范的通知》（医保办发〔2020〕20 号）和南京市电子病案首页信息采集工作有关要求进行填报，并按规定及时、准确上传至医保 DRG 信息系统，做好数据安全维护工作。

医疗机构因结算清单填写不规范或电子病案首页信息采集不准确，导致结算病例分组结果有误而提出更改的，原则上全年更改比例不超过总结算病例的 1%，更改情况纳入年度考核。

医疗机构应按要求做好日对账，自参保患者出院结账次日起 7 个工作日内上传结算病例的病案，最迟每月 9 日前完成上月结算病例的病案上传。

每月 10 日前，DRG 系统完成上月结算病例分组；12 日前，将分组结果下发并将预结算结果纳入医保结算系统；20 日左右完成上月 DRG 预结算费用拨付。

未按规定时间上传病案信息的病例费用、审核扣减点数或费用、分组反馈结果和 DRG 大数据智能监管反馈结果均不参与月预结算，在次年年终决算时，根据年终决算政策予以一并清算。

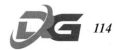

（二）DRG 月预结算的流程

1. 确定 DRG 月预结算基础指标

（1）确定病组基准点数。根据各 DRG 病组平均费用水平与全市 DRG 全部病组平均费用水平的相对值确定各 DRG 病组基准点数。病组基准点数区分稳定病组基准点数和非稳定病组基准点数。

（2）确定医疗机构级别系数。将参改医疗机构分为三甲、三级、二甲、二级四个级别。考虑不同级别医疗机构收费成本及医疗技术差异，根据各级别医疗机构治疗疾病的平均成本，综合计算确定医疗机构级别系数。级别系数暂定为 1.05、1.03、1.01、1.00。医疗机构级别发生变更的，原则上年度内不予调整级别系数；新增医疗机构按相应级别确定级别系数，医疗机构新增病组的级别系数同现有病组。

（3）确定调整系数。针对不同医疗机构、不同病组的实际情况，设置专科系数、学术系数、高新技术应用系数、价值医疗系数等四类调整系数，对相应医疗机构或相应病组的结算点数予以适度调整。

专科系数。对于承担集中收治甲、乙类传染病以及精神类疾病救治任务的专科医疗机构，以及部分儿童专科，在计算其相应病组结算点数时赋予专科系数。专科系数暂定为 1.03、1.02、0.80。

学术系数。对于院士（国医大师）所在科室、国家医学中心或国家区域医疗中心牵头单位、国家重点专科、江苏省重点专科等特色优势专科（军队相关资质参照执行），在计算其重点病组结算点数时赋予学术系数。学术系数暂定为 1.05、1.04、1.03、1.01。

高新技术应用系数、价值医疗系数应用于年度决算调整，在资金有结余的前提下，支持医疗科学技术的发展。

（4）确定基础病组。针对部分临床诊疗成熟、技术差异不大、医疗费用稳定的病组，列为基础病组。基础病组的结算点数不设置医疗机构级别系数和调整系数，实现同病同价。

（5）确定月结算基础点值。依据 2021 年 1—11 月模拟结果预估 2021 年全年点数 110 047 484.42（以空白病组按基准点数 100，病案匹配率 100%），以 10% 的增长幅度预估 2022 年全年总点数 121 052 232.87。结合基金预算总额 97.75 亿元以及 2021 年 1—11 月自费口径预估 2022 年总费用为 1 521 869 0971.01 元，得出 2022 年预估点值为 125.72。最终确定月结算基础点值为 126。

2. 确定月预结算基础算法

具体病例的结算点数按如下方式计算：

（1）正常病例结算点数 = 对应的 DRG 基准点数 × 级别系数 × 专科系数 × 学术系数 × 高新技术应用系数 × 价值医疗系数。

（2）低倍率病例结算点数 = 对应的 DRG 基准点数 ×（该病例住院总费用 ÷ 全市该 DRG 次均费用），最高不得超过该 DRG 基准点数。

（3）高倍率病例结算点数 = 对应的 DRG 基准点数 × 级别系数 × 专科系数 × 学术系数 × 高新技术应用系数 × 价值医疗系数 + 对应的 DRG 基准点数 ×（该病例住院总费用 ÷ 全市该 DRG 次均费用 − 高倍率界值）。

（4）非稳定病组病例或年度内新发生病组病例的结算点数 = 该病例住院总费用 ÷ 全部 DRG 住院次均费用 ×100。

（5）因病案信息不全、不准、不规范导致不能正常入组的病例，入最低基准点数 DRG 组，结算点数按上述四项的公式计算。

上述五项结算点数的计算过程中，月预结算不包含高新技术应用系数和价值医疗系数。

（6）对于无病案的新生儿医疗费用，实行按实结算。

3. 确定月预结算流程

（1）确定月预结算基金预算额度。DRG 预算总额月额度基于年度预算总额，按上年度全市同月结算额占比确定。当大于按 DRG 付费病例的医保基金发生额时，DRG 预算总额月额度调整为按 DRG 付费病例的医保基金发生额。

① 月预结算总费用 = 参改医疗机构实际发生的本地住院总费用 − 按 DRG 付费病例的医保基金发生额 +DRG 预算总额月额度。

② 月预结算点数 = 参改医疗机构月度住院病例总结算点数之和。

（2）医疗机构月预结算额 = 该医疗机构月预结算点数 ×（月预结算总费用 ÷ 月预结算点数）

（3）月度结算流程

① 月预结算形成闭环管理，从医疗机构结算费用申报确认、医保系统结算数据固化，到审核、复核确认、月度结算会审增减额调整、第三方 DRG 月度结算数据、智能审核等外部数据接入，均通过系统内操作，多环节按职权范围进行流转直至财务拨付。

② 根据实际业务开展需要，对 DRG 改革预付金扣回、集采预付金扣回、月度会审增减额调整等，在程序中完善挂账转存、逐月扣回等功能。

③ 在结算端增加集采直接支付模块，保障在原结算流程不变的基础上，完成每月集采费用的直接支付。

（4）月度拨付

医疗机构月度拨付费用 =（月预结算额 − 除医保基金外的医疗费用总额 + 个人账户自付费用 ± 扣补费用）×95%+ 个人账户自理费用 + 大病保险费用。

月预结算按规定预留 5% 用于年度考核。

医疗机构月度拨付费用如果为负值，则 DRG 系统记录负值，负值纳入年终决算，当

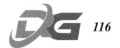

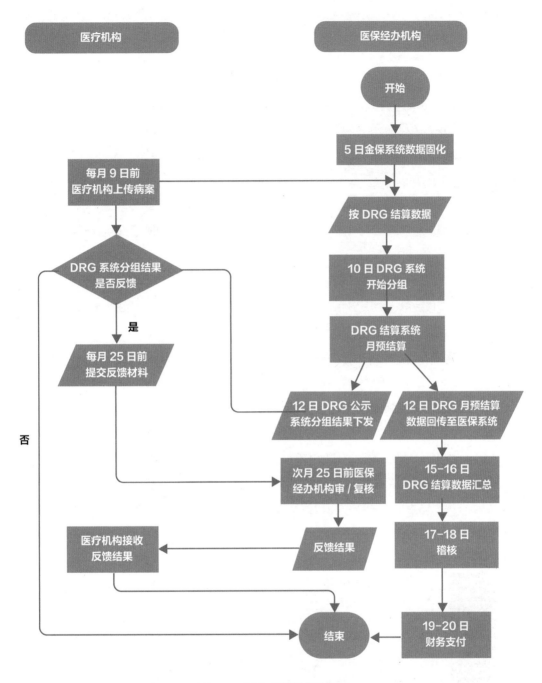

图 4-1　DRG 月预结算流程图

月住院实际拨付费用为 0。

4. 未按 DRG 点数法付费的住院费用

南京市住院费用是总额预算管理下的按疾病诊断相关分组（DRG）点数法付费为主，按床日、服务项目付费等为辅的复合式住院费用结算管理机制。

对于精神专科医疗机构、护理类医疗机构、部分康复类医疗机构，实施按床日定额付费的结算方式。

对于其他条件尚不成熟一级及以下未纳入 DRG 结算的定点医疗机构，月度住院费用暂根据上年度该等级均次住院费用和本月出院人次预付，具体如下：

2023 年度月度结算额 =2022 年一级及以下定点医疗机构职工（居民）医保住院次均费用 × 各定点医疗机构当月出院人次 ×70%。月度实际发生额低于次均费用 70% 的，按实结算。

2024 年度月度结算额 =2023 年一级及以下定点医疗机构职工（居民）医保住院次均费用 × 各定点医疗机构当月出院人次 ×50%。月度实际发生额低于次均费用 50% 的，按实结算。

门诊及购药费用的结算：

（1）按项目结算：药店购药、普通门诊、门诊统筹、门诊特定项目中的恶性肿瘤放化疗及针对性治疗、器官移植抗排斥治疗、门诊"双通道"用药等。

（2）按定额结算：门诊特定项目中的血液（腹膜）透析治疗、门诊精神病、门诊艾滋病、家族病床。

5. 月度预结算实际操作中的可控环节

（1）月结算参数维护：通过医保系统月结算参数维护模块，对全市所有医疗机构各险种、各医疗类别月结算参数进行实时维护，确保结算类型、结算参数准确无误。

（2）结算数据固化：每月 5 日前，定点医疗机构需完成上月医保全部结算单据的核对及费用申报，申报完成的数据将根据月结算参数模块维护的结算参数进行固化处理，固化后的数据医疗机构将无法再进行撤销处理，保证数据的稳定性和一致性。

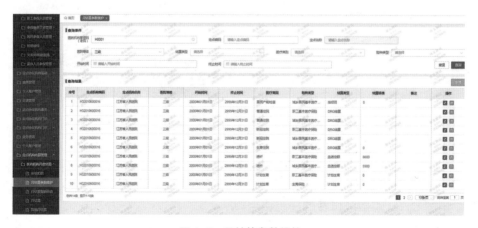

图 4-2　月结算参数维护

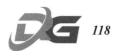

（3）结算流程根据权限设置可控：月度结算各险种类别结算支付均有标准化流程，以南京市职工医保、城乡居民医保月结算为例，在每个环节，根据经办管理人员权限，通过程序模块设置，对全流程各个环节进行管理（图4-3）。

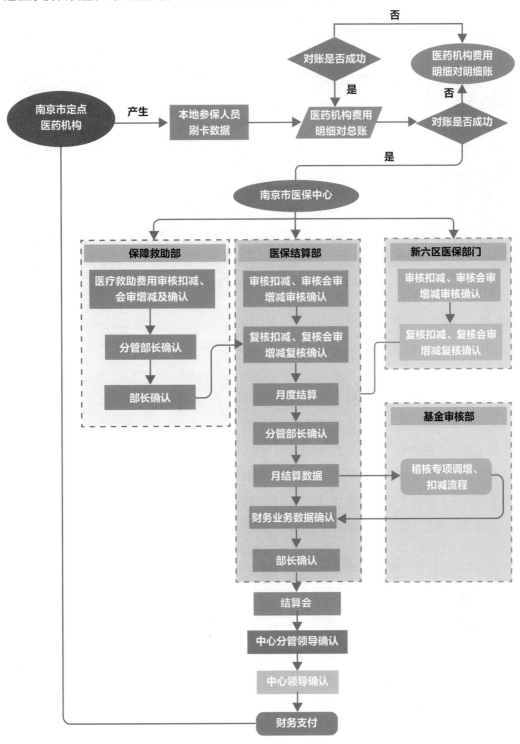

图4-3　南京市城镇职工、城乡居民医保月结算流程图

（4）结算后的财务支付与对账工作：每月结算完成后，在医保系统会生成月度结算的核拨汇总表、月结算明细表、两定机构的月度结算拨付表，用于财务支付和两定机构对账、做账（图4-4）。

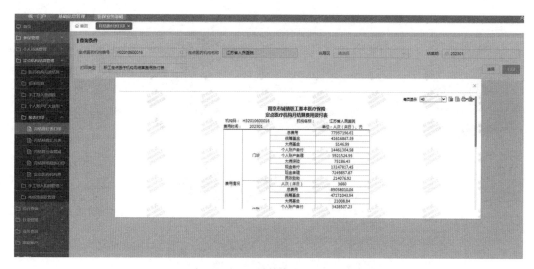

图4-4　结算报表系统

三、年中可控制的预算调整

为实现预算编制科学可控，又能满足医疗机构实际的结算需求，在年中时对预算编制偏差的部分，特别是住院预算总额进行中期调整。对于病组实际费用权重与基准点数对应权重偏离较大的病组，在中期将进行修正。对于学术水平较高、实际付费偏离度较大的专科医疗机构，选取专科特色明显、高倍率病例数占比高、测算时高费用病例裁剪较多的病组进行修正。如遇突发重大疫情、住院人数增减等相关因素，将根据实际发生费用测算，以实际增加值为基准进行调整。

（一）年中实际可以调整的政策

1. 修正部分偏差病组点数

由于部分医疗机构在测算和模拟运行期间上传病案不完整、历史数据报送质量不高、编码映射填报不准以及药品耗材集采降价、收治结构变化、数据裁剪比例较高等多种因素，造成在实际运行中部分病组基准点数出现较大偏差。

举例：2022年10月调整时实际应用。

对于入组病例超过50例且实际费用权重与基准点数对应权重偏离较大的病组（中医

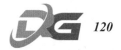

病组除外），在实际结算时进行修正。当正偏离（实际费用权重小于基准点数对应权重）超过 30% 的病组，根据医疗机构的不同级别，基准点数按 90% 左右修正，调整后偏离度不超过 40%；负偏离（实际费用权重大于基准点数对应权重）超过 20% 的病组，其基准点数按 103% 修正。

测算情况：结付率高于 130% 的病组 68 个（含中医病组），剔除中医病组、基础病组、非稳定病组、新增病组，以及病例数量小于等于 50 的病组后保留 41 个病组，涉及病例数 49 667 条。

方案：超过 30% 的病组，基准点数按三甲医疗机构 96%、三级医疗机构 94%、二甲医疗机构 92%、二级医疗机构 89% 进行修正。

按上述系数代入后，再将结付率低于 117% 及高于 140% 的病组进行单独系数调整（按不低于 117% 及不高于 140% 原则），整体基金支付率由 138.48% 降至 127.68%。

2. 修正特色专科医疗机构重点病组点数

由于部分专科医疗机构收治重症病例较多，病组内高倍率病例占比偏高，历史数据整理测算时裁剪较多，导致基准点数出现较大偏离。

对于学术水平较高、实际付费偏离度较大的专科医疗机构，选取专科特色明显、高倍率病例数占比高、测算时高费用病例裁剪较多的病组，结合 2022 年 1—8 月该医疗机构病组费用结算情况，按照次均费用与正常病例结算标准的比值修正其基准点数。

测算情况：共 6 家专科医院、28 个病组参与补偿，6 家专科医院整体基金支付率由原先的 95.35% 上升至 99.01%。

3. 降低部分医疗机构级别系数

对仍按二级收费的三级医疗机构，级别系数降低 1 个等级，按二甲医疗机构确定。对 11 月底还未出台实施院内绩效平衡方案的医疗机构，结算时级别系数降低 1 ~ 2 个等级或 1 ~ 2 个百分点。

测算情况：主要涉及 6 家区县医院，级别系数由原先三级 1.03 改为二甲 1.01 后，6 家区县医院整体基金支付率由 117.41% 降至 114.83%。

（二）为年终决算准备的政策

1. 修正部分高转诊率医疗机构结算口径

建立转诊率考核机制，对于同一病人 30 天内因同一病种在其他医疗机构再次住院（包括个别病人在同一医疗机构按照不同病组住院），致使非正常转诊率较高或同比增长显著的医疗机构，年终决算时予以考核，考核结果与结算挂钩，予以一定扣减。

2. 明确高新技术应用系数申报方式

对于年度内应用智能辅助机器人手术、肿瘤断层调强放疗、经导管主动脉瓣置入术（TAVI）和飞秒激光手术等高新技术项目的病例，经组织医疗机构申报和评审后，根据病案发生数量、金额以及结算情况等，原则上按 1～1.03 赋予高新技术应用系数。对于医疗机构申报的其他高新技术项目，经评审认定后，原则上纳入 2023 年 DRG 结算。

3. 明确价值医疗付费申报和结算口径

建立价值医疗评价机制，以下优先纳入南京市价值医疗付费：

（1）联合手术、双侧手术、多学科联合治疗等集约高效的治疗方式；

（2）治疗费用较高、基金超支明显但临床疗效较好、节约后续医疗资源较多的医疗服务项目；

（3）体现中医治疗价值的特色优势病种，提出新纳入中医分组方案的项目；

（4）加速康复治疗、多专一体化诊疗等集约资源、临床价值显著的医疗服务项目；

（5）医疗机构在医保高铁上医院病组费用排行榜获得金银铜牌，在实践中提出规范临床路径管理的病组。

对于以上治疗方式、医疗服务项目、病种等，由医疗机构组织申报，市医保部门组织答辩或评审后，根据实际情况赋予病组价值医疗系数或增加点数。

4. 探索高倍率极值病例审核付费方式

按 DRG 付费病例（不含无病案新生儿）的实际住院总费用与结算费用的比值，在各参改医疗机构院内由高到低分别排序，原则上按 2‰ 左右比例筛选出适量极高值病例，并结合其医保基金支付差异额以及月预结算累计拨付情况，经市医保部门组织合理性审核后，年终清算时，合理费用按实折算点数。

5. 保障医疗机构合理使用国谈药

对国谈药定点医疗机构使用国谈药导致相关病组例均费用超过全市平均水平的，年度结算时按国谈药实际发生费用折算成对应的点数，给予一定补偿。

6. 加大 DRG 运行监督管理力度

对经查实年度内有推诿病人、分解住院、低标准入院、高套病组等不良行为的参改医疗机构，在纠正违规行为追回医保基金后，对于情况特别严重的，另视情予以扣减结算点数。

四、年终可控制的决算

根据年初总额预算编制，结合月度预结算、年中调整以及南京市医保基金实际运行情况，进行定点医疗机构的年度决算。

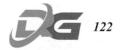

（一）参改医疗机构 DRG 费用年度决算

1. 年终决算计算办法

（1）数据准备

次年 2 月份启动年终决算，核准按 DRG 付费的结算病例，对医疗机构上传的病例数据和结算数据进行校验并确定年度分组病例数，完成上年度病例分组的数据准备工作，并将审核稽查核减的点数纳入年终决算。

年终决算前，各医疗机构需认真核对上传至 DRG 系统的住院病例结算数据、病案数据及费用明细，对未能按月度及时上传而需补传的数据，上传时间最迟不超过次年 1 月 10日，逾期不上传的住院病例不纳入年终决算且后续不再追溯。

（2）确定年度点值（年度点值 = 年度费用结算总额 ÷ 年度总点数）

① 年度费用结算总额

年度费用结算总额 = 按 DRG 付费病例总费用 − 按 DRG 付费病例的医保基金发生额 +DRG 医保基金年终决算总额

DRG 医保基金年终决算总额 =DRG 医保基金年初预算总额 ± 年终决算调整额

② 年度总点数

年度总点数 = 参改医疗机构年度总点数之和

医疗机构年度总点数 = 该医疗机构年度住院病例总结算点数

③ 年终决算

医疗机构年度应结算额 = 该医疗机构年度总点数 × 年度点值

医疗机构年终决算拨付费用 = 该医疗机构年度实际结算额 − ∑月预结算额

2. 调整因素

根据办法和年中调整的政策进行年度决算调整。

（1）"双通道"国谈药

为有效落实"双通道"国谈药单独支付政策，原则上按照国谈药目录名单，首先筛选出应用国谈药的病例单据，再对该条单据进行结算结果判断，若该病例在 DRG 结算中为结余，则该条不参与国谈药调整处理，若该病例在 DRG 结算中为超支，则按本条病例中所有国谈药的发生金额予以补偿。

南京市国谈药"双通道"政策自 2021 年 12 月 1 日正式上线运行，目前共收录 173 种通用名药品，404 种品规。截至 2022 年 12 月，累计有 23 362 人办理"双通道"相关备案手续，53 185 人在定点零售药店购买"双通道"药品，住院患者外购"双通道"药品 3 909 人次。

98 家参改医院共 71 425 条单据涉及国谈药，经国谈药单列支付补偿后，超支病例的基金结付率从 65.09% 提升为 82.29%。

（2）高转诊率医疗机构

对于同一病人 30 天内因同一病种在其他医疗机构再次住院（包括个别病人在同一医疗机构按照不同病组住院），致使非正常转诊率较高或同比增长显著的医疗机构进行扣减。

统计参改医疗机构 2021—2022 年发生的同一病人 30 天内因同一病种在其他医疗机构再次住院的病例数、总费用、基金发生额，计算上转率。一是同比，二是与同等级医疗机构比，高于平均水平的，予以一定扣减。

（3）高新技术应用系数

将以下 7 个具体项目标定智能辅助机器人手术、飞秒激光手术、经导管主动脉瓣置入术（TAVI）、肿瘤断层调强放疗 4 个高新技术项目，按照高新技术项目的最低单价予以补偿（见表 4-4）。

表 4-4　2022 年高新技术项目清单

高新技术项目	物价编码	项目名称	中心编码	收费类别	支付类别
智能辅助机器人手术	33-k	内窥镜手术器械控制系统加收	XM00051443	手术	丙类
	33-t	计算机辅助骨科手术器械控制系统加收	XM20001139	手术	丙类
飞秒激光手术	310300079	激光原位角膜磨镶术（LASIK）	XM00002233	治疗费	丙类
	330406-a	飞秒激光辅助下白内障手术加收	XM00070958	手术费	丙类
经导管主动脉瓣置入术（TAVI）	330801029	经皮导管主动脉瓣植入术	XM20001150	手术	丙类
肿瘤的断层调强放疗	240300020	断层放射治疗	XM00070530	治疗费	丙类
	240100004	特定计算机治疗计划系统（筛选条件）	XM00000639	治疗	乙类

据统计，2022 年以上 7 个诊疗项目按最低单价统计金额合计合计 2 190.20 万元，涉及 11 家医疗机构 2 164 条病例，DRG 结算超支 1 940.52 万元，医保结算率 64.67%。按实补偿调整后结余 249.68 万元，医保增加支出 2 190.20 万元，医保结算率达 104.55%。

（4）价值医疗补偿

①Ⅰ类：双侧手术、联合手术等集约高效方式。

经专家论证，对以下 7 个联合手术、8 个双侧手术赋予价值医疗系数（见表 4-5）。

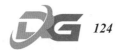

表 4-5　双侧、联合手术清单

序号	编号	价值医疗项目名称	类别	物价编码	核心分组	核心分组名称
1	A1	颅内动脉瘤栓塞术（多病灶）	联合手术	320600008	BE2	脑血管介入治疗
2	A2	白内障摘除联合玻璃体切除术	联合手术（玻璃体切除术限年龄 55/60 岁以上）	330406017	CB1	玻璃体，视网膜，脉络膜手术
3	A3	白内障囊外摘除＋人工晶体植入术、玻璃体切除术、眼部手术使用玻璃体切割仪加收	联合手术（玻璃体切除术限年龄 55/60 岁以上）	330406006 330407002 3304-a	CB1	玻璃体，视网膜，脉络膜手术
4	A4	白内障青光眼联合手术	联合手术	330406013	CB3	晶体手术
5	A5	白内障超声乳化摘除术	双侧手术	330406005	CB3	晶体手术
6	A6	多瓣膜置换或成形合并冠脉搭桥	联合手术	330802004	FB1	瓣膜手术伴冠脉手术
7	A7	瓣膜手术＋房颤迷宫消融术	联合手术	330801 330803016	FB2	心脏瓣膜手术
8	A8	腹股沟疝修补术	双侧手术	331008001	GE1	腹股沟及腹疝手术
9	A9	人工关节置换术	双侧手术	331507001（肩）331507003（肘）331507005（髋）331507007（膝）331507009（踝）	IC2	髋、肩、膝、肘和踝关节置换术
10	A10	乳腺癌根治术	双侧手术	331601005	JA2	乳房恶性肿瘤根治性切除术
11	A11	经皮肾镜碎石取出术	双侧手术	331102003-a	LB1	肾脏结石手术
12	A12	经输尿管镜碎石取石术	双侧手术	311000026	LC1	输尿管手术
13	A13	经输尿管镜支架置入术	双侧手术	311000028	LC1	输尿管手术
14	A14	钬激光碎石术	双侧手术	311000026-a	LC1	输尿管手术
15	A15	卵巢癌根治术	联合手术	331301006	NA2	女性生殖器官恶性肿瘤除广泛切除术以外的手术

经组织申报，共收到 44 家医疗机构病例 3 531 条，合计医疗费用 10 553.60 万元，其中医保基金 7 656.28 万元，DRG 结算差异 −1 915.79 万元。经汇总统计，其中 3 471 条可以匹配的单据中，结余 1 010 条，余 2 461 条超支病例的支付差额为 −2 117.50 万元。拟按实际补偿，医保增加支出 2 117.50 万元。

②Ⅱ类：高费用超支但疗效好。

据统计，2022 年，31 个高费用超支但疗效好的诊疗项目共涉及单据 8 357 条，涉及 51 家医疗机构，项目金额 1 399.32 万元。按超支病例诊疗项目费用予以补偿（其中 29 个可对应项目收费的病例按项目实际发生金额调补，^{90} 钇 − 微球介入治疗和经 OMMAYA 囊侧脑室化疗治疗软脑膜转移癌两个项目按 DRG 病例超支金额调补），医保增加支出 1 399.32 万元（表 4-6）。

表 4-6　高费用超支疗效好诊疗项目

序号	物价编码	项目名称	超支病例单据量	金额（元）
1	330802033	孙氏手术（治疗急性 A 型主动脉夹层手术）	92	641 530
2	330802034	孙氏手术（治疗急性 A 型主动脉夹层手术）	79	355 601
3	320400003-a	室间隔缺损 / 卵圆孔未闭 / 动脉导管未闭 / 房间隔缺损 / 肺动脉瓣狭窄 / 室间隔缺损	435	1 613 850
4	320400003	室间隔缺损 / 卵圆孔未闭 / 动脉导管未闭 / 房间隔缺损 / 肺动脉瓣狭窄 / 室间隔缺损	162	365 260
5	330801012	室间隔缺损 / 卵圆孔未闭 / 动脉导管未闭 / 房间隔缺损 / 肺动脉瓣狭窄 / 室间隔缺损	4	10 414
6	311503035	心理治疗	3	1 260
7	310905029	内镜下食管黏膜下剥离术 ESD	2 262	4 607 000
8	330803025	体外膜氧合 / 体外人工膜肺 (ECMO)	242	1 929 400
9	331303004	宫颈锥形切除术	1 089	1 108 905
10	330605014	头颈恶性肿瘤大手术（舌骨上淋巴清扫术）	297	465 650
11	330605015	头颈恶性肿瘤大手术 [舌肿物切除及舌整复（舌部分、半舌、全舌切除术 ）]	127	205 050
12	330605016	头颈恶性肿瘤大手术（舌根部肿瘤切除术）	167	228 095

序号	物价编码	项目名称	超支病例单据量	金额（元）
13	330605017	头颈恶性肿瘤大手术（颊部恶性肿物局部扩大切除术）	31	39 750
14	330605019	头颈恶性肿瘤大手术（口底恶性肿物局部扩大切除术）	168	275 775
15	330605020	头颈恶性肿瘤大手术（口腔颌面部巨大血管瘤淋巴管瘤切除术）	4	5 700
16	330605022	头颈恶性肿瘤大手术（口咽部恶性肿物局部扩大切除术）	125	164 700
17	330605023	头颈恶性肿瘤大手术（腭部肿物局部扩大切除术）	81	40 740
18	330605029	头颈恶性肿瘤大手术（腮腺恶性肿物扩大切除术）	56	96 840
19	330606029	头颈恶性肿瘤大手术（口腔颌面部软组织缺损游离瓣移植修复术）	96	198 625
20	330606030	头颈恶性肿瘤大手术（口腔颌面部联合缺损带血管游离肌皮骨瓣修复修复术）	1	750
21	330606033	头颈恶性肿瘤大手术（颜面部软组织不对称带血管游离组织瓣修复畸形矫正术）	1	675
22	330606034	头颈恶性肿瘤大手术（口腔颌面部缺损颞肌筋膜瓣修复术）	2	1 575
23	330606035	头颈恶性肿瘤大手术（口腔颌面部软组织缺损远位皮瓣修复术）	5	3 600
24	330900003	头颈恶性肿瘤大手术（颈淋巴结清扫术）	388	198 625
25	330601014	鼾症治疗（鼻中隔矫正）	742	295 970
26	330606008	鼾症治疗（悬雍垂腭咽成形术）	78	50 396
27	330606006	鼾症治疗（腭咽成形术）	262	141 737
28	330610001	鼾症治疗（扁桃体切除术）	1 322	659 607
29	330610003	鼾症治疗（舌扁桃体切除术）	2	750
30	YP00003457	钇[90Y] 微球注射液	2	129 914.43
31	9310100017	经 OMMAYA 囊侧脑室化疗治疗软脑膜转移癌	32	155 424.63
		合计	8 357	13 993 169

③Ⅲ类：加速康复等价值医疗。

经省中医院筛选和论证，拟选取 EB1（肺大手术）、GB1（食管、胃、十二指肠大手术）、GB2[小肠、大肠（含直肠）的大手术] 等 3 个核心组，由市医保部门牵头组织专家评审，经认定为符合加速康复治疗模式和验收标准的，结合 DRG 运行成效数据，按 1.03 赋予相应病组价值医疗系数。鉴于验收标准尚在制定，待标准制定后按验收情况补偿。如果 2023 年其次均费用、人次人头比等有关指标上升，则在 2023 年度决算时予以扣减。

（5）极值病例调整

结合医疗机构反馈意见，在机构等级系数调整及剔除新冠、"双通道"药品调整、高新技术、价值医疗调整的病例的基础上，剔除基础病组、新增病组、空白病组后，按每家医疗机构基准点数小于 100 点（包含）的，选取 2‰病例；基准点数大于 100 点小于 300 点（包含）的，选取 3‰病例；基准点数大于 300 点的，选取 3‰病例，进行比值排序，对 86 家医院 3742 条超支的极值病例进行结算差额补差，基金增加支出 1.127 7 亿元。

① 抽调病案审核原则。一是 DRG 参改医疗机构全覆盖。2022 年全市参改医疗机构共计 98 家，其中 11 家机构未发生 DRG 住院病例，本次抽检医疗机构 87 家，其中市本级 60 家，六区 27 家。二是按 2‰左右比例筛选 按 DRG 付费病例的实际住院总费用与结算费用的比值，在各参改医疗机构院内由高到低分别排序，按 2‰左右比例筛选出极高值病例，如结果为小数则去零取整，共抽调 2 339 份病案，其中市本级 1 689 份，六区 650 份，约占全年实际发生住院病案的 2.4‰。

② 补偿原则。60 天以上长期住院超支病例补偿。根据《国家医疗保障疾病诊断相关分组 (CHS-DRG) 分组与付费技术规范》，DRG 付费不适用于康复、精神等需要长期住院的病例，结合医疗机构反馈意见，分类予以调整补偿。

据统计，2022 年住院 60 天以上的病例在经过以上调整后仍超支的有 862 条，合计医疗费用 17 464.50 万元，基金发生额 11 677.62 万元，整体超支 3 828.29 万元。其中 16 个精神病组超支病例 183 条，医疗费用 1 240.99 万元，基金发生额 856.65 万元，超支 322.44 万元；15 个康复病组超支病例 98 条，医疗费用 1 141.89 万元，基金发生额 846.36 万元，超支 298.44 万元。对精神和康复病组病例按实结算补偿，对其余病组中大于 60 天病例按支付差异额的 50% 补偿。预计基金增加支出 2 224.58 万元。

（6）医保高铁奖牌榜

据统计，参改医疗机构在 2022 年医保高铁"医院病组费用排行榜"获得金牌的病组，共涉及 84 家医疗机构 3087 个金牌病组，涉及医疗费用 53 933.54 万元，DRG 支付差异 13 920.29 万元。其中同等级中有病例入该组的医疗机构数量大于 50%，且病例数量大于 5 例的金牌病组涉及 44 家医疗机构 626 个金牌病组，涉及医疗费用 37 601.77 万元，

DRG 支付差异 10 187.55 万元，基于基金发生额按 1.05 赋予价值医疗系数后医保增加支付 1 189.52 万元。

（7）三项指标评分

根据医疗机构次均费用、人次人头比、医保范围内费用占比三个指标执行情况，对年度应结算额进行调整。调整原则：医疗机构的三个指标与医疗机构上年相比，执行情况较好的，予以奖励，奖励金额从预留金中列支；执行情况较差的，予以核减，核减金额汇入预留金。

按照每项指标 10 分的分值，从纵向同比、与同级别横比两个维度予以评分。纵向同比每上升 1% 扣 0.5 分，与同级别横比每上升 1% 扣 0.1 分。

表 4-7　三项指标评分标准

考核指标	分值		评分标准	备注
人次人头比（10 分）	5	纵向同比	每上升 1% 扣 0.5 分	扣完为止
	5	纵向与同级别横比	每上升 1% 扣 0.1 分	扣完为止
范围外费用（10 分）	5	纵向同比	每上升 1% 扣 0.5 分	扣完为止
	5	与同级别横比	每上升 1% 扣 0.1 分	扣完为止
次均费用（10 分）	5	纵向同比	每上升 1% 扣 0.5 分	扣完为止
	5	与同级别横比	每上升 1% 扣 0.1 分	扣完为止

评分结果：得分为 30 分以上的医疗机构 17 家（设为 I 档），25（含）～ 30 分（不含）40 家（设为 II 档），20 分（含）～ 25 分（不含）19 家（设为 III 档），20 分（不含）以下 11 家（设为 IV 档）。根据以上结果，以各医疗机构 DRG 基金发生额为基准，按照 I 档上浮 3%（4 665.82 万元）、II 档上浮 2%（8 838.02 万元）、III 档下浮 0.5%（-1 008.98 万元）、IV 档下浮 1%（-799.67 万元）的标准予以调整决算，合计增减金额 11 695.20 万元。

五、建立可控制的基金总额预算的精算模型

精算模型以宏观经济、人口分布流动、疾病谱数据为基础，以定点医疗机构就诊人次和费用、医保基金结算、综合绩效评价医保大数据为支撑，依托公共卫生指标中的医疗机构门诊和住院服务、费用结构和增幅、同期同级医疗机构平均医疗费用水平、卫生资源、服务提供能力、临床研究能力、专科倾斜等方面的指标数据，通过构建供给方模型、需求

方模型、多因素和分级分类数据模型等多个模型，科学合理精算设区市总额预算、定点医疗机构 DRG 总额预算、药品和耗材专项预算。设区市和所辖各区域总额预算、定点医疗机构总额预算按照零基预算的方式编制，药品耗材专项预算采用滚动预算的方式编制。

（一）模型目标

总额预算是指设区市内本地参保人员在本地定点医疗机构就诊一年内需要医保统筹基金支付金额总量。根据"以收定支、收支平衡、略有结余"原则，在预留职工医保个人账户划拨资金、异地就医费用、风险调剂金、大病保险保费、国谈药费用等单列费用后，综合考虑经济增长、人口分布和流动、医保制度改革、疾病谱变化、持续发展等因素，根据近三年定点医疗机构提供的医保服务量、次均医疗费用、参保人员总量、医保参保人员次均医疗费用等数据，精算出全市区域内的所有定点医疗机构为本地参保人员提供的医疗服务需要医保统筹基金支付的总额。

（二）医疗服务供给方（医疗机构）和需求方（参保人员）的精算模型

1. 供给方模型

从所有定点医疗机构为本地参保人员提供的医疗服务总量角度，开展医保统筹基金支付金额的精算。根据设区市历史年度定点医疗机构服务总量、所有门诊科室和住院病种（科室）的医疗服务量和次均医疗费用、医疗服务价格水平变化等指标，运用时间序列的方式制定模型，精算出下一年度区域内所有定点医疗机构为本地参保人员提供的医疗服务总费用，再根据各病种（科室）的医保报销比例，精算出其中需要医保统筹基金支付的总金额。

2. 需求方模型

从本地参保人员的医疗服务总需求角度开展医保统筹基金支付金额的精算。通过构建人口金字塔，分析地区疾病谱变化及就诊情况，分类分病种（科室）统计出各疾病组的医疗服务需求量和次均费用，精算出下一年度区域内本地参保人员就诊发生医疗费用的总金额，再根据各病种（科室）的医保报销比例，精算出其中需要医保统筹基金支付的总金额。

3. 两个模型精算结果的拟合

供给方和需求方两个模型精算出结果，模拟修正不同参数比较后，在两个精算结果之间得出最优精算结果。

4. 精算结果的限定

拟合的精算结果，限于当前医保统筹基金预算规模下。

（1）如精算结果超过统筹基金统筹安排各类支出后的剩余总量，可在累计结余保持在合理区间的基础上，适当动用累计结余以增加本年度统筹基金预算支出，保障年度基金使

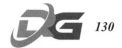

用；也可按照统筹基金统筹安排各类支出后的剩余总量，按一定比例缩减。

（2）如精算结果不超过统筹基金预算支出的，可综合考虑往年实际情况后适当放大比例。

（三）DRG 总额预算的精算

1. 模型目标

DRG 总额预算是指本地参保人员在本地各定点医疗机构就诊一年内需要医保统筹基金支付的金额。根据各定点医疗机构历年门诊和住院服务量、费用结构和增幅、同期同级医疗机构平均医疗费用水平，运用医保基金使用及综合评价大数据指标，综合定点医疗机构卫生资源、服务提供能力、临床研究能力等因素开展精算，并适当向基层医疗机构和传染病、妇幼儿童、中医及精神防治等专科医疗机构倾斜。

2. 原理和方法阐述

通过多因素模型、分级分类模型分别进行精算，相互拟合优化后形成精算结果。

（1）多因素模型。选取 46 个重要指标，涵盖了医疗机构的门诊和住院服务量、费用结构和增幅、卫生资源、服务提供能力、临床研究能力、专科倾斜等 6 个方面。基于以上多因素对各定点医疗机构门诊和住院各病种（科室）实际就诊人次、次均费用、实际统筹支付费用比例的影响权重，分析其历史平均值的趋势确定总额预算。

（2）分级分类模型。重点体现同期同级定点医疗机构平均医疗费用水平。将当地所有定点医疗机构，按照三级、二级、一级医疗机构和专科医院进行分组（如有需要可将各级医疗机构再进一步细分），聚类分析各病种组别次均费用。根据各定点医疗机构门诊、住院各病种实际就诊人次，同期同级定点医疗机构的次均费用和实际统筹支付费用比例开展精算。

（3）对多因素模型和分类分级数据模型的结果进行拟合，得到最优精算结果。

（4）对药品耗材集中带量采购政策变化的综合考虑。为保证首年不降低总额预算，对跨年度执行的批次，根据品种、使用量和价格变化情况，对相关病种的总费用进行调整，进而对修正后次均费用开展精算，再根据首年执行结束之后月份的用量和价格变化情况，对总额进行调整。

（5）综合绩效评价结果在单个定点医疗机构总额预算编制中的应用。根据绩效评价结果对得分在均分以上的定点医疗机构给予一定比例的倾斜。先将定点医疗机构绩效评价得分进行标准化处理，将得分在均分以上的分数映射到 0 到 0.5% 区间，根据映射情况调整精算结果；得分在均分以下的不调整精算结果。

（6）按照病种分组情况，计算多因素和分级分类模型中 DRG 相关项目的总和，形成

DRG 总额预算。

（四）其他相关事项

1. 基金预算支出中需要预留或单列的费用

（1）个人账户划拨资金。按个人账户划拨比例，结合缴费基数、养老金、在职、退休参保人员人数测算确定。

（2）异地就医费用。按异地就医结算历史数据，统计年度费用占当地医保统筹支付比例，基于该比例的时间序列，精算新一年度的异地就医结算预留费用。

（3）风险调剂金。按当年统筹基金筹集总额的 2% 左右提留。基金累计结余备付月份超 15 个月的，当年可不提留。

（4）大病保险保费。按上年度大病保险实际支出费用和增幅及当年大病保险筹资标准等确定。

（5）长期护理（照护）保险费。按上年度实际支出费用和增幅及当年长期护理（照护）保险筹资等标准确定。

（6）未纳入总额预算指标的门诊和住院据实、按人头等就医费用。按上年度实际支出费用和增幅等确定。

（7）国家药品集采结余留用医保资金。按国家和省结余留用办法确定。

（8）国谈药"双通道"单独支付药品费用。对编制前已实行单独支付的药品，按实际使用量情况、价格和统筹基金支付比例单独精算；对新增单独支付的药品，按价格、统筹基金支付比例，结合目前市场销售量，适当放大销售量比例精算。

2. 数据特殊情况的处理

（1）结算数据病种和科室分类不全的处理。考虑到以往年度的病种未按要求分类的实际，在分病组测算过程中存在空白病组，为确保模型精算准确性，视医保历史结算数据的情况，可用按科室或者门诊、住院的相关数据进行补充完善或替代。三级定点医疗机构要实现病种数据精算全覆盖，二级及以下定点医疗机构首年可按照科室或门诊、住院分类精算。

（2）与定点医疗机构关联性较强的指标变化的处理。从预算年度 1 月 1 日起发生变化指标，可根据前三年定点医疗机构多因素指标情况计算出确定权重后，将变化的指标数据代入精算。

（3）对发生突发事件（如疫情）的月份数据的处理。对因发生新冠疫情等突发事件，相关定点医疗机构月度数据出现异常的，可进行合理性修正。

3. 单个定点医疗机构总额预算的特例处理

（1）在对单个定点医疗机构总额预算精算过程中，发现精算结果与上年医保结算费用有较大差异的，可开展保底调增和封顶调减的特例处理。具体办法由各设区市确定。

（2）对于当年或者近三年新增的定点医疗机构（院区）可根据管理办法，不直接下达总额预算，而采用下达同级同类定点医疗机构次均费用指导线的方式管理；对于小额结算（据实结算）的定点医疗机构，可采用每月定额的方式进行管理。

六、建设多方参与的评价机制

构建医保独有的评价体系，通过医患评价机制为医疗机构、医生进行评分。充分征集就诊人员意见及建议，并以此为导向，推动医疗机构提升服务意识及服务能力，不断深化医保支付方式改革。

搭载"南京医保"微信公众号平台，开发医患评价模块，充分征集就诊人员意见及建议，并将其内化成医疗机构进步的内生动力，推动医疗机构提升服务意识及服务能力，全力优化就诊环境，提高患者就诊体验，不断深化医保支付方式改革。

患者出院后，可通过"南京医保"微信公众号医患评价主页查询历史住院信息，包含住院时间、治疗医院、治疗科室、出院诊断、主治医生、医疗费用合计及评价状态。选择对应的就诊信息后，可以进行一键好评，并可以选择对应的评语，含服务好、疗效满意、费用合理等六项。除一键好评以外，就诊患者还可对医院评价、医生评价、疗效评价、费用评价四项内容进行细化评价。

在对四项内容进行细化评价时，可以分类打分。如对医院评价可以进行 1～5 星评价，还可以根据就诊实际情况，对提供的可能存在的违规现象进行勾选。如勾选 1 项，则最多对应 4 星，勾选 2 项，则最多对应 3 星，勾选 3 项，则最多对应 2 星。

在推进医患评价体系建设过程中，要强化评价结果应用。各医疗机构做好收集整理工作，对于不满意评价要及时核实情况，对于共性问题要汇总后上报主要领导。市医保中心会按月统计医患评价结果，就诊患者评价率与好评率直接与医疗机构年度考核挂钩。

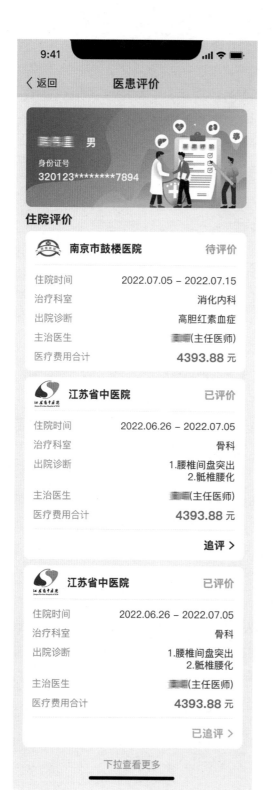

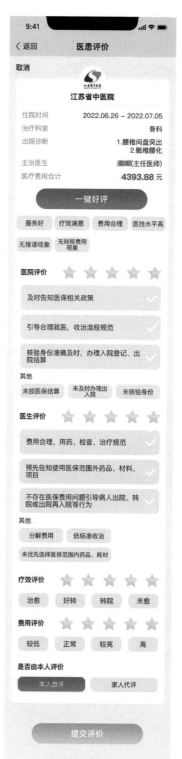

图 4-5　医患评价

七、建立可控制的 DRG 审核系统

打造南京特有的"一平台、两大体系、三大抓手、四类功能、五大特色"的 DRG 大数据审核框架。

一平台：DRG 大数据审核平台。

两大体系：数据体系、指标体系。

三大抓手：病案首页（结算清单）、病案分组、结算明细。

四类功能：病案质控、运行指数、规则审核、病案审核。

五大特色：审核全程性、审核科学性、审核高效性、审核纠偏性、审核保护性。

审核全程性：事前、事中、事后全程审核。

审核科学性：由于医疗行为的特殊性，病情、个体差异较大，医保大数据审核必须与人工审核相结合，减少一刀切导致的误判，提升大数据审核的专业性、精准性。

审核高效性：制定针对 DRG 支付的审核规则，建立本地化临床知识库；针对 DRG 住院费用结算清单制定 DRG 监管规则，使审核工作更高效。

审核纠偏性：对于月度审核中发现的病案数据不实、高靠分组、低靠分组等情况，反馈给医疗机构进行纠偏。

审核保护性：通过 DRG 审核平台有效遏制可能存在的分解住院、服务不足等现象，保证医疗质量，促进医保基金高效运行，为 DRG 改革保驾护航。

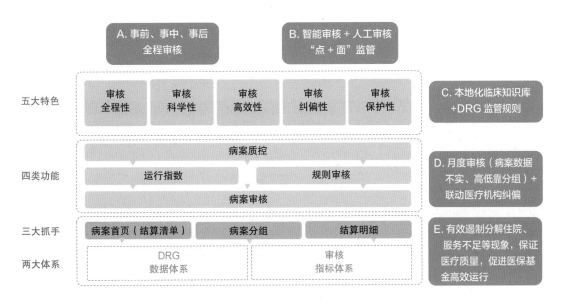

图 4-6　DRG 审核系统

（一）病案质控

病案质控包括病案首页校验和清单校验，通过系统校验规则及分值，对各医疗机构的整体病案上传数量、准确率进行分析，可实现医保及医疗机构快速定位问题病案，不断提升病案首页上传质量及入组准确率。主要功能包括：

1. 校验规则制定

病案首页及结算清单填写正确与否将直接关系到分组正确率及结算拨付。建立病案校验规则可发现医疗机构对于错填、漏填的及时校正，提升入组正确率。

中心根据病案首页填报（结算清单）数据分析医疗机构存在的病案数据合规性、套高诊断、套低诊断等行为。目前共有 18 条 DRG 病案数据校验规则。对 2022 年全年数据进行试运行分析，共计 31 710 份病案有疑似违规情况。当前正对知识库的合理性进行校验，后续经过专家论证后将形成本地化规则及知识库。

表 4-8　DRG 病案数据校验规则

规则类别	规则名称	数量	内涵
合规性	诊断编码重复	10 988	诊断编码重复
	诊断与年龄	95	
	诊断与性别	259	性别匹配有误
	诊断与新生儿出生体重	2	
	诊断与离院方式	3	
	诊断冲突	2	
	手术编码重复	376	手术编码重复
	手术与年龄	5	
	手术与性别	46	
	手术与住院天数	6	
	手术部位	2 927	
	手术冲突	525	手术编码内涵重复
	主诊断与主手术	976	有效手术未入手术组
	主诊断合规	8	不是有效主诊断

规则类别	规则名称	数量	内涵
反套高	联合诊断	8 725	存在联合诊断编码
	联合手术	940	存在联合手术编码
反套低	笼统诊断	5 344	部位不明或模糊
	笼统手术	483	部位不明或模糊
合计		31 710	

知识库内涵，举例来说：

表4-9　知识库内涵示例

违规情形	违规描述	疑似存在违规问题
麻醉项目缺失	病案上填报了需在麻醉（除局麻外）下开展的手术操作【编码＋名称】，关联其结算数据，未检测到相关麻醉项目	1. 疑似虚假手术操作 2. 疑似高套入组

2. 校验结果查询

对各医疗机构已完成校验的病案首页（结算清单）上传数量、上传质量进行展示，并分析各医疗机构的问题病案及错误情况。

（二）DRG 审核系统建设思路

结合目前 DRG 运行情况，建立一套 DRG 大数据审核系统。

1. 制定针对 DRG 支付的审核规则

将构建南京市特色 DRG 审核体系，设定 DRG 审核规则，相关的规则有别于智能监控的项目审核方式。具体审核规则需要在实践中不断地建立、论证和完善。刚起步时，以规范入组规则为首要任务。我们将从专业性、精准性着手，以医学知识库、诊疗知识库、药品知识库结合本地的三个目录及常用的医疗资源消耗为基础，一是分析每一个 ADRG 组，逐一了解其临床路径及物价收费，为每一 ADRG 组建立本地化的规则知识库；二是通过对本地 DRG 的 936 组进行分组梳理，以合并症或并发症为重点，针对每个 DRG 建立常见合并症或并发症的规则、知识库。

举例来说，如何建立高效的规范入组的 DRG 知识库？建立病组中各项参数的动态指标体系，发现同一 DRG 病组中入组病例的异常问题，以脑缺血性疾患，伴严重并发症或合并症（BR21）的病组为例，急性脑梗死的患者，其脑水肿高峰期是在发病后 4 ~ 5 天，而脑水肿消退要 10 天，一定的住院天数是急性脑梗死患者安全的保障，缩短住院天数会增加患者致残风险，出院后反复发作、住院，假如建立该病组住院天数的动态指标是 10 天为 100 分（100%），则 5 天为 50 分（50%），如果把低于 50% 的作为异常指标，以 5 月份 DRG 结算数据为例，该病组小于 5 天的有 85 例，则提示存在高套入组或者医疗服务提供不足等异常问题。如表 4-10 所示为通过药品知识库、医疗资源消耗为规则检索的案例。

表 4-10　通过药品知识库、医疗资源消耗为规则检索案例

违规情形	违规描述	疑似存在违规问题
严重并发症类缺失相应收费项目	病案上填报了 GD21（阑尾炎伴严重并发症或合并症），关联其结算数据，未检测到抗生素类药品使用	疑似高套入组
呼吸机使用异常 1	入组 ET21 慢性气道阻塞病，伴严重并发症与合并症（伴无创机械性通气，或 < 96 小时有创机械性通气），关联其结算数据，未检索到呼吸机辅助通气相关的收费项目	疑似高套入组
呼吸机使用异常 2	入组 ET21 慢性气道阻塞病，伴严重并发症与合并症（伴无创机械性通气，或 < 96 小时有创机械性通气）数据，关联其结算数据，检索到呼吸机辅助通气相关的收费项目数量较低	疑似高套入组
呼吸机使用异常 4	入组 AH11 有创呼吸机支持 ≥ 96 小时或 ECMO 或全人工心脏移植术，伴严重并发症或合并症，关联其结算数据，未检索到有创呼吸机辅助通气或 ECMO 收费项目，或有创呼吸机辅助通气的时间小于 96 小时	疑似高套入组

同时，我们也设定了其他一些针对所有病组的规则。如表 4-11 所示。

表 4-11　其他针对所有病组的规则

序号	规则名称	规则定义
1	分解住院（入组到相同 ADRG 组）	同一患者因同一病种（入组到相同 ADRG 组）在相同医疗机构 15 天内再次住院
2	分解住院（入组到不同 ADRG 组）	同一患者因不同病种（入组到不同 ADRG 组）在相同医疗机构 15 天内再次住院
3	手术操作信息无匹配的耗材收费项目	病案填写手术操作在结算处方明细中无对应的必选材料消耗，存在转移高值耗材费用 / 虚报手术的嫌疑
4	诊断信息无匹配药品或诊疗项目	病案填写诊断在结算处方明细中无对应的必选项目消耗
5	手术的必要辅助项目缺失（麻醉项目缺失，局麻手术除外）	需在麻醉下开展的手术及操作缺失相关麻醉结算项目，除局麻手术及操作项目外
6	手术的必要辅助项目缺失（感染筛查项目缺失）	侵入性手术及操作缺失相关感染类筛查结算项目
7	手术的必要辅助项目缺失（经腔镜下手术缺失腔镜类收费项目）	腔镜类手术缺失相关腔镜结算项目
8	手术收费项目与病案诊断信息未匹配	结算中有必选治疗项目（术式）消耗无对应填写病案诊断
9	ADRG 组无必要手术操作收费项目	入同一 ADRG 组的数据中，结算处方明细中无对应的必选项目消耗
10	病案手术信息无匹配的手术操作收费项目	病案首页填写手术信息在结算处方明细中无对应的必选项目消耗
11	手术操作收费项目未填报对应的手术操作编码	结算处方明细中有手术收费项，但在病案首页上未填写该手术信息
12	关节假体翻修术与诊断 / 项目收费信息不符	病案首页中的手术操作与疾病诊断信息逻辑不符或病案首页填写手术信息在结算处方明细中无对应的项目收费信息
13	手术操作编码无对应手术操作收费项目	病案首页填写手术信息在结算处方明细中无对应的项目收费信息
14	疾病诊断编码与患者昏迷时间不符	疾病诊断编码与患者住院诊疗信息不符

2. 构建 DRG 支付审核闭环管理系统

中心端系统包括初审、复审、申诉处理、扣款执行等流程，医疗机构端接受疑似违规数据，可在相应的审核周期进行申诉，医保中心以专业、实事求是的工作态度处理医院申述，并对规则进行纠偏和完善，确保不误伤医务人员积极性，保障患者的合理医疗，最终形成南京特有的 DRG 审核闭环系统。审核系统可分为月度审核及年度审核，月度审核根据 DRG 审核规则推出疑似违规数据，经医疗机构申诉确认违规后在 DRG 分组系统中进行填报调整；年度审核根据审核规则再次对数据进行分析，对于医疗机构不纠偏，仍出现违规数据予以扣减分值。

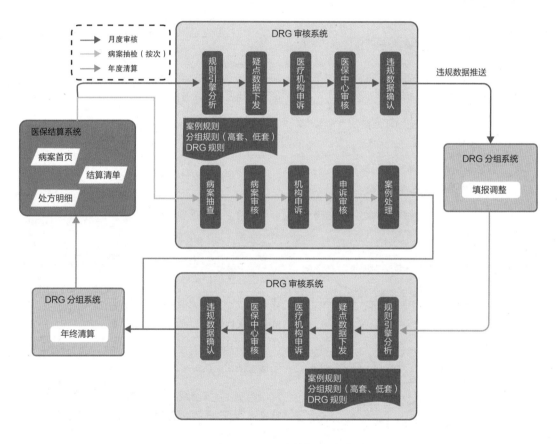

图 4-7 DRG 审核闭环系列

3. 各相关系统有效衔接

DRG 支付审核系统需在现有 DRG 结算系统中抓取相关分组数据，并结合生产库产生的结算明细、结算清单、同步经病案首页系统获取相关病案首页数据后，电子病历、建设、应用不同规则数据分析发现问题。

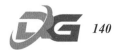

（三）DRG 智能化审核建设过程

引入信息化、智能化手段，建立规范严密的智能化监控体系。DRG 智能审核通过完成疾病审核知识库体系建设、规则审核引擎建设、智能审核流程体系建设等方面的内容，提升审核效率。智能审核是通过采集大数据与医学知识库深度融合，用规则引擎 DRG 入组病例审核，实现对入组病例的真实性、准确性、合理性的判断；逐步完善建立审核指标，通过细化指标到每个病组实现对病组的精准分析，对症下药，有的放矢。通过智能审核，提升医保的精细化管理水平，规范 DRG 入组，更好地保障参保人员权益，提高医保基金使用效率，规范医疗服务行为，促进医保基金安全可持续运行。南京医保智能审核系统建设的特点主要包含以下几方面：

1. 制定 DRG 病组知识库模板

由南京市医保经办机构牵头，经医院专家、管理人员讨论后，制定手术、操作、内科三个 DRG 病组知识库模板，发至各医疗机构以供参照编写。知识库模板包含医保类知识库和医疗类、医保价值评估三部分内容。医保类知识库由医保部门填写，主要包括基本情况、监测指标、服务能力、结算清单填报等。医疗类知识库由医院填写，主要包括病组入组的入院标准、主要诊断、主要手术和操作、（强相关性）必查检查和检验、主要药品（优先考虑国家集采和国谈药品）、医用材料（优先考虑国家、省、市集采耗材）、有特效的创新药、材（适应证、简单医保价值评估）、出院标准、高新技术（适应证、简单医保价值评估）。医保价值评估由医保部门和医疗机构共同填报，主要包括病组费用构成：药品、诊疗、手术、操作、耗材、检验检查，国谈药、集采产品使用情况，住院费用结构变化，服务效率，价值系数等。

2. 发动医疗机构，积累提炼 DRG 知识库

DRG 智能审核的核心是医学知识库，积累提炼本地化知识库是坚持"患者利益，至高无上"原则的充分体现。

南京市组织医保高铁金牌医疗机构参与 DRG 病组知识库建设，充分发挥南京市医疗机构的专业性、经验性，主动性，使真实医疗世界的医疗行为与医学教科书、临床路径等结合。

知识库由编写单位组织安排院内外相关行业专家评审，原则上需要 3 家不同医疗机构且大于等于 5 名专家签字盖章同意，确定的知识库需在院内系统试运行，通过后报南京市医保中心，中心组织试运行。按照建成一组运行一组、建成一类运行一类的原则，分批建立南京本地化的 DRG 智能审核稽核病组知识库，以提升南京市 DRG 病组知识库的科学性、准确性、完整性，促进医保、医疗机构、医药共同发展，引导价值医疗。

3. 建立对医疗机构的激励机制

鼓励医疗机构参与建设 DRG 病组知识库，建立激励机制，DRG 病组知识库经采纳并运行良好的，在结算时对其申报牵头医疗机构予以点数奖励，在年终结算时予以体现并在医保高铁上公示表彰。

4. 建设完善的 DRG 智能审核流程

通过智能审核规则筛查疑点病例，结合电子病历内容，建立线上审核流程：

（1）进行 DRG 病例审核分配；

（2）设立初审、复审、会审、终审多级审核模式，根据审核人员配置，审核模式灵活可配。

（3）针对疑点问题，建立与医院线上交互流程，运行中建立线上互动、线下补充机制，不搞一刀切。

（四）日常其他审核

1. 医疗机构反馈情况的审核

每月 25 日前，医疗机构完成对上月分组结果的反馈，并提供相应反馈材料。经办机构根据反馈材料，在次月 25 日前完成对反馈情况的审核，并告知医疗机构。对于由于结算清单填报问题展导致分组差异的，各医疗机构可通过 DRG 病案申诉系统进行申诉反馈。申诉数据经审核复核后，经年终结算清算进行修正。结算全程闭环嵌入式管理，避免人工干预影响。

2. 病案抽查审核

经办机构定期组织专家和医疗机构有关人员对按 DRG 付费的结算病例的病案进行交叉抽样检查审核。

DRG 审核知识库

CB39 晶体手术疾病知识体系

【主要诊断】

指医疗机构诊治确定的导致患者本次住院就医主要原因的疾病（或健康状况）。一般应该是：① 消耗医疗资源最多；② 对患者健康危害最大；③ 影响住院时间最长。

根据南京市 2022 年 CB39 病组历史发生数据统计，实际发生病例数共计 16 870 例，次均费用 5 652.22 元。将主要诊断按疾病分为三类：

第一类：各类型白内障（2022 年共计 16 541 例进入 CB39 组数，占比 98.05%），举例：皮质性白内障成熟期、2 型糖尿病性白内障、1 型糖尿病性白内障、皮质性白内障膨胀期、老

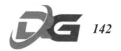

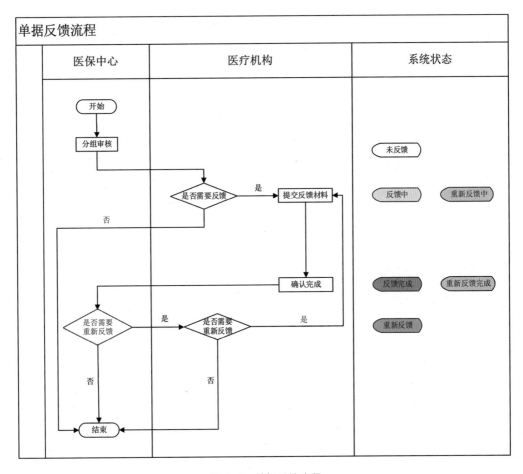

图 4-8　单据反馈流程

年核性白内障、代谢性白内障、并发性白内障、外伤性白内障、混合性白内障、药物性白内障。

第二类：其他晶体疾患（2022 年共计 85 例进入 CB39 组数，占比 0.5%），举例：晶状体脱位、晶状体半脱位、晶状体全脱位、创伤性晶状体脱位、人工晶体脱位、人工晶体夹持、晶状体缺损、人工晶体移位等。

第三类: MDCC 中其他主要诊断（2022 年共计 244 例进入 CB39 组数，占比 1.45%），举例：高度近视、病理性近视、屈光不正、睫状环阻滞性青光眼、晶状体溶解性青光眼、晶状体脱位性青光眼等。

一期上线的病组，主要诊断为第一类各类型白内障。

手术操作名称：强相关校验

指患者本次住院期间，针对临床医师为患者作出主要诊断的病症所施行的手术或操作。一般是风险最大、难度最高、花费最多的手术和操作。

一期上线的病组，与主要诊断强相关校验的、结算清单填写的手术操作如表 4-12 所示。

表 4-12　手术操作代码及名称

序号	手术操作代码	手术操作名称
1	13.1902	白内障囊内摘除术
2	13.5900x001	白内障囊外摘除术
3	13.4100x001	超声乳化白内障吸除术
4	13.7100x001	白内障摘除伴人工晶体一期置入术
5	13.7200x002	人工晶体二期置入术

手术耗材：强相关校验

一期上线的病组，最主要、必需的标志性耗材：人工晶体。

目前暂无国家集采人工晶体。

优先选用江苏省集采人工晶体，举例：美国 Abbott Medical Optics Inc 眼力健品牌聚丙烯酸酯类后房型人工晶体（中标价格 850 元 / 片）；Carl Zeiss Meditec SAS 蔡司品牌人工晶体（中标价格 818 元 / 片）；爱博诺德（北京）医疗科技股份有限公司普诺明品牌可折叠一件式人工晶状体（中标价格 1 345 元 / 片）；Lenstec(Barbados) Inc. Lenstec 品牌折叠式后房人工晶状体（中标价格 445 元 / 盒）；AlconLaboratories,Inc 爱尔康品牌人工晶状体（中标价格 1 379 元 / 片）；AARENScientificInc. 爱锐科技公司 AAREN 品牌亲水性丙烯酸酯非球面人工晶状体（中标价格 997 元 / 枚）；Human Optics Aktiengesellschaft 德国人类光学品牌后房型丙烯酸酯非球面人工晶状体（中标价格 1 349 元 / 片）；HexaVisionSARL 爱舒明公司 爱舒明品牌肝素表面处理亲水性丙烯酸人工晶状体（中标价格 947 元 / 片）；无锡蕾明视康科技有限公司蕾明品牌一件式折叠人工晶状体（中标价格 1 167 元 / 片）……

手术物价收费：强相关校验

一期上线的病组，与手术操作相关的、最主要的手术物价收费有：白内障囊外摘除术、白内障囊内摘除术、白内障超声乳化摘除术、白内障囊外摘除 + 人工晶体植入术、白内障超声乳化摘除 + 人工晶体植入术、非正常晶体手术等。

【案例】

某三甲医疗机构，结算清单主要诊断填报为"老年性白内障"，结算清单手术操作填报为"白内障摘除伴人工晶体一期植入术"，同时联合手术编码"白内障超声乳化抽吸术"。

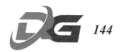

住院收费明细中，手术物价收费填报为"白内障超声乳化摘除＋人工晶体置入术"，未见强相关校验"手术材料人工晶体"收费。经过 DRG 智能审核系统对手术操作、手术物价收费及手术耗材人工晶体强相关校验后，发现收费明细中未见"人工晶体"，高度怀疑将医疗耗材人工晶体费用分解收费。

如图 4-9 显示，结算清单主要诊断填报为"老年性白内障"，结算清单手术操作填报为"白内障摘除伴人工晶体一期植入术"，同时联合手术编码"白内障超声乳化抽吸术"。

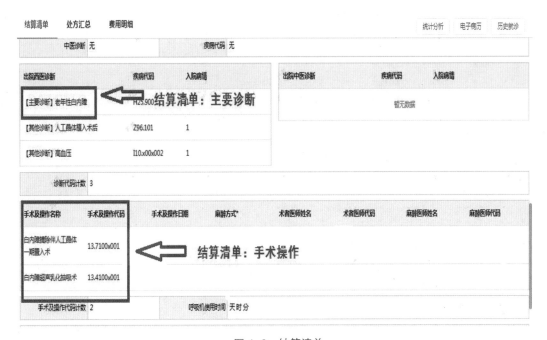

图 4-9　结算清单

如图 4-10 显示，住院收费明细中，手术物价收费填报为"白内障超声乳化摘除＋人工晶体置入术"。

如图 4-11 显示，住院收费明细中，未见强相关校验"手术材料人工晶体"收费。

如图 4-12 显示，经过 DRG 智能审核系统对手术操作、手术物价收费及医疗耗材人工晶体强相关校验后，发现收费明细中未见手术耗材"人工晶体"，不符合强相关校验。

结算清单　　处方汇总　　费用明细　　　　　　　　　　　　统计分析　电子病历　历史就诊

序号	收费类别	项目编码	项目名称	医院内码	医院内称	单价(元)	数量	金额	收
1	手术费	XM00004047	白内障超声乳化摘除术+人工晶体植入术	330446010		1,350.00	1	1,350.00	
2	手术费	XM00030500	经电子显微镜手术加收	33BaC		300.00	1	300.00	
3	材料费	CL00070192	CN00003351-医用透明质酸钠凝胶	7201000075B		120.00	1	120.00	
4	材料费	CL00011013	眼科手术刀	72AAA00018	-	100.00	1	100.00	
5	手术费	XM00003614	麻醉中监测	330100015	-	80.00	1	40.00	
6	材料费	CL00073588	一次性使用除菌吸氧管	7100607548A	-	50.15	1	50.15	
7	手术费	XM00003577	局部浸润麻醉	330100001	-	18.00	1	18.00	
8	材料费	CL20019028	医用红外干式激光胶片	7100607674	-	14.72	3	44.16	
9	材料费	CL00076202	一次性使用真空采血配套用针	7100608586	-	4.90	1	4.90	
10	材料费	CL00031597	一次性巾单	7100607536	-	2.70	1	2.70	
11	材料费	CL00077339	真空采血管	71AAE00001B1	-	0.75	2	1.50	
12	材料费	CL00077338	真空采血管	71AAE00001F	-	0.75	1	0.75	
13	材料费	CL00077323	真空采血管	71AAE00001A6	-	0.75	3	2.25	
14	材料费	CL00077301	真空采血管	71AAE00001B6	-	0.74	1	0.74	

手术物价收费与手术操作匹配，但未见手术材料人工晶体的收费

图 4-10　医疗费用明细 1

结算清单　　处方汇总　　费用明细　　　　　　　　　　　　统计分析　电子病历　历史就诊

序号	收费类别	项目编码	项目名称	医院内码	医院内称	单价(元)	数量
1	西药费	YP00024132	兰索拉唑肠溶胶囊	0101D020.183	-	3.09	5
2	西药费	100040759001	塞来昔布胶囊	0101N092.222	-	0.39	2
3	西药费	100027502001	盐酸乙哌立松片	0101N030.071	-	1.31	1
4	西药费	100025713001	乳果糖口服溶液	0101D051.035	-	71.50	1
5	西药费	100024726001	阿普唑仑片	0101N040.151	-	0.33	1
6	西药费	100007380002	氯化钠注射液	0101W020.224	-	4.52	9
7	西药费	100000330001	注射用头孢唑肟钠	0101I052.060	-	43.20	18

未见核心治疗药物

总共7条　显示1-7条　1　100条/页　　　跳转至第　1　页

图 4-11　医疗费用明细 2

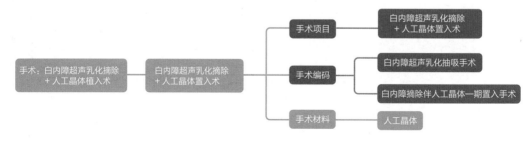

图 4-12　DRG 智能审核疾病诊疗方案

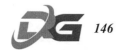

ES3 呼吸系统感染 / 炎症，伴 / 不伴（严重）并发症或合并症

【主要诊断】

指医疗机构诊治确定的导致患者本次住院就医主要原因的疾病（或健康状况）。一般应该是：① 消耗医疗资源最多；② 对患者健康危害最大；③ 影响住院时间最长。

根据南京市 2022 年 ES3 病组历史发生数据统计，实际发生病例数共计 35 042 例，次均费用 8 788.47 元。将主要诊断按疾病诊疗体系的不同分为六类：

第一类：细菌性肺炎（2022 年共计 1 064 例进入 ES3 组数，占比 3.04%），举例：细菌性肺炎、肺脓肿伴有肺炎、包裹性脓胸、细菌性支气管肺炎、化脓性胸膜炎、链球菌性肺炎、克雷白杆菌肺炎、铜绿假单胞菌性肺炎、葡萄球菌性肺炎、鲍曼不动杆菌性肺炎等。

第二类：病毒性肺炎（2022 年共计 228 例进入 ES3 组数，占比 0.65%），举例：病毒性肺炎、水痘肺炎、病毒性肺炎、甲型 H1N1 流行性感冒性肺炎、巨细胞病毒性肺炎、已知病毒的流感性肺炎、腺病毒肺炎、呼吸道合胞体病毒肺炎、流行性感冒伴有肺炎，季节性流感病毒等。

第三类：未特指病原体肺炎（2022 年共计 23 072 例进入 ES3 组数，占比 65.84%），举例：支气管肺炎，社区获得性肺炎，非重症、大叶性肺炎，坠积性肺炎，肺炎，阻塞性肺炎，重症肺炎，吸入性肺炎，社区获得性肺炎，重症、支气管肺炎，非重症等。

第四类：喘息性支气管肺炎（2022 年共计 272 例进入 ES3 组数，占比 0.78%），举例：喘息性支气管肺炎。

第五类：支、衣原体及梅毒螺旋体肺炎（2022 年共计 215 例进入 ES3 组数，占比 0.61%），举例：肺炎支原体性肺炎、衣原体肺炎、肺梅毒。

第六类：寄生虫感染性肺炎（2022 年共计 0 例进入 ES3 组数，占比 0%），举例：阿米巴肝肾囊肿伴肺炎、阿米巴肺脓肿、肺阿米巴病（阿米巴肺脓肿）、阿米巴肝肺脓肿、肺细粒棘球蚴病、血吸虫病性肺心病、肺弓形虫病、肺血吸虫病、肺吸虫病、急性蛔蚴性肺炎等。

笼统诊断（2022 年共计 10 024 例进入 ES3 组数，占比 28.61%），举例：急性下呼吸道感染、肺部感染、呼吸道感染。

不作为主要诊断填报（2022 年共计 71 例进入 ES3 组数，占比 0.20%），举例：医院获得性肺炎，根据《医保结算清单填报规范》，入院病情为"4"的，不作为主要诊断。

主要检验：根据不同的疾病分类，细化不同的诊疗方案进行强相关校验

举例：超敏 C 反应蛋白测定、降钙素测定、痰液常规检查、寄生虫检查等。

主要检查：根据不同的疾病分类，细化不同的诊疗方案进行强相关校验

举例：数字化摄影 (DR)、X 线、胸部 CT 等。

主要药品：根据不同的疾病分类，细化不同的诊疗方案进行强相关校验

1. 抗菌药物（注射剂）：国家集采品种举例：莫西沙星氯化钠（32.8 元）、利奈唑胺葡萄糖（12.8 元）、头孢唑林（4.25 元）、头孢曲松（3.79 元）、头孢呋辛（5.856 元）、头孢他啶（6 元）、阿奇霉素（12 元）、左氧氟沙星葡萄糖（左氧氟沙星氯化钠）（33.65 元）等。

2. 抗病毒药物：国家集采品种举例：更昔洛韦（20.74 元）。

3. 抗病毒中成药：目前无国家集采药物，江苏省集采品种举例：血必净（22.08 元）、痰热清注射液（28.44 元）、喜炎平注射液（22.43 元）、热毒宁注射液（33.15 元）等。

4. 抗寄生虫药：国家集采品种举例：甲硝唑（5.73 元）。

5. 解痉平喘药：国家集采品种举例：福多司坦（13.95 元）、布地奈德（3.19 元）、异丙托溴铵（9.68 元）、复方异丙托溴铵（14.7 元）、氨溴索（0.54 元）。

6. 免疫制剂：国家集采品种举例：胸腺法新（15.5 元）。

【案例】

某三甲医疗机构，医保结算清单主要诊断填报为"病毒性肺炎"。经过 DRG 智能审核系统对病毒性肺炎治疗强相关校验后，发现收费明细中未见"抗病毒药物"。

如图 4-15、图 4-16 显示，经过 DRG 智能审核疾病知识库校验，发现对影像学检查、C 反应蛋白或降钙素测定符合强相关校验，但费用明细中未见核心治疗药物，不符合强相关校验。

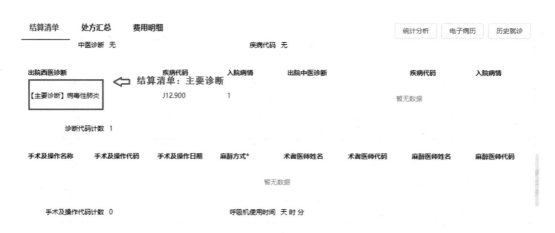

图 4-13 结算清单

序号	收费类别	项目编码 ▾	项目名称 ⌄	医院内码	医院内称	单价(元) ⇕	数量 ⇕
1	西药费	YP00024132	兰索拉唑肠溶胶囊	0101D020.183	-	3.09	5
2	西药费	100040759001	塞来昔布胶囊	0101N092.222	-	0.39	2
3	西药费	100027502001	盐酸乙哌立松片	0101N030.071	-	1.31	1
4	西药费	100025713001	乳果糖口服溶液	0101D051.035	-	71.50	1
5	西药费	100024726001	阿普唑仑片	0101N040.151	-	0.33	1
6	西药费	100007380002	氯化钠注射液	0101W020.224	-	4.52	9
7	西药费	100000330001	注射用头孢唑肟钠	0101I052.060	-	43.20	18

未见核心治疗药物

总共7条　显示1-7条　**1**　100条/页　　　跳转至第　1　页

图 4-14　医疗费用明细

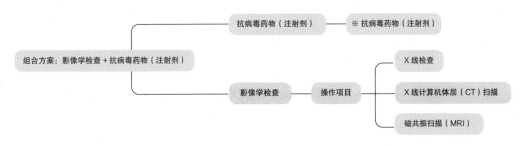

图 4-15　DRG 智能审核疾病诊疗方案 1

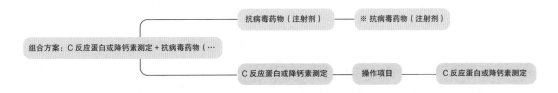

图 4-16　DRG 智能审核疾病诊疗方案 2

GK39 结肠镜治疗操作

【主要诊断】

指医疗机构诊治确定的导致患者本次住院就医主要原因的疾病（或健康状况）。一般应该是：① 消耗医疗资源最多；② 对患者健康危害最大；③ 影响住院时间最长。

根据南京市 2022 年 GK39 病组历史发生数据统计，实际发生病例数共计 29 354 例，次均费用 8 148.45 元。将主要诊断按操作方式不同分为三类：

第一类：良性肿瘤、息肉、原位癌（2022 年共计 28 169 例进入 GK39 组数，占比 95.96%），举例：结肠息肉、结肠良性肿瘤、多发性结肠息肉、结肠腺瘤样息肉病、乙状结肠良性肿瘤、乙状结肠息肉、横结肠良性肿瘤、升结肠良性肿瘤、降结肠良性肿瘤、横结肠息肉、直肠息肉、升结肠息肉、结肠肿瘤、降结肠息肉、结肠原位癌等。

第二类：恶性肿瘤中晚期（2022 年共计 217 例进入 GK39 组数，占比 0.74%），举例：结肠恶性肿瘤、直肠恶性肿瘤、乙状结肠恶性肿瘤、胃恶性肿瘤、升结肠恶性肿瘤、结肠腺瘤恶变、降结肠恶性肿瘤、直肠乙状结肠连接处恶性肿瘤等。

第三类：肠道异物、炎症等其他情况（2022 年共计 968 例进入 GK39 组数，占比 3.30%），举例：肠功能紊乱、大肠不典型增生、便秘、慢性结肠炎、肠脂肪瘤、慢性胃炎、十二指肠球部溃疡、混合痔等。

一期上线的病组，主要诊断为第一类良性肿瘤、息肉、原位癌。

手术操作名称：强相关校验

指患者本次住院期间,针对临床医师为患者作出主要诊断的病症所施行的手术或操作。一般是风险最大、难度最高、花费最多的手术和操作，分为七类：

第一类：各类型肿物切除术（2022 年共计 29 190 例进入 GK39 组数，占比 99.44%），举例：内镜下结肠黏膜切除术 (EMR)、纤维结肠镜下结肠息肉切除术、内镜下结肠病损切除术、内镜下结肠病损氩气刀治疗术（APC)等。

第二类：各类型止血术（2022 年共计 77 例进入 GK39 组数，占比 0.26%），举例：内镜下结肠止血术、内镜下直肠钛夹止血术、内镜下直肠止血术、内镜下直肠出血止血术。

第三类：各类型扩张术（2022 年共计 32 例进入 GK39 组数，占比 0.11%），举例：直肠吻合口球囊扩张术、内镜下小肠球囊扩张术、内镜下结肠球囊扩张术、空肠吻合口球囊扩张术、结肠球囊扩张术、小肠球囊扩张术。

第四类：各类型支架置入术（2022 年共计 25 例进入 GK39 组数，占比 0.09%），举例：内镜下结肠支架置入、内镜下阑尾支架置入术、内镜下小肠支架置入术。

第五类：各类型冲洗术（2022 年共计 15 例进入 GK39 组数，占比 0.05%），举例：内镜下逆行阑尾腔冲洗术、大肠灌洗。

第六类：各类型异物取出术（2022 年共计 12 例进入 GK39 组数，占比 0.04%），举例：内镜下阑尾粪石取出术、内镜下小肠内异物取出术。

第七类：空气灌肠复位术（2022 年共计 3 例进入 GK39 组数，占比 0.01%）。

一期上线的病组，与主要诊断强相关校验的、结算清单填写的手术操作如表 4-13 所示。

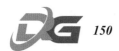

表 4-13　手术操作代码及名称

序号	手术操作代码	手术操作名称
1	45.4307	内镜下结肠黏膜切除术 (EMR)
2	45.4200x003	纤维结肠镜下结肠息肉切除术
3	45.4302	内镜下结肠病损切除术
4	45.4300x013	内镜下结肠病损氩气刀治疗术（APC)
5	45.4201	内镜下乙状结肠息肉切除术
6	45.4300x008	结肠镜下结肠病损电凝术
7	45.4301	内镜下乙状结肠病损切除术
8	48.3600x001	内镜下直肠病损氩离子凝固术
9	45.4304	内镜下结肠止血术
10	45.4303	内镜下盲肠病损切除术
11	45.4306	内镜下直肠钛夹止血术
12	46.86	内镜下结肠支架置入

手术耗材：强相关校验

一期上线的病组，最主要、必需的 EMR 标志性耗材：圈套器、热活检钳。

目前暂无国家集采、省市集采。

手术物价收费：强相关校验

一期上线的病组，与手术操作相关的、最主要的手术物价收费有：经电子内镜食管胃十二指肠黏膜切除术 (EMR)、经肠镜特殊治疗（电凝电切法）、经肠镜特殊治疗（激光法）、经肠镜特殊治疗（微波法）、氩气刀治疗加收等。

【案例】

某三甲医疗机构，结算清单主要诊断填报为"升结肠良性肿瘤"，结算清单手术操作填报为"电子肠镜下结肠息肉切除术"。

住院处方和收费明细中，均未见与"主要诊断：升结肠良性肿瘤"相关的核心治疗及收费。经过 DRG 智能审核系统对手术操作、手术物价收费及手术耗材强相关校验后，高度怀疑结算清单未见核心治疗。

如图 4-17 所示，结算清单主要诊断填报为"升结肠良性肿瘤"，结算清单手术操作填报为"电子肠镜下结肠息肉切除术"。

如图 4-18 所示，未见与"主要诊断：升结肠良性肿瘤"相关的核心治疗。

如图 4-19 所示，经过 DRG 智能审核系统对手术操作、手术物价收费及手术耗材强相关校验后，发现结算清单与实际收费项目不一致，不符合强相关校验。

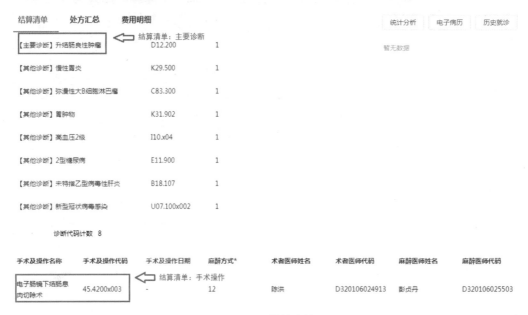

图 4-17　结算清单

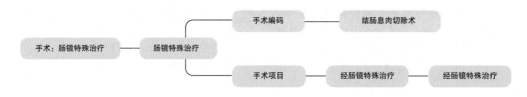

图 4-18　医疗费用明细

图 4-19　DRG 智能审核疾病诊疗方案

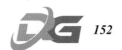

八、建立可控制的 DRG 统计分析系统

（一）功能说明

基于南京 DRG 运行相关基础及核心数据进行深层次的挖掘分析，综合研判南京 DRG 工作实际开展情况及变化趋势，利用大数据分析技术及信息化手段构建一个 DRG 运行综合分析南京模式；建立 DRG 付费模式下监管监测 2 个机制；形成病案质控分析、DRG 分组效能分析、DRG 核心指标分析、DRG 医保运行分析、DRG 医保画像体检报告分析 5 大 DRG 运行分析体系；开发实现数据质量分析、服务能力分析、服务效率分析、服务质量分析、医疗费用分析、基金执行情况分析、基金运行情况分析、病组费用分析、个人负担分析、机构画像、机构体检报告等 17 大类功能；基于国家局标准及要求完成国家局 56 个 DRG 核心监管监测指标在南京实施落地。

1. DRG 展示系统

（1）费用结构分析。将 DRG 的费用结构拆分为治疗、检查、检验、药品、耗材等费用大类。综合全地区数据，建立标杆数据，形成本地区所有 DRG 各个费用大类的标杆对照值，以一个标准差作为标杆对照阈值。重点分析医院 DRG 病组的费用结构情况，对超过阈值的医院 DRG 病组需要进行重点审核。

（2）费用趋势分析。综合 DRG 付费试点地区所有数据，集中分析当前时点不同维度的费用趋势，包括基金使用情况、基金增长率、病例数、例均费用、例均自费费用等指标的 12 个月变化趋势、同比环比情况。

（3）DRG 病组专项管控分析。针对重点的 DRG 病组分析医保基金超支 / 盈余的原因。根据基金管理目的，将现有的 DRG 分成多个具有内部相关性大类，如设置大病用药相关病组、高值耗材相关病组、高难度病组、康复相关病组等。各疾病组可以展示不同类型病组的变化情况及其对基金的影响，实现精细化管理。

2. DRG 绩效评价系统

通过专项指标构建南京医保 DRG 审核平台的指标体系，建立 DRG 绩效评价机制，引导医疗机构规范医疗服务行为，提高医保基金使用效益。对专项指标可进行权重配置，最终对医疗机构的审核结果进行排名，可形成可视化审核分析报告等内容。

（1）专项审核指标。对各医疗机构的医疗服务能力、医疗服务质量、医疗服务效率、医疗服务费用进行分析，并分析各科室 /MDC 的医疗服务能力、医疗服务质量、医疗服务效率、医疗服务费用等；根据审核规则，利用审核指标评价加权得分、审核指标得分等多种方式对医疗机构、科室、医师进行审核评价。

（2）重点指标做大数据分析。除了费用趋势及费用结构之外，在 DRG 运行过程中，

还有一些指标对 DRG 运行情况有较为重要的指示意义，如 CMI、高低倍率病例占比、平均住院日、人次人头比、住院人次 / 门诊人次。形成参考值和阈值，对超出阈值的医院进行重点监控。

（3）形成基于南京医保 DRG 审核指标体系的分析报告。对于 DRG 审核指标体系的分析结果，提供可视化展示（大屏展示），提供分析概览，以及分项指标详情展示。从医院产能、效率、安全、病案质量等方面对各医疗机构及其科室进行对比排名，并得出最终的区域综合排名情况，进行全市医疗机构、专业科室间的区域横向比较。

3. 医院画像（对医疗机构构建数据画像）综合分析

对所有医疗机构、病组可完成 DRG 画像，生成各医院"体检报告"。"体检报告"基于病案首页的历史数据，构建 DRG 的标准体系：DRG 相对权重（rw）、DRG 总权重（RW）、病例组合指数（CMI）、费率等等；根据标准体系结合临床实际情况建立审核阈值和审核规则库，监测疑似异常数据。展示区域内的基础数据，门诊、住院费用构成占比分析，门住费用比关联分析及相关的异常指标数据。

（二）功能截图及说明

1. DRG 病案质控（结算清单）分析

数据质量分析模块主要对数据质量进行分析，分别从病例数、结算清单匹配数、结算清单合格数、DRG 组数、DRG 入组分布情况、入组率排名、质控情况分布、清单匹配率医院排名、医疗机构质控排名以及医疗机构质控合格趋势等维度做出统计与分析。见图 4-20。

其中，DRG 入组分布情况模块主要对 DRG 分组进行统计分析，包括正常组、QY 组及 0000 组的分布情况；入组率排名模块对各机构的入组率进行排名，其余模块都分别对本期及上期进行统计分析。

2. DRG 分组效能分析

（1）服务能力分析

该模块主要对服务能力进行分析，分别从 DRG 组数、CMI 值、总权重、入组率、CMI 分布、CM 排名、DRG 排名、医疗机构总权重排名、权重分段比例以及医疗机构权重与 DRG 组数变化曲线等维度做出统计与分析。见图 4-21。

（2）服务效率分析

该模块主要对服务效率进行分析，分别从费用消耗指数、时间消耗指数、药品消耗指数、耗材消耗指数、费用 – 时间消耗指数分布、费用指数排名、时间指数排名、例均费用排名、住院天数排名、各类消耗费用指数分析、药品耗材费用占比以及医疗机构各指标消耗情况等维度做出统计与分析。见图 4-22。

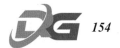

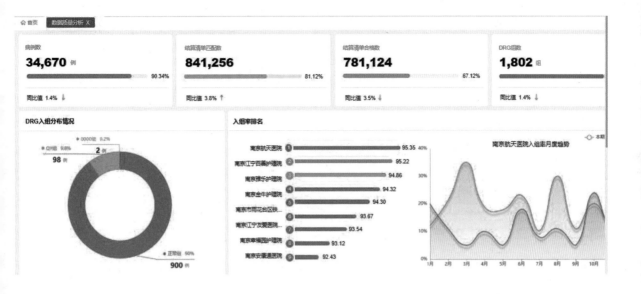

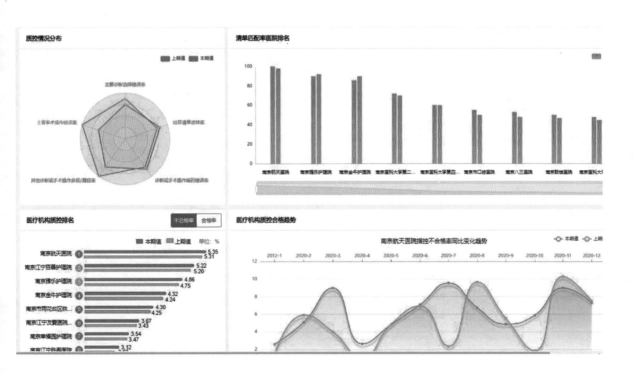

图 4-20　质控分析

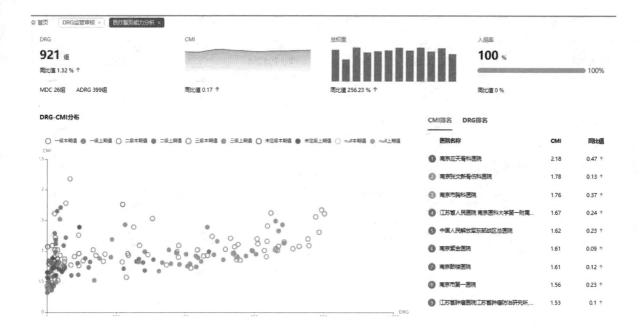

医院名称	CMI	同比值
❶ 南京应天骨科医院	2.18	0.47 ↑
❷ 南京孙文新骨伤科医院	1.78	0.13 ↑
❸ 南京市胸科医院	1.76	0.37 ↑
❹ 江苏省人民医院 南京医科大学第一附属…	1.67	0.24 ↑
❺ 中国人民解放军东部战区总医院	1.62	0.23 ↑
❻ 南京紫金医院	1.61	0.09 ↑
❼ 南京鼓楼医院	1.61	0.12 ↑
❽ 南京市第一医院	1.56	0.23 ↑
❾ 江苏省肿瘤医院江苏省肿瘤防治研究所…	1.53	0.1 ↑

医疗机构总权重排名

	医院名称	DRG数	权重排名
❶	江苏省人民医院 南京医科大学第一附…	794	118399
❷	南京鼓楼医院	802	107016
❸	南京市第一医院	777	83465
❹	东南大学附属中大医院	787	75849
❺	江苏省中医院	758	62866
❻	南京市江宁医院	730	55282
❼	南京医科大学第二附属医院	755	44279
❽	江苏省肿瘤医院江苏省肿瘤防治研究所…	304	37233
❾	南京市高淳人民医院	712	35046
❿	南京市溧水区人民医院,东南大学附属…	668	32843

权重分段比例

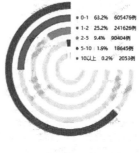

- 0-1　63.2%　605476例
- 1-2　25.2%　241626例
- 2-5　9.4%　90404例
- 5-10　1.9%　18645例
- 10以上　0.2%　2053例

图 4-21　服务能力分析

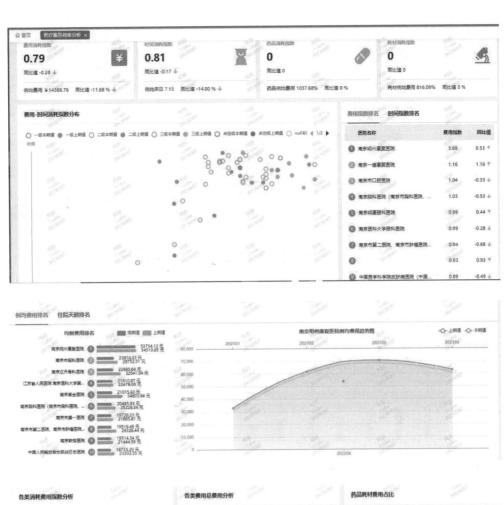

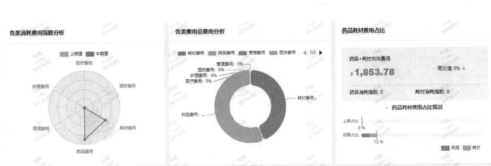

图 4-22　服务效率分析

（3）服务质量分析

该模块主要对服务质量进行分析，分别从低风险死亡人数、中低风险死亡人数、两周再住院人次、30天再住院人次、医疗机构死亡人数及占比、死亡人数分布情况、两周再住院率、30天再住院率、死亡率变化趋势等维度做出统计与分析。见图4-23。

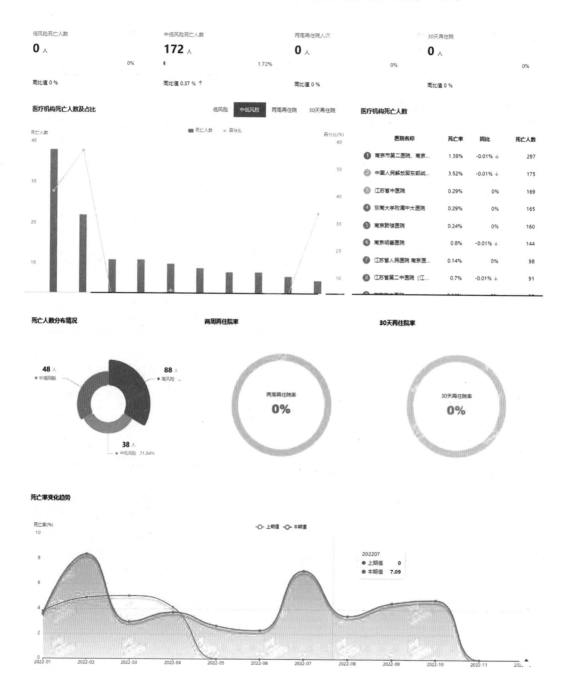

图4-23 服务质量分析

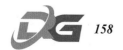

（4）医疗费用分析

该模块主要对医疗费用进行分析，分别从医疗总费用、总人次、次均费用、次均床日、基金支出分析、费用构成分析、统筹基金支出趋势、药品费用金额及占比趋势、次均费用增长趋势及同比、次均床日增长趋势及同比、医院人次人头比排名、人次人头分析等维度做出统计与分析。见图4-24。

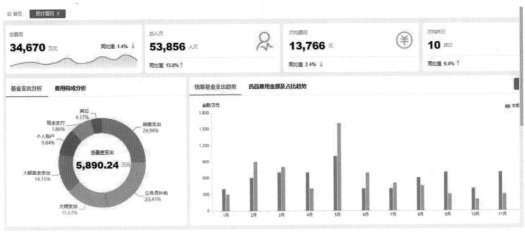

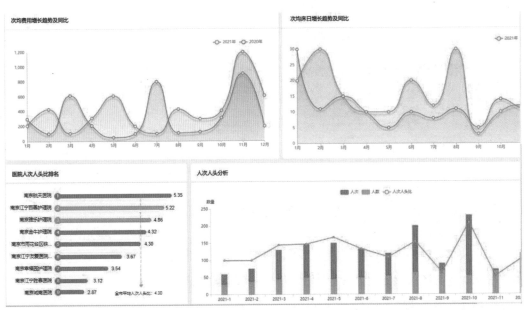

图4-24　医疗费用分析

3. DRG 核心指标分析

（1）基金执行情况分析

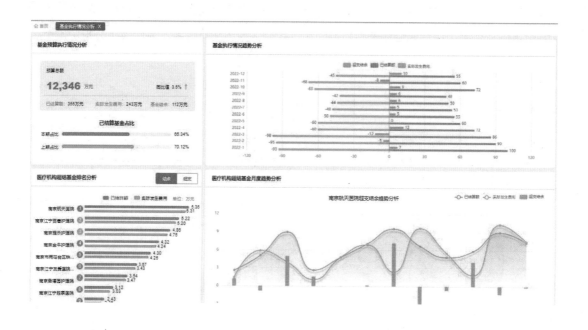

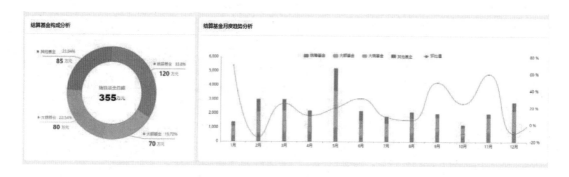

图 4-25　基金执行情况分析

　　该模块主要对基金执行情况进行分析，分别从基金预算执行情况分析、基金执行情况趋势分析、医疗机构超结基金排名分析、医疗机构超结基金月度趋势分析、结算基金构成分析、结算基金月度趋势分析等维度做出统计与分析。

（2）就诊情况入组分析

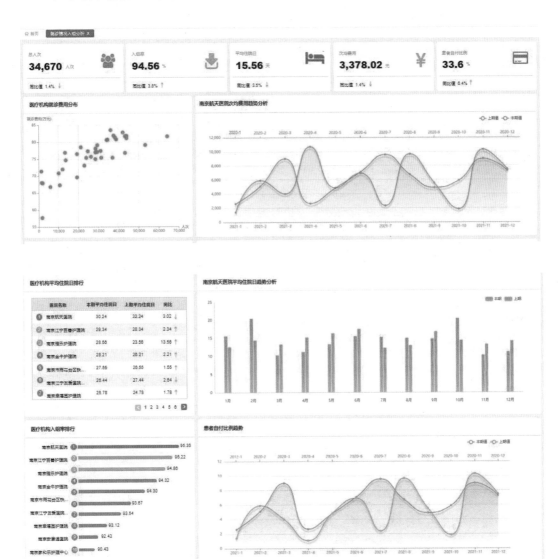

图 4-26　就诊情况入组分析

该模块主要对就诊情况入组进行分析，分别从总人次、入组率、平均住院日、次均费用、患者自付比例、医疗机构就诊费用分布、医疗机构平均住院日排行、医院次均费用趋势分析、医院平均住院日趋势分析、医疗机构入组率排行、患者自付比例趋势等维度做出统计与分析。

4. DRG 医保运行病组分析

（1）综合指标分析

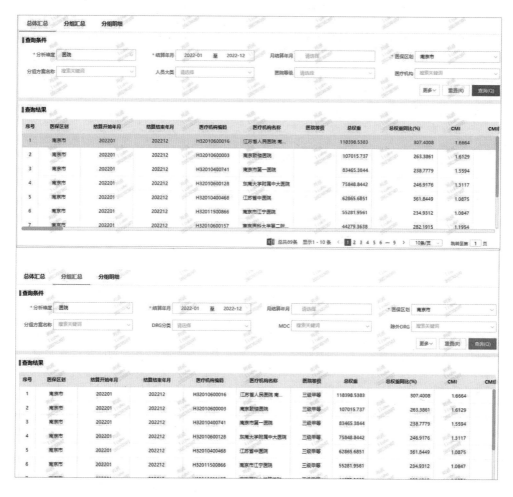

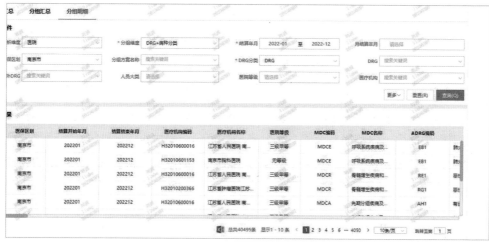

图 4-27　综合指标分析

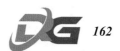

该模块主要对综合指标进行分析，可以从总体汇总维度、分组汇总维度以及分组明细维度对分组情况做出统计与分析。各个维度分析时可以通过对医保区划、分析维度（全省、全市、医院等级、医院、医院科室）、结算年月等维度进行定向分析。

（2）病组指标分析

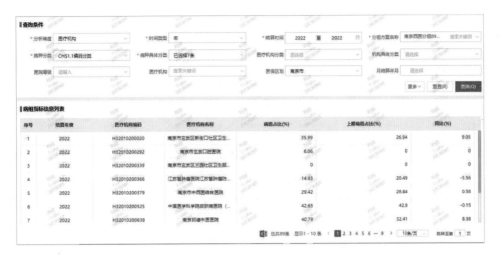

图 4-28　病组指标分析

该模块可以对病组整体情况做出统计与分析，分析时可以通过对医保区划、分析维度（全省、全市、医院等级、医院、医院科室）、时间类型（月、年），结算时间等维度进行定向分析。

（3）基金运行分析

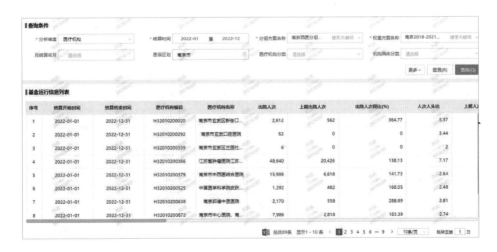

图 4-29　基金运行分析

该模块可以对基金运行整体情况做出统计与分析，分析时可以通过对医保区划、分析维度（全省、全市、医院等级、医院、医院科室）、结算时间等维度进行定向分析。

（4）入组数量分析

序号	医保区划	医院等级	医院分类	医疗机构编码	医疗机构名称	病组编码	结算月份	结算月份人次	结算月份例均费用	结算
1	南京市	三级甲等	三级机构	H32010200366	江苏省肿瘤医院江苏...	RW23	2022-01	1	9087.2	20
2	南京市	三级甲等	三级机构	H32010200366	江苏省肿瘤医院江苏...	GR15	2022-01	1	8119.6	20
3	南京市	三级甲等	三级机构	H32010200366	江苏省肿瘤医院江苏...	ER15	2022-01	2	36184.6	20
4	南京市	三级甲等	三级机构	H32010200366	江苏省肿瘤医院江苏...	RE15	2022-01	1	6725.7	20
5	南京市	三级甲等	三级机构	H32010200366	江苏省肿瘤医院江苏...	MA19	2022-01	6	47314.7	20
6	南京市	三级甲等	三级机构	H32010200366	江苏省肿瘤医院江苏...	HL15	2022-01	1	33694.8	20
7	南京市	三级甲等	三级机构	H32010200366	江苏省肿瘤医院江苏...	RW15	2022-01	1	3530.1	20
8	南京市	三级甲等	三级机构	H32010200366	江苏省肿瘤医院江苏...	GR11	2022-01	4	58784.35	20

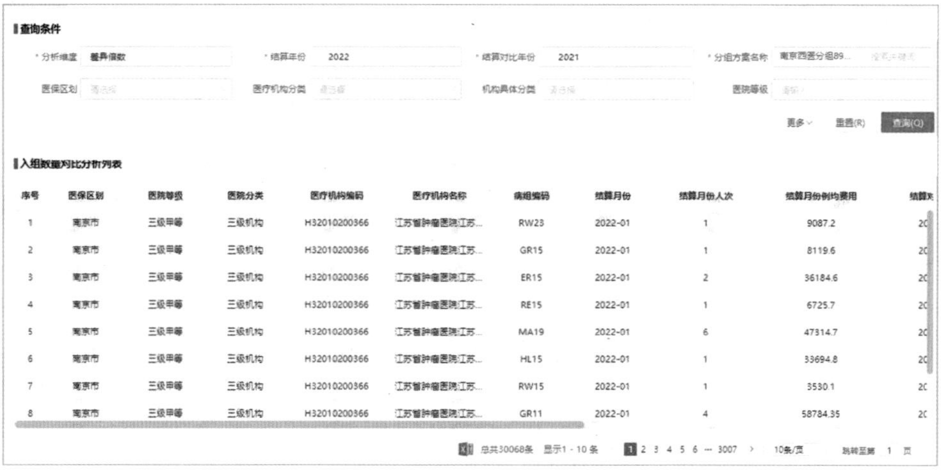

图 4-30　入组数据分析

该模块可以对入组情况做出统计与分析。分析时可以通过对医保区划、分析维度（全省、全市、医院等级、医院、医院科室）、结算年度等维度进行定向分析。

5. DRG 医保画像

（1）DRG 指标管理

该模块主要对 DRG 指标进行管理，可以对 DRG 指标进行查询、新增、修改及删除操作（图 4-31）。

（2）阈值方案设定

该模块主要对阈值方案进行管理，可以对阈值方案进行查询、新增、修改及删除操作，同时，在新增阈值方案后可以进行测算、启用及停用操作（图 4-32）。

（3）机构画像报告生成

该模块主要对机构画像报告进行管理，可以对机构画像报告进行查询、生成、查看详情及删除操作（图 4-33）。

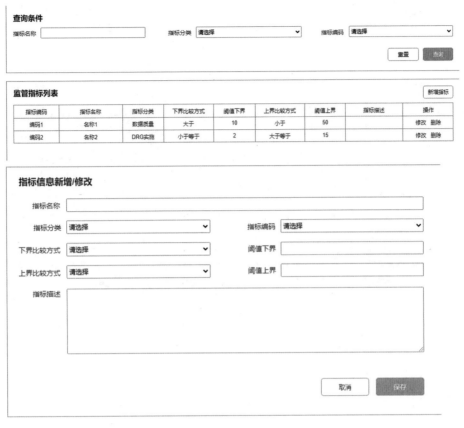

图 4-31　DRG 指标管理

方案新增/修改

方案名称		医保区划	请选择　多选 ▼
分组方案	请选择 ▼	权重方案	请选择 ▼
医院等级	请选择 ▼	人员大类	请选择　多选 ▼
医疗类别	请选择　多选 ▼	险种类型	请选择　多选 ▼
时间类型	请选择 ▼	起止时间	开始日期　至　结束日期

取消　保存

查询条件

方案名称 _____　医保区划 请选择 ▼　测算标志 请选择 ▼

重置　查询

阈值方案列表

新增方案

方案名称	医保区划	分组方案名称	权重方案	开始时间	结束时间	测算标志	应用标志	操作
方案1	辽宁	分组方案1	权重方案1	2022-01	2022-06	未测算	未启用	指标 测算 启用 修改 删除
方案2	辽宁	分组方案2	权重方案2	2022-07	2022-12	已测算	已启用	指标 测算 停用 修改 删除

图 4-32　阈值方案设定

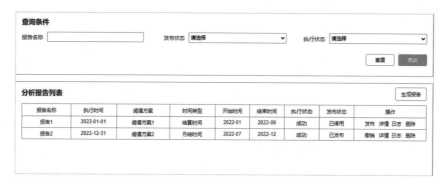

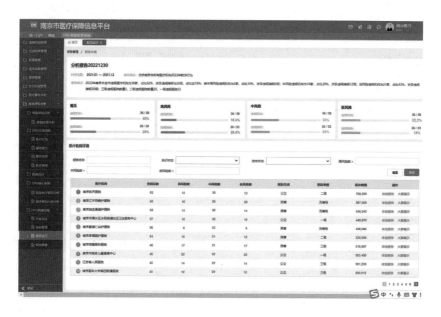

图 4-33 机构画像报告生成

（4）医疗机构画像

医疗机构画像模块为大屏功能展示，可以对就诊人次、次均费用、次均床日、DRG组数、入组率、CMI、数据质量、费用构成、医疗行为、服务能力、服务质量、基金支付、患者个人自付比例、权重构成、服务效率等维度进行分析、统计及展示（图4-34）。

画像功能可以根据高中低的阈值指标反馈各个指标项目的范围，针对高风险值进行预警显示。

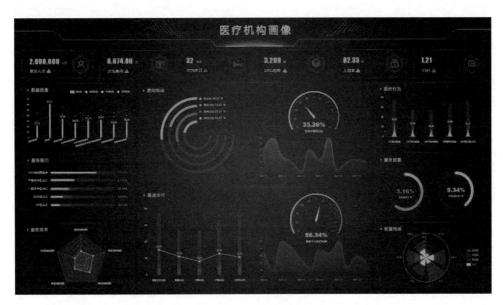

图4-34　医疗机构画像

（5）体检报告

体检报告模块主要对体检结论做出详细描述，该模块将体检结果分成三个等级：高风险、中风险及低风险。其中，高风险指标项包括7天再入院、低住院天数占比、低风险死亡率、手术DRG占比、时间消耗指数；中风险指标项包括有严重合并症占比（MCC）、平均住院日、诊断或手术操作编码错误率、入组病例权重构成、围住院期门诊费用占比、结算清单返修率、主手术操作错误率、结算清单返修率；低风险指标项包括病例组合指数（CMI）、次均住院费用、低天数病例占比。根据以上指标项，对体检结果分析出异常指标列表，并根据异常指标给出相对应的建议（图4-35）。

（6）体检详情

体检详情模块主要对体检详情做出统计汇总，主要分为：DRG核心指标模块、病案质控模块、DRG分组效能模块。其中，DRG分组效能模块分为医疗行为模块及服务能力模块。各模块中都会对体检风险等级进行标注，以便于对各指标的风险等级进行了解。见图4-36。

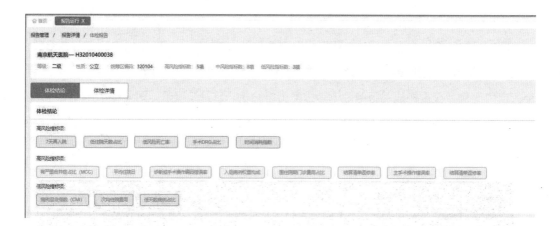

图 4-35　体检报告

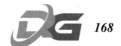

报告管理 / 报告详情 / 体检报告

南京航天医院— H32010400038

等级：二级　　性质：公立　　统筹区编码：320104　　高风险指标数：5项　　中风险指标数：8项　　低风险指标数：3项

| 体检结论 | 体检详情 |

DRG核心指标

指标名称	结果值	低风险值	中风险数	高风险数	说明
① 已结算额	6,234.55万元	7,000万元	10,000万元	15,000万元	正常
② 节余留用	2,290.08万元	1,000万元	500万元	0万元	正常
③ 次均费用	3345.68元	4,000元	6,000元	10,000元	正常
④ 入次	1,278,879人次	200,000人次	50,000人次	10,000人次	正常
⑤ 平均住院日 低风险	15床日	5-7床日，10-15床日	3-5床日，15-20床日	3日以下，20日以上	低风险
⑥ 入组率 中风险	93.56%	<95.00%	<93.00%	<90.00%	中风险
⑦ 患者自付比例	40.32%	45%>	55%>	65%>	正常
⑧ 基金支付	4,320.56万元	20	30	20	正常

病案质控

指标名称	结果值	低风险值	中风险数	高风险数	说明
① 入组率	90.32%	90.32%	90.32%	90.32%	正常
② 匹配率	40.32%	40.32%	40.32%	40.32%	正常
③ 7日内有效病案上传率	95.32%	95.32%	95.32%	95.32%	正常
④ 质控合格率	98.32%	98.32%	98.32%	98.32%	正常
⑤ DRG组数 高风险	890	<1500	<1000	<900	高风险
⑥ 总病例数	344,320	344,320	344,320	344,320	正常

DRG分组织效能

医疗行为

指标名称	结果值	低风险值	中风险数	高风险数	说明
① 门诊、住院人次比	90.32%	90.32%	90.32%	90.32%	正常
② 住院人次人头比	10.32%	10.32%	10.32%	10.32%	正常
③ 7天再入院	5.32%	5.32%	5.32%	5.32%	正常
④ 14天再入院	8.32%	8.32%	8.32%	8.32%	正常
⑤ 30天再入院	10.32%	10.32%	10.32%	10.32%	正常
⑥ 低住院天数占比	12.67%	12.67%	12.67%	12.67%	正常
⑦ 入组病例权重构成	12.67%	12.67%	12.67%	12.67%	正常
⑧ 居住院期门诊费用占比	52.67%	52.67%	52.67%	52.67%	正常

服务能力

指标名称	结果值	低风险值	中风险数	高风险数	说明
① DRG病组覆盖率	90.32%	90.32%	90.32%	90.32%	正常
② 实际发生总权重	10.32%	10.32%	10.32%	10.32%	正常
③ 病例组合指数（CMI）	5.32%	5.32%	5.32%	5.32%	正常
④ 有严重合并症占比（MCC）	8.32%	8.32%	8.32%	8.32%	正常
⑤ 一般合并症占比（CC）	10.32%	10.32%	10.32%	10.32%	正常
⑥ 手术DRG占比	12.67%	12.67%	12.67%	12.67%	正常
⑦ 中低风险组死亡率	12.67%	12.67%	12.67%	12.67%	正常
⑧ 低风险组死亡率	52.67%	52.67%	52.67%	52.67%	正常

图 4-36　体检详情

九、可控制的 DRG 医保智能监管

（一）DRG 付费方式带来的医保基金监管方向变化

在实施 DRG 付费方式之前，南京市医保与医疗机构之间实行项目付费，医疗机构的收入是与其提供的医疗服务项目挂钩的，医疗机构提供的医疗服务项目越多取得的医保结算费用也就越高。在项目付费方式下，易于滋生的医疗违规行为主要表现为重复收费、分解项目收费、过度诊疗、过度检查、串换诊疗项目和将不属于医保基金支付范围的医药费用纳入医保基金结算等。

而 DRG 是以病例组合为基本支付单位的打包付费，与项目付费方式不同，DRG 付费方式的特点是病组疾病越复杂、病情越严重、资源消耗越多，医保支付标准就越高，每个病例的具体支付水平只与该病例进入的病组相关，并不与医疗机构对该病例提供的医疗服务多寡相关。这在一定程度上遏制了医疗机构重复收费、过度医疗的利益驱动，本意是引导医疗机构通过提质、控费、增效，在区域内形成同病组的竞争优势。但是 DRG 的打包付费方式也催生了新的医疗违规行为，给医保基金的监管带来了新的挑战。

1. 分解住院

为了获取更多的医保支付费用，有些医疗机构将原本一次住院切分为两次以上，使得医保支付费用随患者住院次数的增加而增加；或者为了不因产生高倍率病例而形成"亏损"，对于住院费用高、住院天数长的患者，在其住院费用快要达到 DRG 正常病例的支付上限时，要求其办理出院后再重新办理入院，将一次住院行为分解为两个结算单元。具体表现为：一是将同一疾病诊断患者的连续治疗作再入院处理，形成两次出院结算；二是第一次住院未达到出院指征，办理出入院再次进行延续治疗；三是为住院时间长患者多次办理出入院，两次治疗方案一致或相似；四是第一次住院以检查为主，办理出入院后行手术治疗；五是为有长期康复需求患者，办理出入院分解住院费用。

以南京市医保局 2022 年实际查处的案件为例：

①患者潘某，2022 年 2 月 14 日至 15 日因"发现血糖升高 20 mmol/L，左下肢麻木 3 天"入住某院内分泌科，头颅 MR 平扫示：右侧丘脑急性梗死，经神经内科会诊确诊为急性脑梗死，以"丘脑梗死"为主要诊断入 BR23 组，结算点数 103.19 点。2 月 15 日当天办理出入院，又以"左下肢麻木伴言语不清 3 天"入住该院神经内科，以"急性脑血管病"为主诊断再次入 BR23 组。患者两次住院属于同一疾病的连续治疗，病程具有延续性，应办理转科，属于分解住院。

②患者张某某，2022 年 1 月 24 日至 2 月 8 日因黑便入住某院，主要诊断为"食管胃底静脉曲张破裂出血"，入 GS11 组；经病案核查，患者 1991 年起有丙肝史，目前处于丙肝后肝硬化失代偿期，外院胃镜提示食管胃底静脉曲张，黑便考虑与食管胃底静脉曲张破裂出血相

关，2 月 7 日查粪便隐血仍为阳性，2 月 8 日办理出院，未达本次住院的主要治疗目的。2 月 10 日又因黑便再次入同院同科室继续治疗，主要诊断为"丙型肝炎后肝硬化失代偿期"，入 HS21 组。两次住院均针对丙肝肝硬化及并发症进行治疗，第一次住院未达出院指征，办理出入院再次进行延续治疗，属于分解住院。

③ 患者诸某某，分别于 2022 年 1 月 7 日至 20 日、2022 年 1 月 20 日至 27 日入住同一家医院。第一次上传主要诊断为"慢性肾脏病 4 期"，入 LR11 组；第二次上传主要诊断为"心功能不全"，入 FR21 组。经病案核查，患者两次住院期间均以复方 α-酮酸片保肾，以单硝酸异山梨酯缓释片扩张血管，以呋塞米片利尿，以阿托伐他汀钙片降脂，以利伐沙班片抗凝，以硝苯地平、倍他乐克降压。两次住院虽然上传主要诊断不同，但治疗方案一致，属于分解住院。

④ 患者张某某，2022 年 5 月 5 日至 5 月 9 日第一次入住某院内分泌科，主要诊断为"非酒精性脂肪性肝炎"，患者 5 月 5 日入院，入院随机血糖 8.3 mmol/L，血压 162/107 mmHg，入院后给予降压、降糖等口服药物治疗；5 月 7 日病程记录描述：行减重术前准备。5 月 9 日复查空腹血糖 8.4 mmol/L，血压 149/99 mmHg，治疗方案未调整，住院两天主要行生化全套、各部位彩超、CT、心肺功能等各种检查，患者本次住院费用 9 626.5 元，其中各项检查化验费用高达 7 961 元，占比 82.7%。5 月 9 日当天办理出入院，又以"肥胖症"入住普外科，入院后查体示血压 159/92 mmHg，未再行血糖检测，也无其他检查，第二天即行"腹腔镜胃部分切除术"。患者第一次住院以术前检查为主，为第二次住院手术提供术前准备，两次住院疾病治疗具有延续性，应办理转科，属于分解住院。

⑤ 患者朱某某，2021 年 12 月 17 日至 2022 年 1 月 4 日第一次入住某院，上传主要诊断为"脑梗死恢复期"，2022 年 1 月 4 日至 1 月 18 日第二次入住同一医疗机构，上传主要诊断为"偏瘫"。经病案核查，患者两次住院均为脑梗死恢复期，遗留右侧肢体偏瘫、吞咽障碍后遗症，均行偏瘫肢体综合训练、平衡功能训练、作业疗法等康复治疗，同病同治，属于分解住院。而且，按照《医疗保障基金结算清单填写规范》上的主要诊断选择要求第 10 点：当症状、体征和不确定情况有相关的明确诊断时，该诊断应作为主要诊断。该患者第二次住院不能以"偏瘫"为主要诊断，应以"脑梗死恢复期"为主要诊断。所以，患者第二次住院不但存在分解住院的违规情形，还存在高套的违规情形。

2. 高套点数

为获得更高的医保支付标准，有些医疗机构通过主要诊断升级，或者通过添加没有检查检验依据的其他诊断进入支付标准高的并发症（合并症）、严重并发症（合并症）病组，或者填写没有进行治疗的其他诊断进入支付标准高的并发症（合并症）、严重并发症（合并症）病组，利用病组规则进入支付标准高的病组，这种现象有时被称作高套分值。具体表现为：一是以不恰当主诊断进入支付标准高的病组。二是增加无诊断依据支持、未进行治疗的其他诊断，进入支付标准高的病组。

以南京市医保局 2022 年实际查处的案件为例：

① 患者向某某，2022 年 1 月 20 日至 2 月 11 日入住某院，主要诊断"运动障碍"入 BU23（神经系统变性疾患）病组，结算点数 107.96 点。经病案核查，2022 年 1 月 6 日行腰椎骨折 PKP 术，复位腰 1、2 骨折椎体，注入骨水泥，本次因"腰椎骨折术后活动受限 1 周"入院，患者出现的症状与腰椎压缩性骨折手术相关，与"运动障碍"主要由中枢神经系统病变导致的成因不符，应以"骨折术后恢复期"为主诊断，入 XT35（其他影响健康状态的因素）病组，结算点数为 61.57 点，属于以不恰当主诊断高套点数的违规行为。

② 患者程某某，2022 年 1 月 7 日至 1 月 12 日入住某院，主要诊断为"肛管恶性肿瘤"入 GR13（消化系统恶性肿瘤）病组，结算点数为 120.96 点。经核查病案显示该患者患有肛管恶性肿瘤，前期已做了 3 次恶性肿瘤维持性化疗及注射 PD-1 进行免疫治疗，本次住院主要注射紫杉醇酯质体（力扑素）和奈达铂（捷佰舒）行化学治疗。按照《医疗保障基金结算清单填写规范》上的主要诊断选择要求第 23 点第 4 小点：如果患者本次专门为恶性肿瘤进行化疗、放疗、免疫治疗而住院时，选择恶性肿瘤化疗（编码 Z51.1）、放疗（编码 Z51.0）或免疫治疗（编码 Z51.8）为主要诊断，恶性肿瘤作为其他诊断。本次住院应以"恶性肿瘤维持性化疗"为主诊断，入 RE15（恶性肿瘤增生性疾患的化学治疗和 / 或其他治疗）病组，结算点数为 87.36 点，属于以不恰当主诊断高套点数的违规行为。

③ 患者陈某某，2021 年 12 月 30 日至 2022 年 1 月 30 日入住某院，主要诊断为"气管切开术后拔管困难"，入 DZ11（其他头、颈、耳、鼻、咽、口疾患）病组，结算点数为 309.02 点。经核查病案显示该患者以肺部感染治疗为主，主要注射头孢米诺钠、二羟丙茶碱、硫酸特布他林行抗感染、化痰、平喘治疗。该患者一直处于昏迷状态，无自主咳痰能力，反复发生肺部感染，不符合气管切开术后拔管指征。本次住院应以"肺部感染"为主诊断，入 ES33（呼吸系统感染 / 炎症）病组，结算点数为 75.04 点，属于以不恰当主诊断高套点数的违规行为。

④ 患者金某某，2022 年 1 月 3 日至 1 月 14 日入住某院，主要诊断为"脑梗死"，入 BR23（脑缺血性疾病）病组，结算点数为 105.24 点。经核查病案显示该患者 6 个多月前突发左侧额顶颞叶急性脑梗死，予以抗血小板聚集、改善脑循环、营养神经等治疗，遗留右侧肢体活动不利、言语欠清等后遗症，本次住院未见新发病灶，主要针对脑梗死后遗症行关节黏连传统松解术、手功能训练、偏瘫肢体综合训练等康复治疗，应以"脑梗死后遗症"为主要诊断，入 BZ13（神经系统其他疾患）病组，结算点数为 78.31 点，属于以不恰当主诊断高套点数的违规行为。

⑤ 患者王某某，2022 年 1 月 25 日至 2 月 12 日入住某院，主要诊断为"认知障碍"，入 TW11（器质性及症状性精神障碍）病组，结算点数为 154.41 点。经核查病案显示，该患者脑梗后遗症病史 5 年余，半个月前以"多发性脑梗死"为主要诊断入院，颅脑核磁检查未提示有新发病灶，护理记录显示患者意识模糊，无精神类疾病相关用药记录。本次住院主要行偏瘫肢体综合训练、作业疗法、平衡功能训练等康复治疗，无认知障碍评估量表。按照《南京市 DRG 结算医保稽核注意事项（第二期）》第三点："认知障碍"是精神科疾病主要诊断，诊断依据为美国 DSM-V 版分类和国内高校教材《精神病学（第 8 版）》，症状应有认知伴随精神错乱等，必须有量表。因脑血管意外造成的认知功能障碍不得使用"认知障碍"作为疾病诊断，该患者无认知障碍诊断依据，应以"脑梗死后遗症"为主要诊断入 BZ13（神经系统其他疾患）病组，结算点数为 78.31 点，属于以不恰当主诊断高套点数的违规行为。

⑥ 患者曾某某，2022 年 2 月 21 日至 2 月 24 日入住某院，主要诊断为"手术后恶性肿瘤化学治疗"，其他诊断为"胃恶性肿瘤，化疗后骨髓抑制"，入 RE11 组，结算点数为 112.08 点。经核查病案，显示患者 2022 年 1 月 19 日被确诊为胃恶性肿瘤，本次住院期间血常规检查结果为白细胞计数 4×10^9/L、血红蛋白 110 g/L、中性粒细胞 2.6×10^9/L，不符合 CTCAE5.0 版本确定的"骨髓抑制"Ⅰ～Ⅳ级诊断指标，不可在其他诊断中填写"化疗后骨髓抑制"相关诊断，其他诊断应填写"胃恶性肿瘤"入 RE15 病组，结算点数为 87.36 点，属于增加无诊断依据支持、未进行治疗的其他诊断、高套点数的违规行为。

⑦ 患者王某某，2022 年 2 月 17 日至 2 月 18 日入住某院，主要诊断为"手术后恶性肿瘤化学治疗"，其他诊断为"乙状结肠恶性肿瘤，淋巴结继发恶性肿瘤，阑尾缺如"，入 RE11 病组，结算点数为 112.08 点。经核查病案，患者 4 个月前行"经腹直肠癌根治术"，本次住院予以卡培他滨片及奥沙利铂甘露醇注射液进行术后恶性肿瘤化学治疗。患者 15 年前曾行"阑尾切除术"，但与"阑尾缺如"无关，不应将"阑尾术后"诊断换为"阑尾缺如"诊断填写，本次住院其他诊断应填写"乙状结肠恶性肿瘤，淋巴结继发恶性肿瘤"入 RE15 病组，结算点数为 87.36 点，属于增加无诊断依据支持的其他诊断、高套点数的违规行为。

⑧ 患者李某某，2022 年 2 月 11 日至 2 月 16 日入住某院，主要诊断为"原发性胆管炎"，其他诊断为"2 型糖尿病，高血压 1 级，肝囊肿，胆囊结石"，入 HU13 病组，结算点数为 77.79 点。经核查病案显示患者本次住院予以熊去氧胆酸利胆、甘草酸二铵保肝、硫酸羟氯喹片抗炎调节免疫等治疗原发性胆管炎，无肝囊肿相关检查与治疗，没有资源消耗，不应在其他诊断中填写"肝囊肿"入并发症组，应填写其他诊断"2 型糖尿病，高血压 1 级，胆囊结石"，入 HU15 病组，结算点数为 60.24 点，属于增加未进行治疗的其他诊断、高套点数的违规行为。

⑨ 患者张某某，2022 年 1 月 24 日至 1 月 25 日入住某院，主要诊断为"malt-淋巴瘤"，

主要手术为"静脉注射化疗药物"，入 RS11（淋巴瘤及其他类型白血病）病组，结算点数为 180.55 点。经核查病案显示该患者多次在某院行淋巴瘤化疗及靶向治疗，本次住院主要注射利妥昔单抗注射液（美罗华）行靶向治疗。因主要诊断"malt- 淋巴瘤"，主要手术或操作"分子靶向治疗"不在淋巴多发骨髓瘤化学治疗和 / 或其他治疗（RB2 病组）的主要诊断和主要手术表中，无法入 RB2 病组。本次 DRG 结算单据应以"恶性肿瘤靶向治疗"为主要诊断，入 RG11（恶性增生性疾患的靶向、免疫治疗）病组，结算点数为 149.978 点，该份病案存在高套点数的违规行为。

3. 低套点数

为获得更高的医保支付标准，有些医疗机构通过诊断漏写或是手术漏写，主诊断错误选择或是主手术错误选择的方式，将某病组中因发生住院费用较低，可能成为该病组中的低倍率病例，低倍率病例按南京市 DRG 支付办法属于"亏损"病例，通过改写主诊断或主手术，或者漏写其他诊断或者其他手术的方式，使该病例进入费用较低病组成为正常病例，进而获得额外的支付费用。

以南京市医保局 2022 年实际查处的案件为例：

患者王某某，2021 年 12 月 9 日在某院确诊为"弥漫性大 B 细胞淋巴瘤"，2022 年 2 月 6 日至 8 日再次入住该院行化学治疗。以"恶性肿瘤维持性化学治疗"为主诊断，"弥漫性大 B 细胞淋巴瘤，脑萎缩，主动脉钙化，肝囊肿，慢性胆囊炎，肾结石，脑梗死个人史，扁桃体术后，阑尾术后"为其他诊断，"静脉注射化疗药物"为主要手术入 RE13 病组，结算点数为 94.2 点，实际住院费用 6 367.25 元。经核查病案，患者本次住院对"肝囊肿、慢性胆囊炎"无对应治疗，应以"弥漫性大 B 细胞淋巴瘤"为主诊断，"静脉注射化疗药物"为主要手术入 RB25 病组，结算点数为 135.46 点。因该病例实际发生费用低于 RB25 病组次均费用的 40%，属于低倍率病例，存在改写主诊断低套点数的违规行为。

4. 转嫁费用

为获得更多的 DRG 支付结余，有些医疗机构通过将医保政策范围内药品、耗材转为让患者到院外自行购买，或者引导患者不使用医保政策范围内的药品、耗材，而是在院内另行购买自费的药品、耗材。表现为将应由医疗保险基金支付的药品或材料费用转由参保人员自费的行为。

以南京市医保局 2022 年实际查处的案件为例：

① 患者程某某，2022 年 2 月 8 日至 10 日入住某院，主要诊断为"恶性肿瘤免疫治疗"，其他诊断为"肺恶性肿瘤，骨髓抑制性贫血，室性期前收缩，慢性阻塞性肺病，食管炎，慢性胃炎"，主要手术为"抗肿瘤免疫治疗"，入 RG11 病组，结算点数为 149.98 点，发生住院费用 11 922.77 元，DRG 结算费用 18 897.48 元。

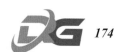

经核查病案，显示该患者本次住院主要行度伐利尤单抗进行免疫治疗，但医保结算清单无此项收费，要求患者院外自购 2 支度伐利尤单抗，价格为 36 176 元。属于将应由医疗保险基金支付的药品费用转由参保人员自费的分解收费违规行为，因为这样的违规操作将高倍率病例降为正常倍率病例，同时提升了结算盈余率。

② 患者毛某某，2022 年 2 月 9 日至 12 日入住某院，主要诊断为"白内障"，其他诊断为"飞秒激光白内障超声乳化抽吸术"，主要手术为"白内障摘除伴人工晶体一期置入术"，入 CB39 病组，结算点数为 45.70 点，发生住院费用 5 243.39 元，DRG 结算费用 5 758.21 元。经核查病案，显示该患者本次住院主要行"左眼飞秒激光白内障超声乳化吸除 + 人工晶体植入术"，使用美国眼力健人工晶体 6 900 元、"飞秒激光辅助下白内障手术加收"收费标准为 8 800 元，医保结算清单无人工晶体及飞秒激光辅助下白内障手术加收费用，两项费用均由患者另行结算，属于将应由医疗保险基金支付的材料和诊疗费用转由参保人员自费的分解收费违规行为。

5. 不符合入院指征住院

为获得更多的盈利空间，有些医疗机构通过降低住院患者收治标准，将门诊可以治疗的病例收治住院，以低资源消耗获得较高的 DRG 支付费用。主要表现为将没有入院症状的患者收治入院，将在门诊可以进行的治疗纳入住院治疗。

以南京市医保局 2022 年实际查处的案件为例：

① 患者朱某某，工作单位为某会计师事务所，2022 年 2 月 9 日因"反复腹痛腹泻 2 月余"以"腹痛"为主要诊断入住某院，入院后行普通二维超声心动图，心脏彩色多普勒，左心功能测定，浅表器官彩色多普勒（乳腺、甲状腺、淋巴结），组织多普勒，普通心脏 M 型超声检查，头颅、上腹部、中腹部、盆腔 CT 检查，全套肿瘤标记物检查及其他常规检查检验，总费用 4 345.07 元，检查及化验费用占比 83.04%，未见用药及治疗；经大数据分析，与朱某某同一单位的吴某 1、吴某 2、邵某某、李某 4 人同一天入住该院，入院原因及收费项目与朱某某相同。该 5 人相关检查均可在门诊进行，属于不符合入院指征住院。

② 患者刘某某，2022 年 5 月 10 日至 5 月 12 日以"乙状结肠息肉"为主要诊断入住某院，经病案核查，该患者 54 岁，既往无息肉、肿瘤病史，无心脑血管、糖尿病等基础病史；纤维结肠镜检查结果显示，该患者在乙状结肠有 1 个 0.2 cm × 0.3 cm 息肉，入院行纤维结肠镜下小息肉钳除术。按照《南京市 DRG 结算医保稽核注意事项（第二期）》第三点：对于年满 18 周岁未满 75 周岁，无继往息肉、血透、肿瘤病史，无基础疾病（口服抗凝抗聚药物、糖尿病、心脑血管疾病、肺部疾病、夜间阵发性呼吸暂停等），临床无阳性指征的患者，一般应在门诊行胃肠镜检查。行胃肠镜检查时，对于息肉基底部直径小

于 0.4 cm 且数量少于（含）3 个的，经评估可以活检钳直接夹除的，应在门诊行胃肠镜检查时夹除。依据注意事项，该患者可在门诊行胃肠镜检查时以活检钳直接夹除，属于不符合入院指征住院。

6. 健康查体

为获得更多的盈利空间，有些医疗机构通过填报不实的症状，收治健康的参保人员入院治疗，将不属于医保支付的项目纳入医保支付。主要表现为无明确入院症状，无手术、无治疗，行各项与健康查体相关的检验、检查及放射项目。

以南京市医保局 2022 年实际查处的案件为例：

患者王某某，2022 年 2 月 9 日至 10 日入住某院，主要诊断为"后循环缺血"入 BZ13 病组，结算点数为 76.82 点，发生住院费用 7942.06 元。经核查病案，患者主诉"反复头晕一周"入院，无高血压糖尿病既往史，行三大常规、生化及血清检测，颈部、心脏、甲状腺及周围淋巴结多普勒检查，颈部、心脏、甲状腺及周围淋巴结、腹部、妇科、泌尿系、四肢血管等彩超检查，MRA、MRCP、MRI（颈椎、颅脑）、磁共振脑功能成像等物理检查，均未发现明显异常。后循环缺血是常见的缺血性脑血管病，多发于高血压糖尿病人群，临床症状包括头晕、眩晕、肢体或头面部的麻木、肢体无力、头痛、呕吐等，常用检查方式为头颅核磁共振成像、经颅多普勒超声、颈部动脉超声。患者本次住院存在指征不足，行全身检查检验，属于健康体检住院的违规行为。

7. 治疗不足

为获得更多的 DRG 结余，有些医疗机构通过未按诊疗规范提供必要的医疗服务及相应的药品、耗材、检查检验项目，或是降低药品、耗材的质量，从而影响治疗效果。

（二）探索适合 DRG 付费方式的基金监管模式

1. 签订补充协议，量化 DRG 违规处罚

在实施 DRG 支付办法之初，南京市 DRG 参改医院即签订了《南京市按疾病诊断相关分组（DRG）付费试点定点医疗机构服务管理补充协议》，对 DRG 预算、结算清算、数据上传、年度考核、违约责任等各环节均作了明确约定，特别是在违约责任方面，通过量化的指标与医疗机构约法三章，充分发挥了协议管理在医保基金监管方面的重要作用。

《南京市按疾病诊断相关分组（DRG）付费试点定点医疗机构服务管理补充协议》要求医疗机构"不得增加参保人员个人负担，个人政策范围外费用比例三甲医疗机构原则上控制在 10% 以内，普通三级及以下医疗机构原则上控制在 8% 以内"。

《南京市按疾病诊断相关分组（DRG）付费试点定点医疗机构服务管理补充协议》，对分解住院、高套点数、低套点数、不符合出入院指征住院、住院费用分解至门诊结算、

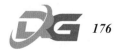

健康体检住院、推诿病人、提高自费比例等违规行为，形成了量化的处罚规定：

（1）病案首页填写不规范的，甲方督促乙方履行协议。仍不改正的，其对应 DRG 点数不予结算，并扣罚 DRG 对应点数的 1 倍点数。

（2）对查实"健康体检住院""挂名（床）住院""不符合出入院指征住院"等情形的病例，其对应 DRG 点数不予结算，并扣罚 DRG 对应点数的 1 倍点数。

（3）对查实"分解住院""将住院费用分解至门诊结算"以及"要求参保病人在院期间医保结算后转自费住院"等方式降低病组均费的病例，其对应 DRG 点数不予结算，并扣罚 DRG 对应点数的 2 倍点数。

（4）对查实"低套点数""高套点数"的病例，其对应 DRG 点数不予结算，并扣罚 DRG 对应点数的 3 倍点数。

（5）对于推诿病人、提高自费比例等其他损害参保人和医疗保障基金利益的诊疗行为，可按不超过 3 倍的标准扣除相应 DRG 的基准点数。

2. 推行风险警示，建立 DRG 阳光引导工作机制

2022 年，南京市 DRG 支付改革处于起步阶段，不少医疗机构及医生对违规行为的认识并不充分，通过建立违规行为的风险警示工作制度，在不同医疗机构及医生之间开展横向比较，更容易发现医院内部管理上存在的问题或者自身的薄弱环节，引导医疗机构主动加强内部管理，引导医生自觉抵制分解住院等违规行为，初步建立了正面、阳光的 DRG 引导工作机制。

（1）在"医保高铁"上设立"DRG 风险提示专区"

针对 DRG 付费方式中易发的几种违规情形，在"医保高铁"上设立了"DRG 风险提示"专区，目前初步设定了"疑似分解住院""自费费用超规定比例""检查费用超 70%"三个风险提示规则，参改医院和医生每日可实时查询本院、本人的风险单据量、单据明细以及单据量在全市的排名。

① 风险提示规则的指标内涵

a. 疑似分解住院：实时产生的出院结算单据中同一参保人员在同一家医疗机构住院，（本月入院时间 – 前一次出院时间）≤ 15 天，则本月的住院单据为疑似分解住院单据，此类单据不包括以下 DRG 病组：肿瘤病组（RB、RC、RD、RE、RG、RU、RV、RW）、妊娠病组（OZ1）、晶体手术（CB3）、克罗恩病（GT13）、精神病组（DRG-T）、新生儿组（DRG-P）、透析（LL1）、结缔组织疾患（IT2）。

b. 自理费用超规定比例单据：实时产生的出院结算单据中（"现金自理"+"个人账户自理"）/ 住院总费用 ×100%。范围外费用超规定比例单据阈值：三甲＞14% 的单据，三级及以下＞8% 的单据。

c. 检查费用超 70% 单据：实时产生的出院结算单据中（检查＋化验＋放射）费用合计／总费用 ×100% ＞ 70%。

② 医疗机构和医生的单据排行榜

上述三个风险提示指标，按三甲、三级、二甲、二级四个级别，对同等级医疗机构或同等级医疗机构的医生，按产生的疑似违规单据数从高到低进行排序，公开对 TOP20 的医疗机构和医生进行展示。医保部门可以看到全市所有医疗机构及医生的排名情况，以及每家医疗机构和医生的疑似违规单据明细。医疗机构可以看到本院疑似违规单据数在全市的排名，同时也可看到全市 TOP20 医疗机构的单据数及排名。医生的疑似违规单据数、单据明细及全市排名，医生本人可以看到，其他医生看不到，但是医疗机构的院长等管理人员可以看到本院全部医生的疑似违规单据、单据明细及全市排名，但不能看到其他医疗机构医生的疑似违规单据明细。这样，既保护了医生的隐私，又达到了引导医疗机构加强管理、引导医生规范诊疗行为的目的。

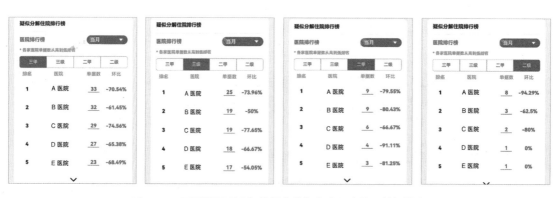

图 4-37　不同等级医疗机构疑似分解住院风险警示单据排名

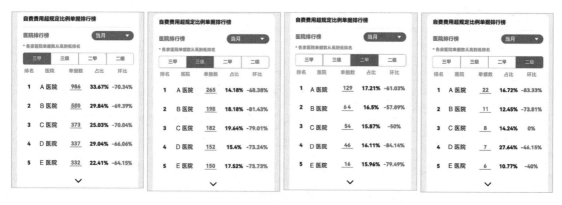

图 4-38　不同等级医疗机构自费费用超规定比例风险警示单据排名

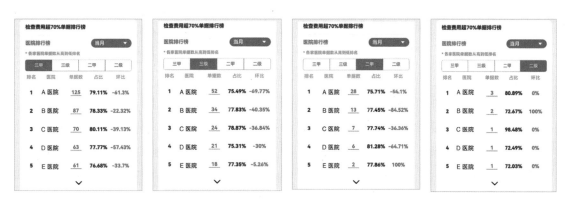

图 4-39 不同等级医疗机构检查费用超 70% 风险警示单据排名

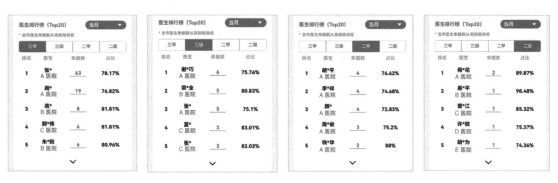

图 4-40 不同等级医疗机构医生风险警示单据排名

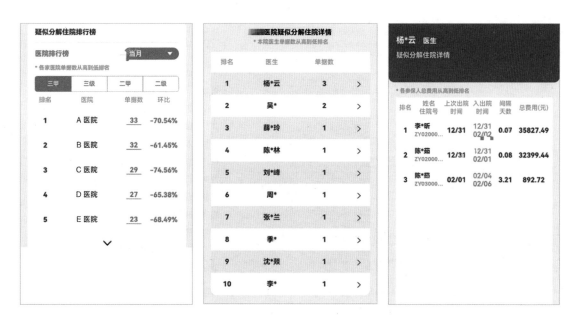

图 4-41 某医院疑似分解住院涉及医生详情及单据排名

（2）在"医保高铁"发布"风险警示榜"

在"医保高铁"的突发风险专区和情况通报专区，对违规情形比较突出的 TOP10 医疗机构，及时发布"风险警示榜"进行风险提醒，督促医疗机构引起重视，引导医疗机构加强内部管理，从而降低违规行为的发生率，达到规范诊疗行为的作用。见图 4-42。

（3）用 DRG 典型案例警示医疗机构和医生

将 DRG 病案稽核中发现的违规情形，及时梳理成 DRG 结算违规典型案例，通过在"医保高铁"上发布、到医疗机构宣传、制作成 PPT 下发，用典型案例来生动地说明哪些是违规行为，引导医生自觉抵制违规行为，引导医疗机构有针对性地进行自我管理。针对南京市 DRG 病案稽核中发现的分解住院、高套点数、转嫁费用、不符合出入院指征住院、健康查体、低套点数等 6 种违规情形，我们向医疗机构下发了 20 个典型案例，每个案例都详细诠释了这些违规情形的具体表现。

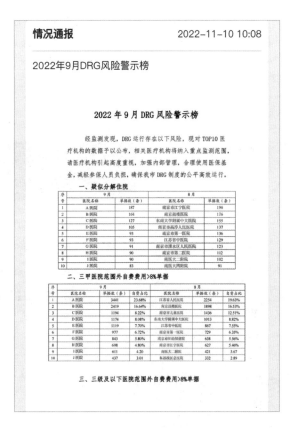

图 4-42 风险警示榜

3. 出台稽核规范，建立 DRG 支付约束机制

针对 DRG 病案稽核中发现的恶性肿瘤放化疗、脑缺血性疾患、结肠镜治疗操作、晶体手术病组存在的突出问题，邀请南京市学科权威专家，对原发性或继发性肿瘤、骨髓抑制、恶性增生性疾患的免疫治疗、颅内出血性疾患（脑缺血性疾患）诊断依据等进行充分论证，出台了二期《南京市 DRG 结算医保稽核注意事项》，明确定性 DRG 结算中的医疗违规行为，引导医疗机构规范诊疗行为，为医保基金的监管提供抓手。以"骨髓抑制"为例，对于恶性肿瘤放化疗患者而言，骨髓抑制是常见的严重并发症，是医疗机构最常填写的其他诊断，也最易于出现高套点数的违规情形。经专家论证，将"骨髓抑制"作为严重并发症上报需满足以下条件：一是患者住院期间的血常规报告必须达到 CTCAE5.0 版本确定 I-IV 级诊断指标且有相应资源消耗，才可在其他诊断中填写"骨髓抑制"相关诊断；二是骨髓抑制 I、II 级一般以口服药治疗为主，骨髓抑制 III、IV 级需要使用注射剂，如重组人粒细胞集落刺激因子 (rhG-CSF)、人粒细胞 - 巨噬细胞集落刺激因子 (rhGM-CSF)、长效人粒细胞集落刺激因子 (PEG-rhG-CSF)、成分输血、重组人白细胞介素 11（IL-11）、重组血小板生成素（TPO）、促红细胞生成素（EPO）、长效促红细胞生成素（LL-EPO），或者成分输血，也可联合使用相关口服药。

再如，针对结肠镜治疗操作病组存在的低标准收治问题，明确了"对于年满 18 周岁未满 75 周岁，无既往息肉、血透、肿瘤病史，无基础疾病（口服抗凝抗聚药物、糖尿病、心脑血管疾病、肺部疾病、夜间阵发性呼吸暂停等），临床无阳性指征的患者，一般应在门诊行胃肠镜检查。行胃肠镜检查时，对于息肉基底部直径小于 0.4cm 且数量少于（含）3 个的，经评估可以活检钳直接夹除的，应在门诊行胃肠镜检查时夹除"的稽核规范。

正是这些稽核规范的建立，为医保基金的支付筑起了防火墙，而且公开透明的制度规范也共同约束了医保、医院、医生的行为，好的制度规范成为守护 DRG 健康运行的基石。

4. 加强监测分析，提升 DRG 稽核精准度

由于 DRG 付费方式较为复杂，每个病例是依据诊断的不同、治疗手段的不同和患者特征的不同，对应进入不同的诊断相关组。医保基金不是按照病例发生的实际费用付费，而是按照病例所进入的 DRG 组的付费标准付费，这样的付费方式使得违规行为更加隐蔽，也对医保基金的监管提出了新的挑战，对 DRG 病例的数据监测也显得尤为重要。

（1）建立 DRG 重点监测指标

DRG 是按病例所进入病组的付费标准进行付费，通过建立 DRG 监测指标，比较不同病组的差异、同一病组现均值与历史均值的差异、不同医疗机构在同一病组的差异等，可以发现区域内的优势病组和劣势病组，能准确定位问题病组和病组内的问题医疗机构和问题医生，通过病案稽核进一步核查存在的问题，及时告知医疗机构和医生，使其尽快纠偏。

① 自费费用超规定比例病例占比：DRG 结算病例每个 DRG 病组中自费费用超规定比例病例占本病组全部病例的比重。三甲医疗机构自费费用占比大于 14% 的病例，三级及以下医疗机构自费费用占比大于 8% 的病例均为自费费用超规定比例病例。

自费费用占比 =（该病例现金自理费用 + 个人账户自理费用）/ 该病例住院总费用 ×100%

某 DRG 病组自费费用超规定比例病例占比 = 该 DRG 病组中自费费用超规定比例病例数 / 该 DRG 病组所有入组病例数

自费费用超规定比例占比高的病组，应重点关注该病组中自费费用超规定比例占比高的医疗机构和医生，以及该病组所涉及的自费药品和耗材。

② 15 天内返院病例占比：DRG 结算病例每个 DRG 病组中同一参保人员在同一家医疗机构住院且本次入院与上次出院间隔时间小于或等于 15 天的病例占本病组全部病例的比重。同时剔除了一些在临床上短时间内需要返院进行治疗的病组：肿瘤病组（RB、RC、RD、RE、RG、RU、RV、RW）、妊娠病组（OZ1）、晶体手术（CB3）、克罗恩病（GT13）、精神病组（DRG-T）、新生儿组（DRG-P）、透析（LL1）、结缔组织疾患（IT2）。

某 DRG 病组 15 天内返院病例占比 = 该 DRG 病组中 15 天内返院病例数 / 该 DRG 病组所有入组病例数

15 天内返院病例占比高的病组，应重点关注分解住院的违规情形。从实际的稽核情况来看，如果需要增加确定性，重点关注 1 天内、3 天内、5 天内返院病例占比高的病组，则更有利于抓取分解住院的违规病例。

③ 检查检验费用超 70% 病例占比：DRG 结算病例每个 DRG 病组中检查检验费用超 70% 的病例占本病组全部病例的比重。检查检验费用为该病例的检查费用、化验费用和放射费用。

检查检验费用占比 =（该病例检查费用 + 化验费用 + 放射费用）/ 该病例住院总费用 ×100%

某 DRG 病组检查检验费用超 70% 病例占比 = 该 DRG 病组中检查检验费用超 70% 病例数 / 该 DRG 病组所有入组病例数

检查检验费用超 70% 病例占比高的病组，应重点关注低标准收治或治疗不足的违规情形。从实际的稽核情况来看，对于该病组中检查检验费用超 80% 病例占比高的医疗机构和医生，应重点关注低标准收治的违规情形。

④ 权重与历史权重偏离的病组：DRG 病组权重与该病组历史权重的差大于 2 或者小于 -2 的病组。

某 DRG 病组的权重 = 该 DRG 病组中病例的例均费用 / 本市所有入组病例的例均费用

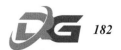

某 DRG 病组的历史权重 = 该 DRG 病组中历史病例的例均费用 / 本市所有入组历史病例的例均费用，权重与历史权重偏离度大的病组，应重点关注分解住院、高套点数及治疗不足的违规情形。从实际的稽核情况来看，对于该病组权重与历史权重偏离度大于正负 5 的病组，应重点关注分解住院的违规情形。

⑤ 低住院率（＜ 2 天）病例占比：DRG 结算病例每个 DRG 病组中小于 2 天的住院病例占本病组全部病例的比重。

某 DRG 病组低住院率病例占比 = 该 DRG 病组中低住院率病例数 / 该 DRG 病组所有入组病例数

低住院率病例占比高的病组，应重点关注分解住院、治疗不足的违规情形。从实际的稽核情况来看，手术类病组中的低住院率病例，应重点关注分解住院的违规情形。

⑥ 住院费用低使用率病例占比：DRG 结算病例每个 DRG 病组中住院费用低于该 DRG 次均费用 0.5 倍但高于该 DRG 次均费用 0.4 倍的病例占本病组全部病例的比重。

某 DRG 病组住院费用低使用率病例占比 = 该 DRG 病组中住院费用低于该 DRG 次均费用 0.5 倍但高于该 DRG 次均费用 0.4 倍的病例数 / 该 DRG 病组所有入组病例数

住院费用低使用率病例占比高的病组，应重点关注高套点数、治疗不足的违规情形。从实际的稽核情况来看，对于手术类病组中的住院费用低使用率病例，应重点关注高套点数的违规情形。

（2）建立 DRG 监测分析制度

要做好 DRG 监管，加强监测分析是重中之重，只有对 DRG 结算病例进行全面分析，才能发现哪些病组存在异动，深入挖掘异动病组，可能存在违规情形的医疗机构和医生才会浮出水面，再对相关病案展开专项稽核，这样才能准确定位违规行为，及时要求医疗机构纠正偏差。

为此，南京市专门建立了 DRG 病例监测分析制度，每个月都会通过 DRG 监测指标对当月 DRG 结算病例进行全面监测，从环比数据变化、医疗机构分布、医生分布、病组分布等多方面进行分析，找出问题突出的医疗机构、医生和病组（见图 4-43）。

5. 以 2022 年 1—12 月南京市医保 DRG 病例部分指标监测分析为例

2022 年是南京市实施 DRG 支付改革的第一年，全年累计 DRG 结算单据数 973 972 条，累计风险监测单据数 333 563 条，占比 34.25%。

其中，疑似分解住院单据数，12 月份比 1 月份下降了 56.5%；政策范围外超比例单据数，12 月份比 1 月份下降了 29%；检查检验费用超 70% 单据数，12 月份比 1 月份下降了 11.73%（见图 4-44）。

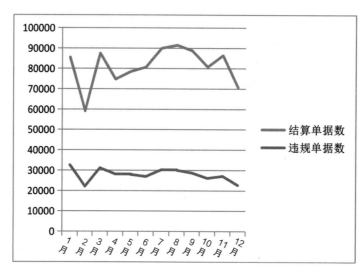

图 4-43　2022 年 1—12 月 DRG 结算单据数及风险监测单据数统计图

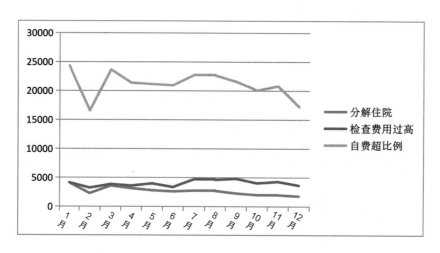

图 4-44　2022 年 1—12 月 3 大类风险监测单据数统计图

（1）疑似分解住院

2022 年，DRG 结算单据中涉及"同一参保人员 15 日之内出入院"的疑似分解住院单据 32 023 条，占风险提示单据总数的 9.6%。其中，两次出入院间隔时间小于 5 天的有 22 925 条，占 71.6%；1 天之内的有 15 277 条，占 47.7%。

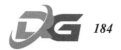

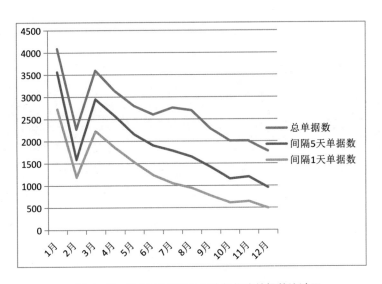

图 4-45 2022 年每月疑似分解住院单据数统计图

表 4-14 2022 年 1—12 月 15 日之内返院病例数

月份	总病例数	间隔 5 天病例数	占比	间隔 1 天病例数	占比
1 月	4 929	3 504	71.00%	2 593	52.61%
2 月	2 960	1 811	61.18%	1 297	43.82%
3 月	4 636	3 164	68.25%	2 296	49.53%
4 月	4 739	3 218	67.90%	2 307	48.68%
5 月	2 910	1 663	57.17%	1 174	40.35%
6 月	3 118	1 598	51.25%	1 035	33.19%
7 月	3 279	3 279	45.68%	900	27.45%
8 月	2 762	1 264	45.79%	751	27.19%
9 月	2 255	1 091	46.68%	617	27.36%
10 月	1 989	888	44.64%	492	20.25%
11 月	1 969	915	46.47%	515	26.15%
12 月	1 779	738	41.48%	400	22.48%

表 4-15 2022 年 1—12 月 15 日之内返院医疗机构及病例数对比表

| 月份 | 医疗机构 | | | | | | 病例数 | | | | | |
| | ≥ 100 | | 50-100 | | <50 | | ≥ 100 | | 50-100 | | <50 | |
	数量	占比	数量	占比	数量	占比	数量	占比	数量	占比	数量	占比
1 月	18	26.10%	9	13.00%	42	60.90%	3 446	69.90%	646	13.10%	836	17.00%
2 月	9	13.40%	11	16.40%	47	70.10%	1 443	48.80%	768	25.90%	749	25.30%
3 月	15	21.70%	18	26.10%	36	52.20%	2 889	62.30%	1175	25.40%	572	12.30%
4 月	13	20.30%	16	25.00%	35	54.70%	3 002	62.40%	1057	22.30%	680	14.40%
5 月	10	16.40%	9	14.80%	42	68.90%	1 673	57.50%	598	20.60%	638	21.90%
6 月	11	16.70%	8	12.10%	47	58.50%	1 824	58.50%	524	16.80%	770	24.70%
7 月	12	19.70%	12	19.70%	37	60.60%	1 927	58.80%	805	24.50%	547	16.70%
8 月	9	15.20%	14	23.70%	36	61.10%	1 266	45.80%	942	34.10%	464	20.10%
9 月	4	6.50%	15	24.50%	43	69.00%	583	25.90%	1097	48.60%	575	25.50%
10 月	4	7.01%	13	22.01%	40	70.98%	503	25.28%	908	45.65%	578	29.07%
11 月	4	6.89%	11	18.96%	43	74.15%	540	27.42%	769	39.06%	660	36.52%
12 月	1	1.73%	14	24.14%	43	74.13%	106	5.96%	1 001	56.27%	672	37.77%

① 涉及医疗机构分析

2022 年，全市疑似分解住院单据数最多的医院是 A 医院，共计 2 294 条，占全市的 7.16%；B 医院、C 医院均超过 2 000 条，D 医院、E 医院、F 医院均超过 1 500 条，上述医院疑似分解住院单据数均占全市总数的 5% 以上（图 4-46）。

② 涉及医生分析

2022 年，全市疑似分解住院单据数最多的医生是 A 医院刘某某，共计 166 条；全市单据数超过 100 条的医生共有 4 名（图 4-47）。

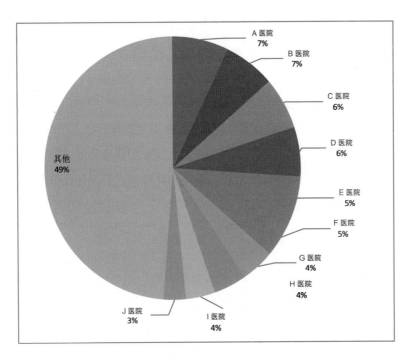

图 4-46　2022 年 15 日之内出入院单据排名前十医院

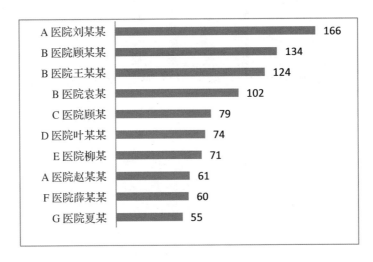

图 4-47　2022 年 15 日之内出入院单据排名前十医生（单位：条）

③ 涉及病组分析

2022 年，全市疑似分解住院单据数最多的病组是 ES31（呼吸系统感染／炎症，伴严重并发症或合并症），共计 807 条，占全市的 2.52%；BW23（脑性瘫痪，伴并发症或合并症）、BR21（脑缺血性疾患，伴严重并发症或合并症）、AH11（有创呼吸机支持 ≥ 96 小时或 ECMO 或全人工心脏移植术，伴严重并发症或合并症）、GK39（结肠镜治疗操作）、LC19（输尿管手术）均超过 500 条，上述病组疑似分解住院单据数均占全市总数的 1.6% 以上，这些都是住院时间较长、资源消耗较多、容易通过分解住院的方式增加 DRG 结算单元的病组。见图 4-48。

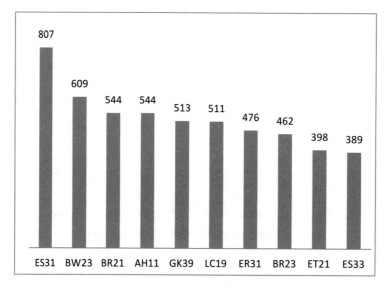

图 4-48　2022 年 15 日之内出入院单据排名前十 DRG 病组（单位：条）

（2）三甲医疗机构政策范围外费用超 14%

2022 年，南京市三甲医疗机构政策范围外费用超 14% 的单据有 179 141 条，占风险提示单据总数的 53.7%。超比例单据总费用 36.29 亿元，其中范围外费用 10.09 亿元，占比 27.8%。

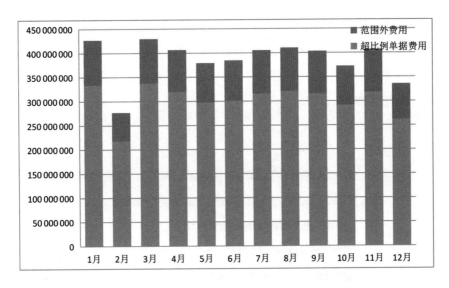

图 4-49　2022 年三甲医疗机构超比例单据费用统计图（单位：元）

① 涉及医疗机构分析

2022 年，全市三甲医疗机构政策范围外费用超比例单据数最多的医院是 A 医院，共计 39 667 条，约占全市的 22%；B 医院 27 712 条、C 医院 19 092 条，上述医院单据数均占全市总数的 10% 以上。

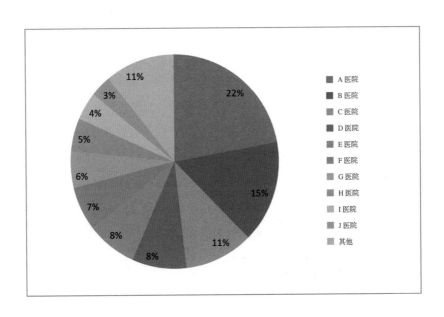

图 4-50　2022 年三甲医疗机构费用超比例单据数排名前十医院

② 涉及医生分析

2022 年，全市三甲医疗机构政策范围外费用超比例单据数最多的医生是 A 医院宋某某，共计 1 491 条；全市三甲医疗机构单据数超过 1 000 条的医生共有 2 名，500～1 000 条的医生共有 5 名。

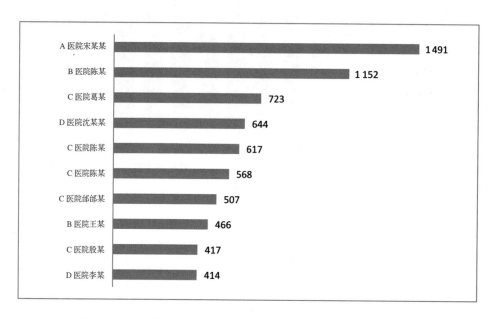

图 4-51 2022 年三甲医疗机构费用超比例单据数排名前十医生（单位：条）

③ 涉及病组分析

2022 年，全市三甲医疗机构政策范围外费用超比例单据数最多的病组是 RE13（恶性增生性疾患的化学治疗和 / 或其他治疗，伴并发症或合并症），共计 12 166 条，占全市的 6.79%；RG13（恶性增生性疾患的靶向、免疫治疗，伴并发症或合并症）、OZ15（与妊娠有关的其他疾病，不伴并发症或合并症）、LC19（输尿管手术）、RE11（恶性增生性疾患的化学治疗和 / 或其他治疗，伴严重并发症或合并症）、DE29（扁桃体和 / 或腺样体切除手术）、GK39（结肠镜治疗操作）均超过 2 900 条，上述病组均占全市总数的 1.6% 以上。以 RE13 病组为例，该病组费用主要集中于人血清白蛋白、注射用紫杉醇等抗肿瘤药物，自费药物占比超标的情况比较突出。

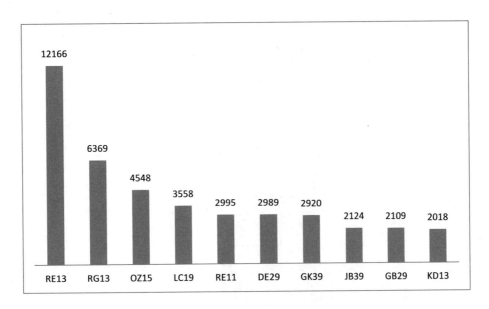

图 4-52　2022 年三甲医疗机构费用超比例单据数排名前十 DRG 病组

（3）三级以下医疗机构政策范围外费用超 8%

2022 年，南京市三级以下医疗机构政策范围外费用超 8% 的单据有 74 309 条，占风险提示单据总数的 22.27%。超比例单据总费用 10.37 亿元，其中范围外费用 1.7 亿元，占比 16.39%。

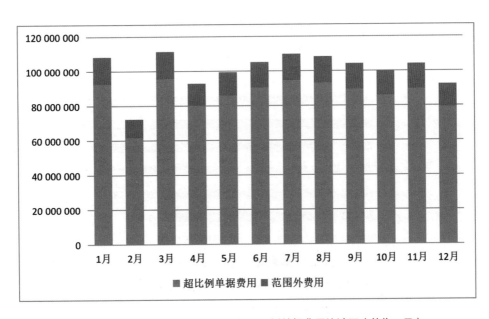

图 4-53　2022 年三级以下医疗机构超比例单据费用统计图（单位：元）

① 涉及医疗机构分析

2022年，全市三级以下医疗机构政策范围外费用超比例单据数最多的医院是A医院，共计9 955条，占全市的13.4%；B医院7 321条、C医院6 944条、D医院4 784条、E医院4 497条。上述医院单据数均占全市总数的6%以上。

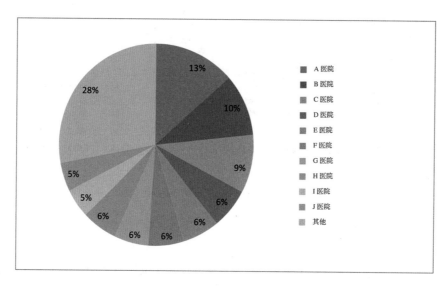

图4-54　2022年三级以下医疗机构费用超比例单据数排名前十医院

② 涉及医生分析

2022年，全市三级以下医疗机构政策范围外费用超比例单据数最多的医生是A医院彭某某，共计318条；全市三级以下医疗机构单据数超过300条的医生共有3名。

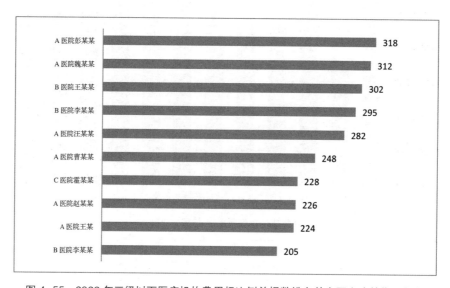

图4-55　2022年三级以下医疗机构费用超比例单据数排名前十医生（单位：条）

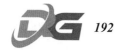

③ 涉及病组分析

2022年，全市三级以下医疗机构政策范围外费用超比例单据数最多的病组是LC19（输尿管手术），共计2 411条，占全市的3.24%；OZ15（与妊娠有关的其他疾患，不伴并发症或合并症）、ES35（呼吸系统感染／炎症，不伴并发症或合并症）、GK39（结肠镜治疗操作）、IF59（骨科固定装置去除／修正术）均超过1 500条，上述病组均占全市总数的2%以上。以LC19病组为例，该病组自费费用多集中于内窥镜手术器械控制系统加收或使用输尿管软镜加收等自费项目，OZ15、 GK39 、IF59等手术操作病组均是使用自费项目及耗材的情况比较突出。见图4-56。

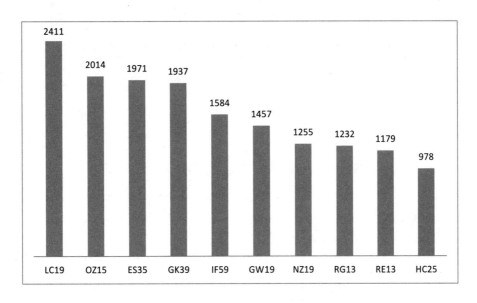

图4-56　2022年三级以下医疗机构单据数排名前十DRG病组（单位：条）

（4）检查检验费用超过70%

2022年，DRG结算单据中涉及检查检验费用超过70%的单据48 090条，占风险提示单据总数的14.41%。发生医疗费总计2.69亿元，其中检查费用2.1亿元，占比78.06%，次均单据费用5 603.07元，次均检查费用4 374.15元。见图4-57。

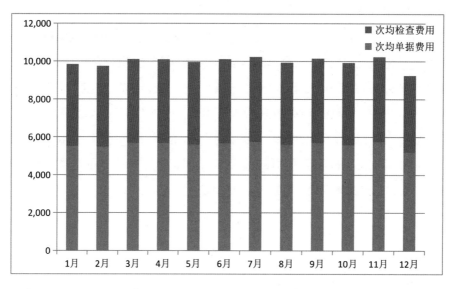

图 4-57　2022 年检查检验超过 70% 单据次均费用统计图（单位：元）

① 涉及医疗机构分析

2022 年，全市检查检验费用超过 70% 单据数最多的医院是 A 医院，共计 7 229 条，占全市的 15.03%；B 医院、C 医院、D 医院、E 医院、F 医院、G 医院均超过 2 400 条，上述医院检查费用过高单据数均占全市总数的 5% 以上。见图 4-58。

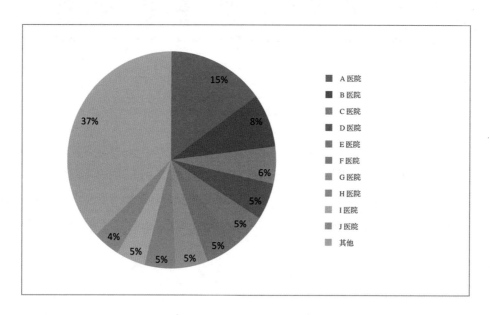

图 4-58　2022 年检查检验费用超过 70% 单据数排名前十医院

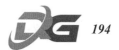

② 涉及医生分析

2022 年，全市检查检验费用超过 70% 单据数最多的医生是 A 医院朱某某，共计 312 条；A 医院顾某、B 医院冯某某、B 医院沈某某单据数超过 200 条，全市单据数超过 150 条的医生共有 8 名。

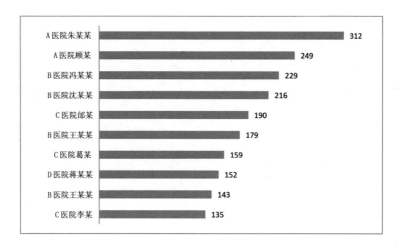

图 4-59　2022 年检查检验费用超过 70% 单据数排名前十医生（单位：条）

③ 涉及病组分析

2022 年，全市检查检验费用超过 70% 单据数最多的病组是 RW13（恶性增生性疾患治疗后的随诊检查，伴并发症或合并症），共计 2 381 条，占全市的 4.95%；GW19（食管炎、胃肠炎症）、KS13（糖尿病，伴并发症或合并症）超过 1500 条，均占全市总数的 3% 以上；超过 1 000 条的病组有 9 组。除 RW13 病组（恶性增生性疾患治疗后的随诊检查）检查费用占比较高外，其余病组存在疑似低标准收治的问题，见图 4-60。

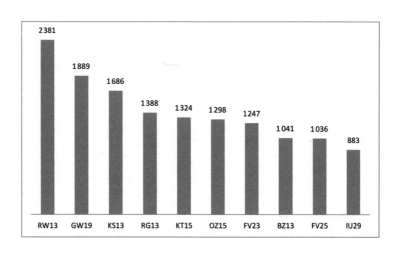

图 4-60　2022 年检查检验费用超过 70% 单据数排名前十 DRG 病组（单位：条）

由于准确定位了存在的问题，从而全面提升了病案稽核的阳性率。以 2022 年南京市 DRG 病案稽核为例，共抽取了 8 570 份疑似违规病案（其中有 2 360 份病案是疑似分解住院违规病案的上次住院病案），经医疗机构两轮申诉，最终认定 57 家 3 873 份病案存在违规情形，阳性率达 62.37%，涉及违规点数 459 541.508 点，其中：分解住院点数 331 293.269 点、高套点数 115 045.643 点、低套点数 481.58 点、不符合入院指征 9 110.253 点、健康体检住院 374.51 点、非医保支付范围 1 980.185 点。

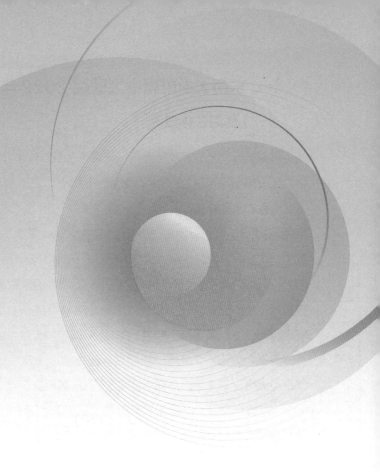

第五章
医院实施的比较

一、东南大学附属中大医院 2022 年 DRG 运行报告

（一）医院总体概况

顺应医保支付方式改革潮流，南京市 2022 年 1 月开始正式实施 DRG 付费，这一年东南大学附属中大医院 DRG 平稳落地，有序运行，医院精细化管理意识、水平都到了明显提升。2022 年共出院医保病例 5.8 万人次，覆盖 788 个 DRG 组，发生住院费用 10 亿元，次均费用同比下降 12%。2022 年，全院整体 CMI 值 1.31，时间消耗指数 0.92，费用消耗指数 1.08。DRG 支付改革大大提升了医疗效率，降低医疗费用，推动医院高质量发展。

DRG 将临床过程诊疗相似、医疗资源消耗相近的病例分入一个 DRG 组，通过病组数、权重、CMI、时间消耗指数、费用消耗指数等指标，给不同科室提供了横向可比性，为医院学科建设提供新思路。按照 CMI 值与例均超支结余，从收治难度和盈利能力两个维度，将各科室划分进四个象限，按照学科所处象限决定医院资源配置和未来发展方向。医院本部目前优势科室 9 个、基础科室 17 个、劣势科室 3 个、战略科室 4 个；江北院区优势科室 6 个、基础科室 9 个、劣势科室 3 个、战略科室 4 个。综合两个院区科室分布情况可见，目前东南大学附属中大医院优势科室数量仍需要提升，大部分科室处于基础科室，患者流量大，虽有结余但整体技术难度偏低（见图 5-1、图 5-2）。

- 优势科室：做大优势学科，加大资源投入，增加市场份额，形成规模效应；
- 基础科室：规范临床路径，加快周转，做好控费，保证医疗质量，成为提高全院结算水平的主力军；
- 劣势科室：调整病种结构，完善分级诊疗；
- 战略科室：做强潜力学科，增加疑难重症收治，成为行业标杆。

本章撰写人：杨兵全、丁海霞、张庆红、周守君、苏军、陆鹏

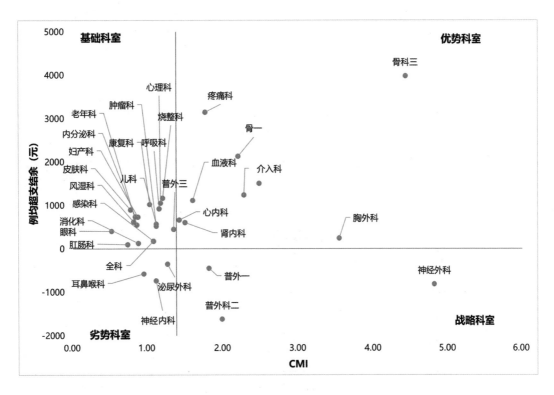

图 5-1　本部院区科室象限图

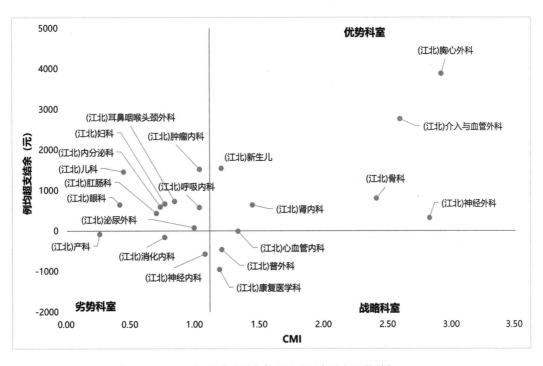

图 5-2　江北院区科室象限图（不含重症医学科）

（二）年度运行情况

1. DRG 运行情况

（1）全院整体运行情况

2022 年 1—12 月全院预结算率最高出现在 9 月，主要差异表现在重症医学科入组病例明显减少，但同时 CMI 值也发生明显下降。1 月预结算率最低，主要是政策运行之初，医生尚处于政策适应期，半数以上的科室产生了超支，结余科室数量较少。4—8 月结算率逐月下降，9 月起开始回升，全年来看，整体呈上升趋势（见图 5-3）。

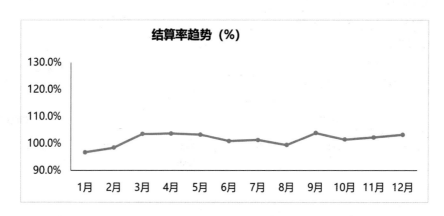

图 5-3　全院预结算率月度趋势

（2）大部分科室实现结余，超支科室相对集中

2022 年，本部 26 个科室实现结余，占本部科室总数比重 79%；江北院区 15 个科室实现结余，占江北院区科室总数比重 70%。两个院区超支科室相对集中，均集中在重症医学科、神经内科、普外科等几个科室，其中两个院区重症医学科的超支规模对全院结算产生了明显影响。

中大医院重症医学科是首批国家临床重点专科，是江苏省重点学科和江苏省重症医学诊疗、质控中心，也是重症医学疑难病诊治能力提升工程建设单位及国家重大疫情应急救治基地。收治的患者中急性呼吸窘迫综合征（ARDS）、脓毒症和休克患者占比例最高。这些疾病多表现为多器官功能障碍，需要进行支持治疗，包括机械通气、塌陷肺泡复张和保护通气的监测和评估、俯卧位通气等；重度 ARDS 患者需要人工心脏（ECMO）治疗；而重度休克患者需要进行心功能和循环功能的超声和有创血流动力学监测，需要主动脉内球囊反搏、ECMO、心室辅助（Impella）等进行循环功能辅助和支持；肾脏功能损害患者需要进行床旁 CRRT 辅助等进行治疗。因此整体花费较高，高倍率病例占比近 50%。

（3）高/低倍率病例情况

2022年，全院低倍率病例占比5%，医疗费用占比2%；高倍率病例占比2%，医疗费用占比11%（见表5-1）。高倍率病例是拉低全院结算率的主要原因，需加强高倍率病例成本控制，在保证病种难度不下降的同时合理控制次均费用。

表5-1　不同类别病例情况

类别	病例数占比（%）	医疗费用占比（%）
低倍率病例	5	2
高倍率病例	2	11
正常病例	93	87

低倍率病例分布前十位的病组分别为RG13、RE13、RG11、LL11、RE11、LJ15、LC19、ES31、GZ15、RW13，合计超支74万元。其中4个基准点数100点以下的病组，需注意防范低标收治风险，同时需要加强临床路径管理。

高倍率病例最集中的病组为AH11组（占比12.4%），从月度数据来看，AH11组的结算情况已经明显影响到全院结算水平，若能合理压缩该组费用，进一步分析导致其亏损的主要原因并针对性改进，将显著提升全院结算水平。

（4）基础病组与重点病组运行情况

基础病组指的是临床诊疗成熟、技术差异不大、医疗费用较为稳定的组。2022年，南京市共落地36个基础病组，实行"同城、同病、同价"。基础病组基准点数均在100点以下，诊治难度小、权重低，可以通过分级诊疗分流到二级及以下医院。2022年，全院基础病组入组病例数8 527例（占比14.5%），平均CMI值0.65。从全年运行情况来看，该类病组在难度和结算上均不占优势。

重点病组是对于院士（国医大师）所在的科室、国际医学中心或国家区域医疗中心牵头单位、国家重点专科、江苏省重点专科等特色优势专科，在计算其重点病组结算点数时赋予学术系数。2022年全院共申报28个重点病组，其中超支病组14个、结余病组14个。重点病组作为医院和科室特色的体现，理应具有更好的技术和费用优势，但从全院运行情况来看，尚有较大的优化和改进空间。

基础病组与重点病组整体病例数约占全部参加DRG结算病例数的27.9%，医疗费用占比约为32%。还是需要加强重点病组的收治，减少基础病组收治（见表5-2）。

表 5-2　基础病组与重点病组整体情况

类型	病例数占比（%）	医疗费用占比（%）
基础病组	14.6	7
重点病组	13.3	26
合计	27.9	32

（5）病组矩阵分析

根据基准点数和病组超支结余进行分析，将全年入组病例数 30 例以上的病组划分入四个象限。全院 51% 的病例处于第二象限，虽有结余但基准点数偏低，难度和结算均占优势的病例数占比仅 12%，优势病组规模较小（见图 5-4）。

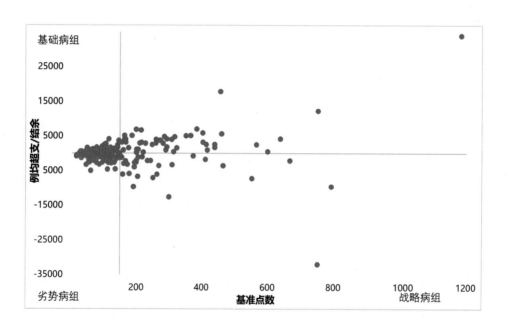

图 5-4　病组象限图

① 优势病组位于第一象限，基准点数高且例均结余多，技术难度高同时费用控制较好，是对医院结算率及 CMI 值均贡献较大的优质病组，可以继续扩大规模，占据市场份额，形成规模效应。结余前十位优势病组中有 8 个外科组、2 个操作组。7 个病组药耗占比超60%，若合理压缩药耗成本，还可进一步扩大结算优势。

② 基础病组位于第二象限，基准点数相对较低，但有结余。基础病组病例主要集中在恶性肿瘤化疗、靶向治疗组。该象限中大多是住院时间短、周转快的病组，病人数量较多，

可通过开展临床路径管理、规范诊疗行为、改善就医体验等途径提高服务效率，做大学科优势，带动全院结算水平提升。

③ 劣势病组位于第三象限，基准点数较低且超支严重。劣势病组中超支规模最大的病组为 GK39 结肠镜治疗操作组，该组还表现出了明显的院区间差异，江北院区 GK39 组次均费用明显高于本部。对比发现主要是由于江北院区 GK39 组平均住院日较本部多 2 天，导致次均费用高 17%，说明同质化管理仍需要进一步加强。

④ 战略病组位于第四象限，基准点数高同时超支严重。战略病组技术难度水平高，多为疑难重症病例，前十位病组中 7 个病组基准点数在 200 以上，这类病组在区域内具有较强的技术竞争力，需要集中优势资源攻克核心技术，做强品牌优势，占据市场先机，赢得市场定价权。战略病组中超支规模最大的为 AH11 有创呼吸机支持 ≥ 96 小时或 ECMO 或全人工心脏移植术，伴严重并发症或合并症组，对全院结算水平影响显著。

2. 服务能力情况报告

（1）病组覆盖情况

2022 年，南京市共 967 个 DRG 病组，我院入组病例共覆盖 788 个病组，占全市病组比重 81.5%，疾病诊疗范围较广（见表 5-3）。其中外科组 294 个，占比 37.3%；操作组 51 个，占比 6.5%；内科组 443 个，占比 56.2%。

表 5-3　全院病组覆盖情况

院区	病组数	病组占比（%）
本部	775	80.1
江北	592	61.6
全院	788	81.9

（2）基准点数分布分析

2022 年，全院 59% 的病例集中在基准点数（0，100）之间，是拉低全院 CMI 值的主要原因，医疗总费用占比 30%。结余规模最大的区间是基准点数（200，500）区间，这部分病例占比 11%，产生了全院近 90% 的结余。（500，1000）是重点超支区间，主要集中在 AH11 病组。基准点数 1 000 以上的病例主要集中在 IB19 病组（见表 5-4）。DRG 付费时代，患者数量不再是最重要的，只有高质量的病例才能为医院带来效益。

表 5-4　不同点数区间病例分布与结算情况

点数区间	病例数占比（%）	医疗总费用占比（%）
（0，100）	59.1	30.2
（100，200）	26.2	25.1
（200，500）	11.7	25.7
（500，1000）	2.6	16.4
（1000，∞）	0.3	2.6
总计	100.0	100.0

基准点数反映了 DRG 病组的疾病严重程度、诊疗难度及资源消耗情况，基准点数较大的病例占比代表医院治疗疑难病例的能力。通常情况下，基准点数 ≥ 200 即为难度较大的病种。2022 年，我院基准点值 200 以上的病例占比 15%，大部分情况下，基准点数 ≥ 200 病例数占比较高的月份，当月结余也较多，从趋势上来看，基准点数 ≥ 200 病例数占比整体呈上升趋势，与 CMI 变化趋势基本相同（见图 5-5）。因此 2023 年若要 CMI 值进一步提升，需调整病种结构，收治更多高难度、高质量的患者。

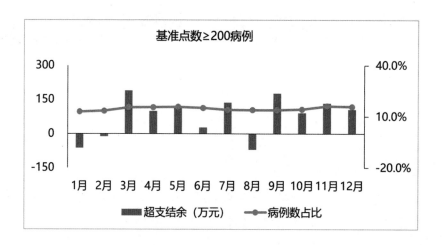

图 5-5　基准点数 ≥ 200 病例数占比与结算情况

3. 服务效率情况报告

（1）CMI 值

2022年全院CMI值最高1.38，最低1.22，全年综合1.31。5—9月期间下降趋势明显，9月之后逐渐上升，全年来看，整体呈上升趋势（见图5-6）。

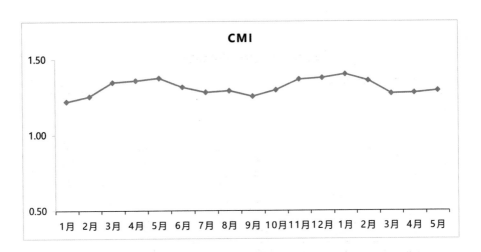

图5-6　全院CMI值变化趋势

（2）平均住院日分析

2022年，东南大学附属中大医院平均住院日6.5天，标化后平均住院日5.0天。从月度来看，平均住院日呈现略微上涨趋势，但综合诊疗难度进行标化后，整体呈现小幅下降趋势，说明全院服务效率提高，能够在更短的时间内完成同等高质量水平的诊疗（见图5-7）。

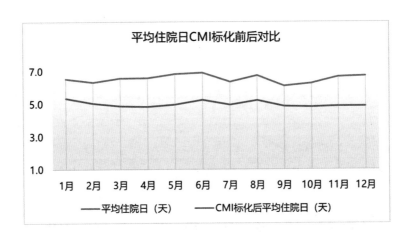

图5-7　平均住院日变化情况

（3）时间消耗指数分析

时间消耗指数指全院所有入组病例平均住院天数与南京市所有入组病例平均住院天数的比值。时间消耗指数大于1，说明治疗同等难度疾病花费的时间高于地区平均水平；时间消耗指数小于1，说明治疗同等难度疾病花费的时间低于地区平均水平。2022年，我院时间消耗指数0.92，时间效率优于南京市三甲医院平均水平0.96（见图5-8）。

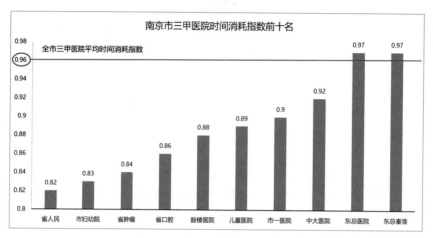

图5-8　时间消耗指数全市排名情况

4. 运行质量情况报告

2022年1—10月医保中心对全市参改医疗机构病案进行稽核，违规类型涉及低标准收治、分解住院、高套编码、入组不合理和违规费用几方面。医保稽核具有滞后性，发现时违规已经发生，通过加强临床医师培训，提前违规预警，违规病例数5月达到高峰后不断下降（见图5-9）。

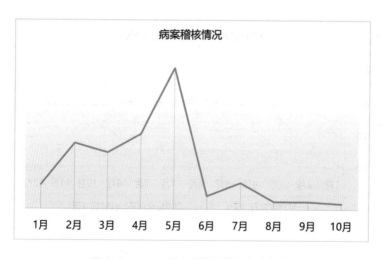

图5-9　1—10月病案稽核数量变化趋势

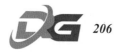

（三）主要工作举措

1. DRG 培训情况

为强化院内员工对 DRG 的理解，牵头组织多轮全院性 DRG 专题培训，并授予院内学分。2022 年以来，前后组织了 6 场全院层面的培训，其中邀请全国知名专家演讲 5 场。培训内容涉及病案首页填写、临床路径与 DRG 管理等多个方面。

2022 年 DRG 运行之初，医保办对全院进行了累计 50 余场 DRG 基础知识培训，以协助科室理解、执行新政策。运行半年后，针对运行中暴露出来的具体问题，医保办再度深入临床一线，开展新一轮科室 DRG 运行分析与政策培训，对全院所有临床科室 DRG 运行数据进行针对性分析并形成报告，与临床科室进行深入沟通，帮助科室发现问题，找到改进方向。历经两个月时间，完成本部 33 个临床科室、江北院区 23 个科室的针对性培训，并搜集整理科室反馈的主要问题，提交 MDT 会议进行讨论和解决。

2. 月度运行分析

每月跟踪医保局端结算数据，及时下载、整理分析运行数据，并形成月度 DRG 运行分析报告，在院周会上通报，让全院及时了解 DRG 运行现状。同时将数据下发至各科室和相关职能部门，以方便了解本科室及医院 DRG 运行情况。通过对运行数据展开分析，协助科室和部门寻找存在的问题并提出解决问题的建议。

3. 病案稽核申诉反馈

DRG 支付方式改革后，为保证 DRG 结算的合理性，病案稽核成为常态，2022 年医保中心已对中大医院 1-10 月病案进行稽核，医保办及时组织科室应对病案抽调并将医保审核意见反馈至相关临床科室，针对疑似违规病案组织临床申诉；对于确实存在的违规情形，通过专题培训、院周会、通知公告等多种形式及时传达各临床科室，避免再次出现相同的问题。医保高铁 DRG 风险提示模块数据显示，全院疑似违规单据从 1 月 298 条降至 12 月 101 条，违规单据数量下降明显。

4. 制定专项绩效考核方案

为适应 DRG 支付方式改革，充分发挥绩效考核指挥导向作用，激发医务人员参与和支持 DRG 付费改革的积极性，医保办与绩效办、信息科、医务处等多部门联合，在现行绩效管理办法的基础上，制定了院内 DRG 专项绩效考核方案。经过多轮测算与多部门联合讨论，专项考核方案于 2022 年 10 月落地。绩效考核方案落地后，医保 DRG 数据显示多个科室指标发生明显改善。

5. 开展各类专项活动

（1）分解住院专项整改。医保办整理分解住院的典型情况，发布了《关于加强分解住院管理的通知》，督促科室注意风险防范，避免违规。并且联合信息科，在 HIS 系统中嵌入 15 日内再入院提醒单，将分解住院违规做到事前提醒。

（2）推进高倍率病例、亏损基础病组病例自评。为加强高倍率病例管理，提前做好特病单议工作准备，医保办设计了高倍率病例自评表，针对全院高倍率病例开展全面自评工作。2022 年 1—12 月，全院共 90% 的高倍率病例完成了自评工作。其中 96% 的病例主诊断选择正确，病案填写准确率高；自理费用低于 10% 的病例占比 27%；自理费用超 10% 病例占比 73%。因药品自理费用超 10% 的病例占比 42%；因材料自理费用超 10% 的病例占比 18%；因诊疗项目自理费用超 10% 的病例占比 13%。完成自评的高倍率病例中，98% 的高倍率病例未使用新技术、新方法；99% 的病例因其他因素，主要是患者因素导致高倍率；仅 1% 因术前评估不足等医源性因素造成高倍率；65% 的病例希望申请单议，主要为急诊入院的危急重症抢救患者（占比 27.6%）、多学科联合诊疗患者（占比 24.81%）。今后将继续加强高倍率病例管理，督促临床因病施治，合理检查、合理治疗、合理用药、合理收费，加强病案编码质量管理，严格按照疾病诊断标准规范填写疾病名称、手术操作名称，提升病案编码和病案首页填写质量。

（3）自理费用专项整改。南京市医保中心分别于 2022 年 6 月和 10 月就"住院自理费用"要求医疗机构全面开展院内自查自纠。10 月对东南大学附属中大医院进行稽核，主要聚焦超比例自费药品问题。医保办及时联系临床科室进行申诉，同时梳理关键药品、材料和项目，提交 MDT 会议讨论，联合药学部、医用物资管理中心进行重点管控，防止再次出现违规行为。

（4）推进医保临床路径。从基础病组出发，通过对主要亏损基础病组分析，发现全院目前临床路径执行情况较差，并且路径制定时未考虑到费用。因此联合主要科室，如消化科、内分泌科，结合 DRG 病组费用，探索制定医保临床路径，规范基础病组病例管理。

（四）下一步工作计划

1. 2022 年主要运行成效

（1）结算情况逐渐向好。2022 年 1 月，政策落地之初，全院预结算情况不佳，控费力度不足，后经过多种方式，多方面整改，结算情况逐月改善，12 月较 1 月结算率上升了 6.6 个百分点。

（2）CMI 值提升，疾病诊疗难度得以体现。2022 年 1 月，全院 CMI 值 1.22，到 12 月上升为 1.38，增幅 13%，上升明显，同时 CMI 标化后的平均住院日呈下降趋势，医疗效率同步实现提升。

（3）高 / 低倍率病例占比不断下降。1 月份，全院高倍率和低倍率病例合计占比 12.1%，经专项整改后，12 月下降至 5.5%，下降 6.6 个百分点，是全院结算率提升的重

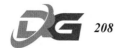

要助力。

（4）违规情形不断改善。经过多轮宣导及培训，不断深化全院对医保主要违规情形的认识，医保高铁中疑似分解住院单据数量排名从第一降至第四名后，"自费费用超规定比例（＞14%）"单据数也从1月的1306条下降至12月的840条，降幅36%。

2. 下一步工作计划

（1）加大培训力度，针对重点超支科室再次进行培训，联合其他职能部门，通过典型病例分析指导临床发现问题、明确症结、共同探讨改善路径，提升科室运行效率。同时，多措并举不断强化政策宣导，减少违规行为。

（2）发挥绩效杠杆作用，综合2022年全年运行情况，重新测算基数，结合临床反馈意见，优化绩效考核方案。

（3）充分发挥MDT机制的作用，明确各部门分工，通过制度支撑强化工作落地。

（4）深化数据分析，针对每月医保局反馈的DRG结算数据，从不同维度开展深度分析，设置重点监测指标，形成DRG运行分析报告并通报全院。

（5）优化结构，合理控制成本。针对超支病组进行费用结构细化分析，重点关注药耗成本控制，联合药学部、医用耗材中心，主动为临床寻找质优价廉的替代产品，同时完善耗材入院流程，对临采耗材进行前置审核。

DRG付费方式改革对医院来说既是机遇，也是挑战，通过对2022年度DRG运行情况分析，全院基本掌握DRG精细化管理思路。在新的一年里，将进一步规范临床路径，提高医疗保障结算清单质量，提升医疗技术含金量，进一步推动全院高质量可持续发展。

二、江苏省人民医院 2022 年 DRG 运行报告

2022 年 1 月 1 日，南京市正式实施医保 DRG 支付，江苏省人民医院积极响应、主动作为，通过建体系、重宣教、打基础、推协同、组团队，构建 DRG 支付体系下的管理新机制，形成多部门发力的全流程、一体化的管理模式，积极排查院内 DRG 支付方式改革工作堵点，逐个解决难点，确保 DRG 改革的平稳落地，保障医院的平稳运行。在 DRG 支付方式改革背景下，医院运营发展理念主动改变，由传统粗放式规模扩张向医疗服务增质提效方向发展，练好医疗质量、安全和效率的基本功，进一步发挥医保基金对医疗服务高质量可持续发展的助推作用。现将 2022 年 DRG 工作总结汇报如下：

（一）改革落实情况

1. 成立专项工作小组

成立以医保分管院长为组长、各职能部门共同参与的院内 DRG 支付方式改革工作小组，建立周例会机制，落实改革具体措施，实现部门高效联动，推进支付方式改革落地。

2. 行政 MDT 例会推进

DRG 作为系统性工程，改革核心工作涉及多个职能部门，江苏省人民医院建立职能部门全面协同、临床科室广泛参与的改革 MDT 式管理机制，以周例会形式，从基础数据、信息传输、病案质控、费用管理、行为规范、内部运营等多方面，联动推进改革工作落实。

3. 管理体系

院内发布《江苏省人民医院南京市医保住院费用 DRG 支付方式改革工作实施方案》（以下简称《工作实施方案》），建立院内管理体系，明确院领导、职能部门、临床科室的分工职责；建立基于医保服务质量评价基础上的院内 DRG 绩效管理办法，着重体现院内对急难危重患者救治和高新技术的政策倾斜，推进医保费用管理与医院高质量发展的协同发展，促进临床提升病种组成本控制意识，推进医保精细化管理。

4. 人员队伍

医疗保险处内部组建 DRG 管理团队，建立以临床科室为单元的网格化责任包干工作制，切实肩负辖区内科室 DRG 病案质量、运行监测、行为监管等职责，为医院整体 DRG 平稳运行打下坚实基础。

全院范围内，建立以临床医保分管主任为核心，兼职 DRG 质控员、医保联络员参与的管理团队，对本专业医保政策深入研究，有效推动落实医保政策，对科室费用及行为管理、病种结构调整、技术学科发展等提出重要参考。

江苏省人民医院医保DRG付费方式改革工作推进表

	启动阶段		本地化细分组阶段		内控及反馈阶段			模拟测算阶段	实际运行阶段
	5月	6月	7月	8月	9月	10月	11月	12月	2022年
制度建设	向院党委汇报南京市医保DRG付费方式改革相关工作 （医疗保险处）		出台《工作实施方案》 （医疗保险处）	形成以DRG工作领导小组牵头的DRG工作周例会制度 （工作领导小组、医疗保险处牵头，工作小组全体参加）		根据南京市医保局DRG付费结算管理办法，完成《DRG考核方案》修改并正式发文 （医疗保险处）		完成《应急方案》修改并正式发文 （医疗保险处）	正式执行
专项推进	完成医保诊断编码映射 （医务处）		病案首页上传相关堵点排查并优化 （医疗保险处、信息处、医务处）		1. 积极参与南京市医保局的分组方案论证 2. 分组结果分发给临床科室进行分析并收集反馈意见 3. 向南京市医保局提交反馈意见，与南京市医保局、临床科室和院内DRG工作小组保持密切联系 4. 基准点数与调整系数调研汇总 （医疗保险处）		1. 分析模拟运行数据，预测盈亏情况 2. 进行模拟各临床科室DRG考核 3. 配合省市医保局做好相关的验收工作 （医疗保险处）		正式实施落实
流程梳理			1. 病案首页上传工作流程 2. 上传不成功病历处理流程 （医疗保险处、信息处、医务处）		歧义及特殊病案处理流程 （医疗保险处、医务处、信息处）	诊断/手术/操作编码新增、维护和映射工作流程 （医务处、信息处）	1. 分组情况分析流程 2. 病组成本核算流程 （医疗保险处、医务处、计财处）	1. DRG考核及反馈工作流程 2. DRG运营及监测工作流程 3. 数据下钻分析及质量改进工作流程 （工作小组全体） 总额付费到DRG付费过渡的突发情况应急工作流程 （工作小组全体）	
宣教反馈	1. 完成全院临床科室DRG付费政策宣教并收集反馈意见 （医疗保险处、资产处、计财处） 2. 工作小组DRG业务培训（医疗保险处、工作小组全体参加）					完成全院病案首页质控培训 （医务处、质控处）		完成院内IIH系统DRG分组预测和诊断提示等相关功能使用培训	
信息建设	系统升级CHS-DRG分组器并灌入南京市医保三年历史数据 （医疗保险处、医务处）	1. 完成病案首页数据上传接口改造 2. 按要求上传病案首页数据 （信息处、医务处）		完成院内DRG智能监管系统产品招标 （DRG工作领导小组、招标办、DRG工作小组）	1. 中标DRG智能管理系统与医院HIS、IIH系统互联 2. 各部门提交DRG系统相关报表及功能需求 3. 开放部分临床使用功能进行测试 （医疗保险处、信息处、全体工作小组）			DRG智能管理系统完成相关报表和功能开发，各部门验收并测试	软硬件、网络技术保障 （信息处）
内部质控	1. 病案首页质控（医务处、质控处） 2. 疾病诊断/手术/操作编码映射质控（医务处） 3. 病组费用及病种结构实时监测（医疗保险处、计财处、医务处、药学部、采购中心） 4. DRG付费下的成本核算（医疗保险处、计财处） 5. DRG管理人员素质技能培训（医疗保险处、医务处、计财处、信息处） 6. 定期全院公示各病组运行数据（领导小组、医疗保险处）								

图 5-10　DRG 工作进度计划表

5. 绩效考核

充分发挥级别系数等的平衡调剂作用，在既往绩效分配管理制度的基础上，参照 DRG 分组结果和结算数据，结合医保 DRG 指标体系，紧紧围绕科室病案数据质量、医保费用管理、急难危重患者治疗、医保服务质量等 DRG 相关重点指标，进一步建立健全院内科室之间、岗位之间的医保绩效管理平衡机制，激发医务人员尤其是临床科室人员参与和支持 DRG 付费改革的积极性，加快实现医疗机构从数量规模向质量效能的转型发展。

6. 宣传培训

江苏省人民医院全方位多角度打出宣教组合拳，DRG 宣教模式由"面"到"点"、由"广"到"精"，从全院广泛宣传到专科宣教，从科室重点人员对接到制定 DRG 操作手册、重点病种组入组路径指南。宣教不断深入，形式逐步精准，切实将 DRG 政策落实到临床一线诊疗中。全年宣教 100 余场。

通过多维度多形式全覆盖宣教，临床医务人员逐步理解、掌握 DRG 政策，临床科室应对改革的积极性进一步得到提升，形成全院凝聚共识、勠力同心的改革应对氛围。

7. 基础信息建设

推进院内 DRG 病案首页辅助决策系统；建立院内 DRG 数据分析系统，形成"全院—科室—医疗组"三级 DRG 重点指标运行分析平台，为后续医保的绩效管理、费用监控、服务行为监管乃至科室病种结构、学科发展等提供数据支撑。

以改革为契机，江苏省人民医院高效完成院内医保 2.0 版诊断、手术/操作编码的培训、考核以及更换。院内编码规范极大提高医疗数据统计及时性与准确性，充分保证 DRG 入组准确。

以国家信息平台上线为契机，理顺数据传输流程，全面贯彻执行国家医保 15 项业务编码标准化改造，梳理全院药品、耗材、人员、诊断手术等编码信息库，建立常态化、标准化数据传输流程，极大提升全院医保结算数据质量。开发符合全院特点的结算清单上传系统，逐一核对上传字段内涵，确保结算清单上传质量和效率。

（二）年度运行情况

1. 总体情况

（1）医保各类型患者分布情况：2022 年江苏省人民医院总计出院 216 174 人次，其中南京市医保 80 478 人次，占总出院人次的 37%；异地医保 92 527 人次，占总出院人次的 43%；普通自费 36 558 人次，占总出院人次的 17%；其他类型 2 850 人次，占总出院人次的 3%。医保患者占比已超过 80%，成为院内占比最大的医疗服务人群。

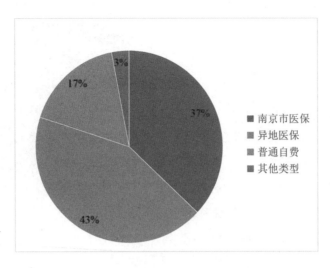

图 5-11　医院医保各类型患者分布图

（2）DRG 组数：2022 年全市 DRG 组数 967 组，江苏省人民医院 DRG 组数 402 组，全市排名第 2；全市 ADRG 组数 796 组，江苏省人民医院 ADRG 组数 351 组，全市排名第 1。

（3）病组均费情况：江苏省人民医院全年 DRG 病组均费排行榜总计获得金牌 54 个、银牌 51 个、铜牌 58 个，全市同等级医院排名第 6。

（4）平均住院日：江苏省人民医院全年南京市医保患者平均住院日为 5.94 天，较前三年平均值下降 17%，且全年呈现平稳下降趋势。

2. 病案管理情况

（1）结算单数：江苏省人民医院全年 DRG 结算病例数 71 451 例，在全市所有医疗机构中排名第一，在全市三甲医院总结算单数（618 576 例）占比超过 11%。

（2）匹配率：江苏省人民医院全年结算单据上传匹配率达到 100%，同级医院匹配率 99%，全市排名第 1，无上传匹配错误情形。

（3）合规率：江苏省人民医院全年结算单据上传合规率达到 100%，全市排名第 1，结算清单数据质量较高，无数据不合规情形。

（4）入组率：江苏省人民医院全年结算单据 DRG 入组率达到 100%，同级医院匹配率 99%，全市排名第 1，无入"空白病组"病例。

（5）反馈申诉率：2022 年 1—5 月份，江苏省人民医院共计反馈 DRG 结算病例 56 例，自 5 月起即实现"0 反馈"，国新返回分组结果与预期分组拟合率达到 100%，年终集中反馈无申诉病例。

3. 分组管理情况

（1）分组类型：江苏省人民医院全年 DRG 分组类型中，外科组 44 986 例，占所有病例的 63%；操作组 8 609 例，占所有病例的 12%；内科组 17 856 例，占所有病例的 25%。见图 5-12。

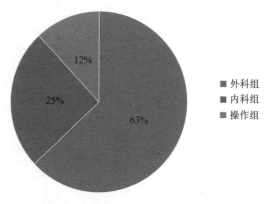

图 5-12　DRG 分组类型

（2）基础病组：全年收治基础病组病例 989 例，占所有 DRG 病例数不足 1%，较前三年平均基础病组病例数占比下降 300%。

（3）优势病组：全年收治优势病组病例 19 267 例，占所有 DRG 病例数的 27%。其中院士学科病组病例 789 例，占所有病例的 4%，国家重点专科病组病例 16 419 例，占所有病例的 85%；省重点专科病组病例 2 059 例，占所有病例的 11%。见图 5-13。

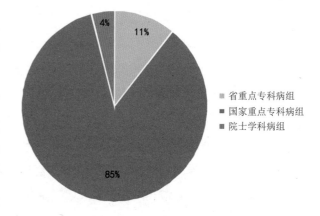

图 5-13　优势病组分布图

（4）DRG 病组运营矩阵图：通过二维四象限管理方法，从 CMI 值和次均结余两个维度（原点为医院平均 CMI 值）展示各科室在 DRG 支付情况下所处的位置，从而为医院专科发展资源配置提供相对科学的依据。

第一象限，即 CMI 值高且结余较高的科室，为医院战略性科室，对医院运营发展有较大影响，应重点发展。第二象限为 CMI 值较低但是有收支结余的科室，为医院当前优势专科。第三象限是 CMI 值低且亏损的问题科室，对于该部分科室，应做好科室病组具体分析，通过学科整合优化精简劣势病组。第四象限是 CMI 值高但亏损多的科室，应重点控费并调整费用结构，规范诊疗过程并提高医疗效率。此外可根据临床专科发展要求，将相关病组与医保局进行协商谈判，确保医院学科发展建设。见图 5-14。

4. 点数管理情况

（1）总点数：2022 年江苏省人民医院 DRG 结算总点数 12 716 888.03 点，排名全市第 1。

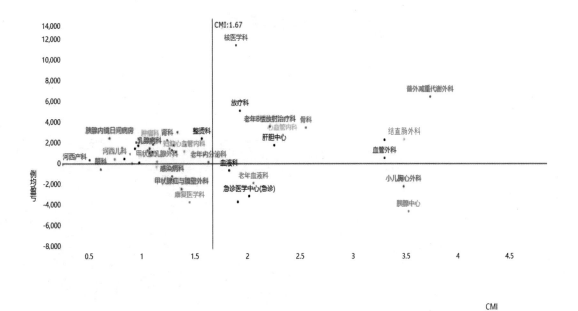

图 5-14　DRG 病组运营矩阵图

（2）结算类型：全年单议病组病例 21 例，占所有 DRG 结算病例 0.03%；低倍率病例 5 800 例，占所有 DRG 结算病例 8.12%，高倍率病例 1 610 例，占所有 DRG 结算病例 2.25%；正常病例 64 020 例，占所有 DRG 结算病例 89.60%。全年低倍率病例占比逐月下降，高倍率病例占比稳中有升，正常倍率占比趋于稳定。

5. 效能指标情况

（1）CMI：2022 年江苏省人民医院 CMI 值为 1.67，全市排名第 1，全年 CMI 指标平稳无异常波动。

（2）时间消耗指数：2022 年江苏省人民医院时间消耗指数为 0.82，全市排名第 1，较前三年下降明显。

（3）费用消耗指数：2022 年江苏省人民医院时间消耗指数为 1.04，全市排名第 9，较前三年略有上升。

（三）精细化管理探索与实践

1. 基于医疗质量评价的医保 DRG 绩效考核体系

江苏省人民医院创新构建医保费用管理与医保服务质量评价相结合、急难危重患者救治和高新技术重点扶持的院内医保绩效管理体系。有机融入国家绩效考核核心指标，力求 DRG 改革和国考"双达标"。绩效体系的构建，极大提升临床管理意识，推进医保费用管理与医院高质量发展的协同提升。见图 5-15。

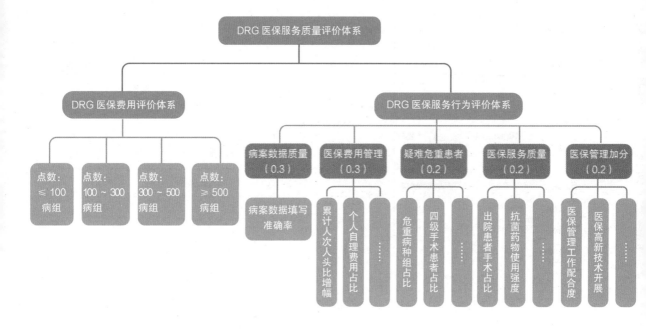

图 5-15　基于医疗服务质量评价的医保 DRG 绩效考核指标体系

2. 医保结算清单质控三级网络构建

组建医疗保险处 DRG 专职质控员队伍，创新建立专职质控员网格化负责机制和质控组组长复核工作机制，确保结算清单书写规范、病例精准入组。

建立临床科主任总负责、诊疗组组长第一责任人、病区 DRG 质控员把关的临床三级 DRG 管理团队，全面提升首页书写质量，强化数据运营分析。

医保处专职质控员与临床兼职质控员共同形成"医保－临床"两位一体的 DRG 管理模式，持续提升医保管理与临床实际融合度，为提高科室医保管理水平打下坚实基础。

3. 构建费用重点指标全面监测体系

将信息融入管理中，实现 DRG 基础数据监测、运营监管、异动预警、辅助决策、绩效考核等全流程管理；充分挖掘数据导向意义，为院内 DRG 管理提供思路和启发。

4. 构建 DRG 病种全成本核算方法

DRG 付费下的全成本核算对全院运营有着重要参考价值，同时也为院内资源分配提供可靠依据，DRG 超支带来的"因噎废食"的情形需要额外关注。目前已与计财处成本核算科组建联合工作小组，对财务成本系统和医保 DRG 系统进行融合改造，推进 DRG 成本核算项目工作，等待完成后的应用与实践。

5. 精准宣教，扮演科室运营"助手"角色

DRG 宣教模式由"面"到"点"、由"广"到"精"。创新制定专科 DRG 操作手册；创新制定重点病组入组路径指南；创新将 DRG 政策融入医保医师处方考核中，切实

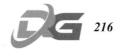

落实临床科室对政策的理解。深植服务临床意识，了解临床工作中医保难题与堵点，利用 DRG 工具和医保付费政策导向，帮助临床科室有效提升运营效率。

类型	指标	1月	1月全院排名	1月内科片排名
核心指标	DRG组数	***	1	1
	CMI	***	16	20
	例均结余/超支（元）	***（全院：******）	15	17
	科室总结余（元）	******（全院：*********）	1	1
	时间消耗指数	***（全院：1）	20	24
	费用消耗指数	***（全院：1）	38	41
质量指标	药占比（%）	***%	8	8
	耗占比（%）	***%	52	60
	个人自理比（%）	***%	11	12
	结算类型占比（%）	低倍率***%/正常***%/***%	-	-
	病案驳回率（%）	***%	14	17
效率指标	次均费用（元）	******	38	41
	平均住院日（天）	***	20	24
	人次人头比	***	40	43

图 5-16　某科室运营报表

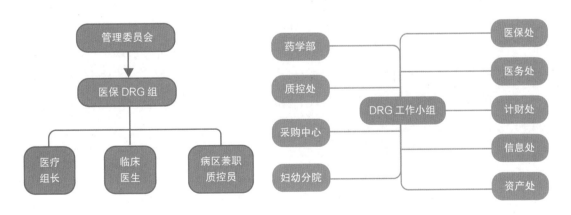

图 5-17　反馈表

图 5-18　DRG 运营管理人员队伍　　　　图 5-19　专项工作小组分工

6. DRG 结算清单智能质控规则系统建设

随着国家医保局发布《DRG/DIP 支付方式改革三年行动计划》，DRG 覆盖面将进一步扩大，目前江苏省人民医院在南京市医保患者占比约为 30%，省内和跨省异地医保患者占比达到 45%，未来异地医保纳入 DRG 结算后江苏省人民医院结算清单质控压力将成倍增加。为此，江苏省人民医院借鉴国家医保飞行检查中"大数据监管"和"规则知识库"思路，探索医保 DRG 结算清单信息大数据质控，降低质控成本，提升质控效率与质量，同时进一步规范临床病案填报和诊疗行为。

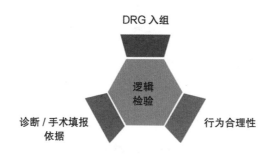

图 5-20　质控规则思路

7. 协调 DRG 运营与学科发展

以 DRG 分组管理思路为抓手，江苏省人民医院推进医保管理由科室延伸至医疗组、医生，探索对特定层级的医保核心指标全面评价，力求以成本合理、行为规范为基础，提升医院在支付方式改革新形势下的竞争力。

（四）下一步重点工作

1. 参与政策落实，建言献策

2022 年，江苏省人民医院结合专科特色，在南京市本地化细分组方案中，成功申报 24 组 DRG 细分组，争取病组的细化支付标准；成功争取 DRG 医院支付级别系数；成功争取全院近 70 个优势病组的支付系数；成功争取正常倍率病例补偿系数等，对学科发展起到积极作用。为提升 DRG 支付精准度，积极参与南京市医保 DRG 价值医疗项目申报，2022 年 11 月累计申报价值医疗项目 11 个，覆盖普外科、放射介入、神经外科、泌尿外科、胰腺外科和心胸外科等重点临床学科。

未来，江苏省人民医院将继续开展价值医疗相关研究，围绕长期经济性和患者获益两个核心价值内涵，项目内容包括特殊技术应用、联合手术和按治疗结果付费等，为医保支付方式改革进一步提升付费效能提供改进思路。

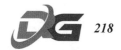

2. 发挥区域医疗中心作用

2022 年江苏省人民医院 CMI 值为 1.71，位居全市第一。全年收治住院大于 60 天病例 47 例；严重合并症或并发症病例 7 269 例，占全院病例总数 15%；患者年龄 > 70 岁病例 9 317 例，占全院病例总数 20%。全院在区域医疗工作中，充分体现学科带头作用和危重救治兜底职责。

3. 费用－行为管理联动

医保行为与医保费用管理相辅相成，通过体系全面规范，有效提升医院医保管理内涵，挤压医疗费用中不合理部分，病种费用结构更加优化，收治成本得到有效控制，提升有限医保基金使用效率，降低患者个人负担。

4. 临床宣教常态化

医保政策更新速度快、涉及业务范围广，院内各部门、人员政策执行内容迥异，必须有针对性地定制"个性化"宣教方案，并契合政策更迭节奏"常态化"开展。如针对科主任、护士长、医保联络员、计费人员等角色开展不同医保内容的宣教，专项宣教。拓展宣传方式：通过会议（院周会、医保季度例会、医保服务行为管理委员会例会、医保政策线上直播培训等）、培训（联络员会议培训、门诊医生培训等）、考试（医保处方权考试、医保培训考核、医保医师在线考试）等方式，普及医保知识，讲解医保新政，分析科室医保运行数据，实现全院医保管理精细化可持续发展。

2022 年，江苏省人民医院通过医院医保精细化管理的探索与实践，提升医院在费用管理、行为管理、患者服务等方面效率，提高院内医保治理能力，提升医院医保管理内涵，逐步实现把制度优势转化为治理效能，形成持续优化改进的 DRG 精细化管理模式。2023 年，将继续贯彻精细化管理思路，统筹兼顾医保 DRG 结算与医院高质量发展，以医保信息化建设为着力点，全面提升医保管理内涵，通过有效管理，全面实现医保费用合理、医疗行为规范、医保服务高质，努力实现院、保、患三方共赢。

三、南京鼓楼医院 2022 年 DRG 运行报告

（一）医院总体概况

南京鼓楼医院（南京大学医学院附属鼓楼医院）始建于 1892 年，是中国最早的西医院之一，具有悠久的历史文化和光荣的革命传统，是江苏地区现代医学的摇篮，现已发展成为学科门类齐全、师资力量雄厚、医疗技术精湛、科研实力较强的大型综合性三级甲等医院，各项工作走在行业前列。医院共有鼓楼本部、江北院区（江北国际医院）两个院区，并正在建设南部院区（溧水院区），现有床位 3 800 张，在岗职工近 6 000 人。医院在国家三级公立医院绩效考核（"国考"）中连续三年位列全国第一方阵（2018 年第 10 位，A++；2019 年第 19 位，A+；2020 年第 18 位，A+，2021 年第 10 位 A++），并入选全国公立医院高质量发展试点医院。

（二）医保付费总体运行情况

1. 基本情况

2022 年符合医保 DRG 与病案首页信息相匹配的结算数据 66 909 例，入组病例 66 875 例，总入组率为 99.95%。南京市目前 DRG 组共 916 组（不含中医病组），鼓楼医院 2022 年涉及 802 组，占比 87.55%（见表 5-5）。

表 5-5　2022 年医保 DRG 运行基本情况表

汇总指标	指标含义	结果
结算时间	纳入 DRG 结算的时间范围	2022 年 1—12 月
病案首页匹配人次数	与病案首页信息相匹配的结算单据数	66 909
未入组病例人次数（空白病组）	通过审核可参与分组但不能分到正常 DRG 病组的病例数	34
入组病例人次数	分到 DRG 病组的病例数	66 875
总入组率	入组率 = 入组病例 ÷ 病案首页匹配数 × 100%	99.95%
DRG 组数	本院病例分到的疾病诊断相关组（DRG）病组计数	802
ADRG 组数	本院病例分到的核心疾病诊断相关组（ADRG）病组计数，国家规范为 376 组 ADRG	349

2. DRG 分组情况

鼓楼医院 2022 年 DRG 分组，内科组涉及 435 个 DRG 组，病例数为 23 823 例，病例数占全院 DRG 总病例数的 35.61%，总费用占全院总费用的 17.21%；外科手术组涉及 316 个 DRG 组，病例数为 35 381 例，病例数占全院总病例数的 52.88%，总费用占全院总费用的 69.43%；非手术操作组涉及 51 个 DRG 组，病例数为 7 671 例，病例数占全院总病例数的 11.46%，总费用占全院总费用的 13.33%（见表 5-6）。

表 5-6　2022 年医保 DRG 分组总体情况表

类型	DRG 组数	病例占比	总费用占比
内科组（M）	435	35.61%	17.21%
非手术操作组 (O)	51	11.46%	13.33%
外科手术组 (S)	316	52.88%	69.43%
空白病组	—	0.05%	0.03%
总计	802	100.00%	100.00%

（三）运行情况分析

1. 2022 年医院科室矩阵

根据 2022 年全院病组病例数、CMI 值与次均盈亏额绘制科室矩阵。横轴为 CMI 值，以全院各科室 CMI 均值 1.60 为横轴原点；纵轴为医保次均盈亏额，以 0.00 为纵轴原点；圆圈大小为病例数。科室类型科分为四个象限，见图 5-22。

第一象限为战略性专科（CMI 值高，能结余）：CMI 值大于 1.60，次均盈亏额大于 0，医院将对这类科室进行亚专科发展，予以床位和人才资源倾斜、重点发展。

第二象限为当前优势专科（CMI 值不高，能结余）：CMI 值小于 1.60，次均盈亏额大于 0，这类科室在做好控费及确保医疗安全的前提下，以量取胜。

第三象限为问题科室（CMI 值不高，有亏损）：CMI 值小于 1.60，次均盈亏额小于 0，需分析是政策性还是专科自身发展原因所致，需做好科室病组具体分析，要根据医院的功能定位合理处理其中的基础病组，同时做好医疗效率和费用结构管理，通过学科整合优化精简劣势病种。

第四象限为特色专科（CMI 值高，有亏损）：CMI 值大于 1.60，次均盈亏额小于 0，具体分析该专科相关病组，有些需要进行政策谈判，有些则需要根据医院学科发展的节奏理性判定其医保超支状况。

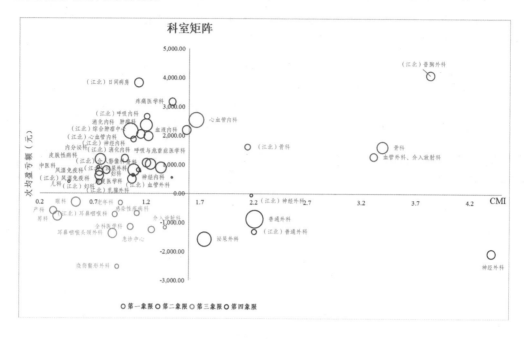

图 5-21　2022 年医院科室矩阵

2. 运营概况

（1）2022 年医院服务广度

2022 年全院涉及 802 个 DRG 病组，全市排名及同等级医院排名均名列第一，1～4 季度各季度 DRG 病组数均维持在较高水平。

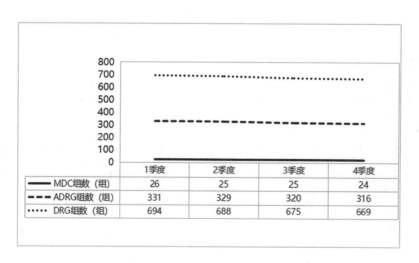

	1季度	2季度	3季度	4季度
MDC组数（组）	26	25	25	24
ADRG组数（组）	331	329	320	316
DRG组数（组）	694	688	675	669

图 5-22　2022 年医院服务广度趋势图

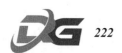

（2）2022年医院服务难度

2022年鼓楼医院CMI指数为1.61，医院治疗病例的技术难度较高，在全市同等级医院中排名前三名，1季度DRG支付方式改革初期CMI指数略低，2～4季度均保持稳定水平（见图5-23）。全年高难度病组（RW>2）病例数占比为21.4%，高难度病组（RW>2）病例对CMI贡献率为56.49%，高难度病组（RW>2)病例对结算结余的贡献率为55.9%，高风险病组例数占比为5.09%，且各季度均维持在稳定水平见。图5-24。

（3）2022年医院医疗质量

2022年鼓楼医院低风险死亡率为0，高风险死亡率为3.53%。其中1季度、4季度高风险死亡率稍高。图5-25。

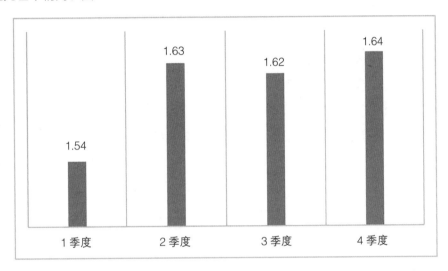

图5-23　2022年医院CMI趋势图

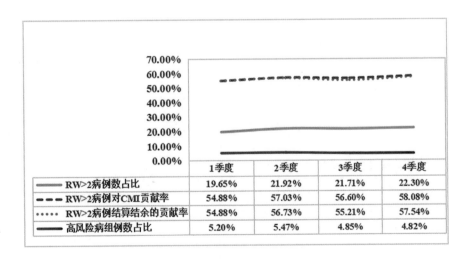

	1季度	2季度	3季度	4季度
RW>2病例数占比	19.65%	21.92%	21.71%	22.30%
RW>2病例对CMI贡献率	54.88%	57.03%	56.60%	58.08%
RW>2病例结算结余的贡献率	54.88%	56.73%	55.21%	57.54%
高风险病组例数占比	5.20%	5.47%	4.85%	4.82%

图5-24　2022年医院服务难度指标趋势图

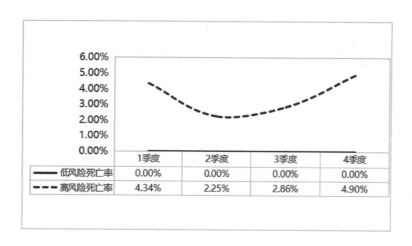

	1季度	2季度	3季度	4季度
低风险死亡率	0.00%	0.00%	0.00%	0.00%
高风险死亡率	4.34%	2.25%	2.86%	4.90%

图 5-25　2022 年医院医疗质量指标趋势图

（4）2022 年医院服务效率

2022 年鼓楼医院时间消耗指数为 0.74，表示医院治疗同类疾病所需时间远低于全市的平均水平，费用消耗指数为 0.84，表示医院治疗同类疾病所需费用远低于全市的平均水平，均在全市同等级医院中排名前列，且各季度保持稳定水平。图 5-26。

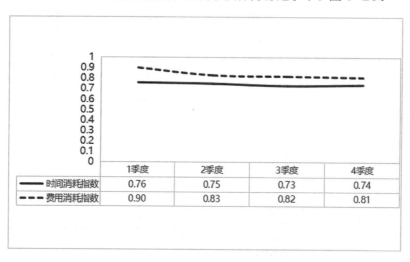

	1季度	2季度	3季度	4季度
时间消耗指数	0.76	0.75	0.73	0.74
费用消耗指数	0.90	0.83	0.82	0.81

图 5-26　2022 年医院服务效率指标趋势图

（5）2022 年医院医疗绩效

2022 年南京鼓楼医院药品收入占比为 17.99%，3、4 季度较 1、2 季度有所下降；卫生材料收入占比为 38.97%，检查化验收入占比为 20.08%；医疗服务收入占比为 22.96%，3、4 季度较 1、2 季度有所提升。全年平均住院日为 6.27 天，且各季度均维持在 6 ~ 7 天。见图 5-27、图 5-28。

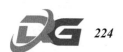

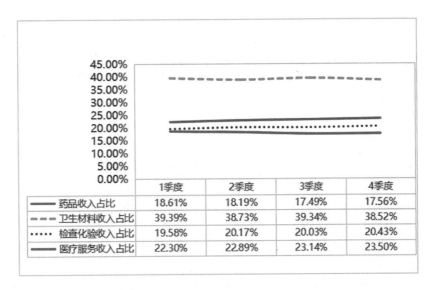

	1季度	2季度	3季度	4季度
—— 药品收入占比	18.61%	18.19%	17.49%	17.56%
- - 卫生材料收入占比	39.39%	38.73%	39.34%	38.52%
···· 检查化验收入占比	19.58%	20.17%	20.03%	20.43%
—— 医疗服务收入占比	22.30%	22.89%	23.14%	23.50%

图 5-27　2022 年医院医疗绩效指标趋势图

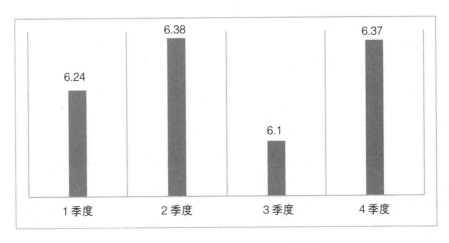

图 5-28　2022 年医院平均住院天数趋势图

3. 结算情况分析

（1）从病例类型汇总分析

2022 年鼓楼医院 DRG 病例数共计 66 909 例，其中正常病例占比为 85.20%，其医疗费用占比为 85.68%，高倍率病例占比为 2.02%，其医疗费用占比为 10.91%。

鼓楼医院对于高倍率病例，医院分析其费用高的原因主要是存在合并症或并发症、其他诊断、其他手术、有创呼吸机使用时间等重症病、部分病种还未纳入新技术补偿神经导航技术、脑外科大手术病例等情况，还有部分虽然纳入了高新技术进行了政策性亏损项目，如机器人手术病例、重症病例、眼科飞秒病例等，并赋予高新技术应用系数，但补偿的系统还不足以包得住亏损额（见表 5-7）。

表 5-7 2022 年按 DRG 病例类型统计结算表

病例类型	病例占比	费用占比
正常病例	85.20%	85.68%
低倍率病例	12.71%	3.34%
高倍率病例	2.02%	10.91%
单议病组病例	0.02%	0.05%
空白病组	0.05%	0.03%
总计	100.00%	100.00%

（2）从科室盈亏情况分析

2022 年鼓楼医院 DRG 预计结算盈利科室共计 33 个（含江北院区）。其中预计盈利金额排名前 10 的科室病例累计占比 32.19%，费用累计占比 37.51%，预计结算盈利前十科室见表 5-8）。

2022 年鼓楼医院 DRG 预计结算亏损科室共计 19 个（含江北院区）。其中预计亏损金额排名前十的科室病例累计占比 24.46%，费用累计占比 33.98%（见表 5-9）。下一步将重点关注这些亏损科室，查找并分析亏损原因，采取相应的应对措施。

表 5-8 2022 年 DRG 预计结算盈利金额排名前十科室

科室	病例占比	医疗总费用（万元）	费用占比
心血管内科	6.45%	8 302.66	6.36%
消化内科	6.62%	4 944.75	3.79%
运动医学与成人重建外科	2.07%	4 315.50	3.30%
心胸外科	1.21%	6 751.68	5.17%
肿瘤科	4.20%	2 764.61	2.12%
（江北院区）日间病房	2.27%	1 449.54	1.11%
（江北院区）普胸外科	2.05%	6 351.37	4.86%
骨科	3.55%	10 235.39	7.84%
血液内科	2.24%	2 719.47	2.08%
疼痛医学科	1.53%	1 165.93	0.89%

表 5-9　2022 年 DRG 预计结算亏损金额排名前十科室

科室	病例占比	医疗总费用（万元）	费用占比
重症医学科	0.30%	2 848.15	2.18%
泌尿外科	5.73%	9 084.77	6.96%
普通外科	8.71%	17 541.89	13.43%
神经外科	2.08%	8 341.73	6.39%
耳鼻咽喉头颈外科	2.43%	2 082.44	1.59%
（江北院区）重症医学科	0.13%	676.57	0.52%
男科	2.34%	789.28	0.60%
急诊中心	1.18%	1 402.83	1.07%
烧伤整形外科	0.52%	547.34	0.42%
全科医学科	1.05%	1 069.99	0.82%

（3）从 DRG 病组盈亏情况分析

2022 年南京鼓楼医院 DRG 预计结算盈利病组共计 411 组，共计预计盈利 1.133 2 亿元。其中预计盈利金额排名前十的病组，预计结算盈利金额达到 4 966.92 万元（见表 5-10）。

表 5-10　2022 年 DRG 预计结算盈利金额排名前十病组

DRG 分组编码	DRG 名称	医疗总费用（万元）
IC29	髋、肩、膝、肘和踝关节置换术	2 744.72
EB15	肺大手术，不伴并发症或合并症	3 683.87
RG13	恶性增生性疾患的靶向、免疫治疗，伴并发症或合并症	2 756.98
GK39	结肠镜治疗操作	1 545.33
IB39	与脊柱有关的其他手术	1 496.53
RE13	恶性增生性疾患的化学治疗和 / 或其他治疗，伴并发症或合并症	2 175.65
FB21	心脏瓣膜手术，伴严重并发症或合并症	2 202.05
FM13	经皮冠状动脉支架植入，伴并发症或合并症	956.36
EB13	肺大手术，伴并发症或合并症	2 400.10
IB29	脊柱 2 节段及以下脊柱融合术	3 845.51

2022 年南京鼓楼医院 DRG 预计结算亏损病组共计 391 组，共计亏损 5 115.82 万元。其中预计亏损金额排名前十的病组，预计结算亏损额达到 1 750.10 万元（见表 5-11）。

（4）从 DRG 结算点数汇总分析

2022 年南京鼓楼医院 DRG 病例从结算点数汇总情况来看，相对比较集中，主要集中在 100 及以下点数，病例占比 55.28%，费用占比 20.60%。其中结算点数在 50 及以下病例占比 18.38%，费用占比 3.79%，分析其亏损原因主要在于低倍率病例，后面医院将重点关注此类病例（见表 5-12）。

表 5-11　2022 年 DRG 预计结算亏损金额排名前十病组

DRG 分组编码	DRG 名称	医疗总费用（万元）
GB29	小肠、大肠（含直肠）的大手术	3 888.72
AH11	有创呼吸机支持 ≥ 96 小时或 ECMO 或全人工心脏移植术，伴严重并发症或合并症	2 039.81
LA19	肾脏肿瘤手术	1 059.47
KD13	甲状腺大手术，伴并发症或合并症	1 311.30
MJ15	其他男性生殖系统手术，不伴并发症或合并症	3 751.52
BE29	脑血管介入治疗	592.54
KB19	肾上腺手术	525.34
GE15	腹股沟及腹疝手术，不伴并发症或合并症	481.34
FN15	外周动静脉复杂经皮血管内检查和 / 或治疗，不伴并发症或合并症	597.77
DD29	鼻腔、鼻窦手术	831.48

（5）从科室结算点数汇总分析

从科室结算点数维度来看，2022 年南京鼓楼医院总结算点数 10 859 865.20，结算总点数平均值为 162.31 元。其中点数排名前十的科室主要为外科科室，少部分为内科科室，表明鼓楼医院这些科室病人发生费用较高，手术难度系数也较高（见表 5-13）。

表 5-12　2022 年 DRG 病例结算点数汇总分析表

结算总点数	病例类型	病例占比	费用占比
0 ~ 50 汇总	低倍率病例	10.87%	1.92%
	高倍率病例	0.07%	0.04%
	正常病例	7.38%	1.80%
	空白病组	0.05%	0.03%
	合计	18.38%	3.79%
50 ~ 100 汇总	单议病组病例	0.00%	0.00%
	低倍率病例	1.21%	0.64%
	高倍率病例	0.13%	0.17%
	正常病例	35.56%	16.00%
	合计	36.91%	16.82%
100 ~ 200 汇总	单议病组病例	0.00%	0.00%
	低倍率病例	0.48%	0.47%
	高倍率病例	0.39%	0.77%
	正常病例	21.80%	16.44%
	合计	22.68%	17.68%
200 ~ 300 汇总	单议病组病例	0.00%	0.01%
	低倍率病例	0.09%	0.16%
	高倍率病例	0.28%	0.83%
	正常病例	7.47%	10.52%
	合计	7.84%	11.52%
300 以上汇总	单议病组病例	0.01%	0.03%
	低倍率病例	0.06%	0.15%
	高倍率病例	1.14%	9.10%
	正常病例	12.99%	40.91%
	合计	14.19%	50.19%
总计		100.00%	100.00%

表 5-13　2022 年 DRG 科室结算点数排名前十科室汇总表

科室	病例占比	结算总点数	点数占比
普通外科	8.71%	1 351 709.86	12.45%
骨科	3.55%	842 497.57	7.76%
心血管内科	6.45%	745 813.80	6.87%
泌尿外科	5.73%	673 177.54	6.20%
神经外科	2.08%	639 279.86	5.89%
心胸外科	1.21%	602 767.37	5.55%
（江北院区）普胸外科	2.05%	548 533.46	5.05%
消化内科	6.62%	468 036.42	4.31%
运动医学与成人重建外科	2.07%	413 574.89	3.81%
血管外科、介入放射科	1.65%	339 264.34	3.12%

（6）从参保类型汇总分析

2022 年鼓楼医院参与 DRG 分组病例数共计 66 909 例，其中城镇职工基本医疗保险病例占比 82.50%，费用占比 80.75%，预计结算盈利 5 195.54 万元，占比 83.59%；城镇居民基本医疗保险病例占比 17.50%，费用占比 19.25%，预计结算盈利 1 020.19 万元，占比 16.41%，趋势相对合理（见表 5-14）。

表 5-14　2022 年按参保类型统计 DRG 预计结算盈亏表

参保类型	病例占比	费用占比
城镇居民基本医疗保险	17.50%	19.25%
城镇职工基本医疗保险	82.50%	80.75%
总计	100.00%	100.00%

（7）从结算系数汇总分析

2022 年 DRG 结算系数分为 4 种类型，其中系数为 1.000 的预计结算盈余金额 544.25 万元，为基础病组和空白病组，亏损主要分布在高倍率病例、低倍率病例上；系数为 1.050 0 的预计结算盈余金额 5 857.26 万元；系数为 1.060 5 的预计结算亏损金额 219.88 万元；系数为 1.081 5 的预计结算盈余金额 34.10 万元。

（四）DRG 付费实施以来的主要工作举措

1. DRG 支付方式改革下的精细化管理

医保 DRG 支付方式改革的实施，为医院提供了科学化、精细化的运营数据，通过对历史数据的解剖分析，对医院的运营情况进行合理性评价，引导医院回归功能定位，提高效率、节约成本。利用医院的精细化管理工具，分析医院与标杆医院之间的差异，找到医院精益化管理路径，系统性地解决医院发展的问题，促进医院高质量发展。

2. DRG 支付方式改革下的规范化管理

构建合理的医保质量管理体系，以费用补偿为"基"，以疾病合理诊疗为"本"，以诊疗规范、临床路径、支付方式和支付标准为框架，协助医务人员根据患者实际情况，将疾病关键性的检查、治疗、护理等医疗行为标准化，并对具体疾病或手术操作流程进行持续监测和质量改进，确保患者得到规范的诊疗服务，从而削弱诊疗服务项目和住院天数的差异性，减少医疗资源消耗的不确定性，有效控制医疗成本。

逐步实现将医保对医院的监管延伸到对医务人员医疗服务行为的监管，规范临床检查、诊断、治疗、使用药物和介入类医疗器械等行为。同时在医生间形成良性竞争机制，推动专科病区从技术层面不断优化治疗方案和诊疗手段，从大数据中提取疑难杂症临床表现的特征，归纳总结，形成临床路径管理和费用控制管理新理念，促进医院的学科发展。

3. 构建医保基金合理使用考核长效机制

医保办公室参照飞行检查模式，加强监督力度，联合医务处、护理部、物资保障处、药学部、绩效管理中心、纪检监察处等部门组织相关处室和各临床、平台科室常态化开展医疗违规收费自查自纠工作，定期抽取出院患者病历进行核查，以点带面、点面结合地针对问题进行全院专项稽查。将月度考核与年终考核相结合，针对常规收费检查及专项检查中执行情况较差的临床科室，明确违规责任，每月进行基础管理考核通报并扣分，对违规问题严重、通报后不予改正的科室实行问责处罚，直接与科室绩效考核挂钩。

4. 组织宣传培训，加强政策指导

自南京市医保正式启动按疾病诊断相关分组 (DRG) 付费，南京鼓楼医院积极组织宣传与培训，加强对临床的医保政策和 DRG 结算办法指导：① 医保办公室开展了全院性 DRG 付费培训讲座 2 场；② 与老年医学科、呼吸内科、消化科、血液科、心内科、骨科、麻醉手术室等专科针对性开展培训和交流；③ 制作《DRG 付费方式改革应知应会》，并在医院官网、院内宣传大屏及临床科室宣传普及；④ 牵头协同医务处、质管办、财务处完成编撰和印发《南京鼓楼医院医保 DRG 支付改革应知应会手册》；⑤ 微信主群和小群构建院内多样化的 DRG 支付咨询、申诉、反馈沟通机制，保持与临床紧密联系和反馈，为临床提供"即时通"服务。

5. 成立医保 DRG 付费方式改革工作领导小组

南京鼓楼医院成立了医保 DRG 付费方式改革工作领导小组，形成了 DRG 付费工作专班协同推进制度。在院领导牵头下，医保办组织，协同医务处、质量管理办公室、信息管理处、财务处等部门多次开展专题会议研究解决内部问题的工作方案，开展 DRG 付费工作推进例会。各职能部门合力协同，持续完善和规范 DRG 付费全链条上各节点工作流程，强化病案质量，规范临床路径管理，提升医院经济运行质量，促进全院全面性地提质增效。

6. 各职能部门协同配合，合力推进专项工作

在院领导牵头，各职能部门的共同努力下：① 完成院内在用诊断和手术操作库的更新切换；② 梳理和完善了医保病人住院病案上传各节点流程；③ 梳理和完善了 DRG 付费申诉反馈机制流程；④ 质量管理办公室牵头分析和处理医保反馈医院的空白病组问题，强化了病案质量填报和入组管理；⑤ 各部门持续推进和完善 "DRG 医院智能管理系统" 的智慧功能应用开发。

7. 跟踪分析结算指标，及时向上级部门反馈意见和建议

医保办跟踪和分析 DRG 结算各维度指标，点对点发送各临床专科市医保反馈每月 DRG 分组与结算情况，共同分析和交流，组织专科审核，组织专科对分组有疑义、低倍率组、高倍率组、正常倍率组进行意见反馈，主动和积极向医保部门反馈医院 DRG 付费工作开展中的意见、建议和困难。

DRG 付费过程中，江苏省医保局和南京市医保局主要领导分别先后带队来医院开展调研，院医保办公室先后重点组织了普外科、骨科、心内科、神经外科、血液科、甲状腺外科、ICU、影像科等科室主任参会交流，并反馈临床工作情况；在院内牵头组织了 2 场省、市医保局关于运动医学科人工关节带量采购、运动医学科医保 DRG 付费情况、康复科医保 DRG 付费情况调研会；牵头组织了医院各科室对医保 DRG 考核评分研究讨论会；在四季度组织全院临床积极向市医保局申报偏差病组、高新技术项目、价值医疗项目，协调申报科室参加价值医疗付费项目答辩会，并完成学术系数资质变更申请及调换学术系数相关重点病组申请。

8. 有效运用绩效评价体系提质增效

结合上级和医院内部对 DRG 绩效管理工作要求，制定相应的 DRG 病种绩效评价体系，对重点关注病种等开展绩效奖励。对价值医疗病组、高新技术病组等给予 DRG 绩效倾斜，促进重点学科发展；对公益性特征明显专科如重症监护室、急诊科等给予 DRG 绩效倾斜，体现三级医院的功能定位要求和公益性导向；充分调动科室及医务人员积极性，既考虑鼓励科室团结协作、统筹调度，也考虑个人工作量与工作价值，调动科室及医务人

员积极性，达到提质增效目的。

（五）下一步工作和相关建议

1. 建设全链条医院医保工作联动机制

建设全链条医院医保工作联动机制，统筹管理和协调医院 DRG 工作。医院强化国家医保基金的规范及老百姓"救命钱"的使用管理，由医保办牵头，协调各部门推进并形成了与临床充分协同且高效的工作模式，促进医保基金合规合理使用。医院在全领域、全流程按规则和要求建立安全防护网，从揭示问题、难点呈现，到解决方案、联动落实，建立 DRG 付费多部门联合闭环管理。

2. 积极推进医疗收费智能监控系统上线

通过构建医疗收费智能监控系统，运用信息化手段，在医疗收费管理上做好信息智能化管理和防范，医院信息部门配合好各职能部门做好合理使用医保基金的事前提醒和事前控制。医院各职能部门利用大数据比对分析，为临床提供可以实时查询的疑似违规数据报表，完善医保基金监管事中监督。促进全流程事前提醒、事中监督、事后审核的全方位、智能化综合监管体系。

3. 智能辅助机器人手术所在 DRG 病组的结算建议

根据《关于明确南京市 DRG 结算经办有关口径的通知》，对于年度内应用智能辅助机器人手术的病例，经组织医疗机构申报和评审后，根据病案发生数量、金额以及结算情况等，原则上按 1～1.03 赋予高新技术应用系数。按高新技术应用系数 1.03 测算，平均补偿金额不足 1 000 元/例，机器人手术所在 DRG 病组亏损金额仍巨大，如此补偿的额度远不足以支撑对高新技术的支持和鼓励临床开展新技术。1.03 的高新技术应用系数着实偏低，建议提高高新技术应用系数。此外，同一 DRG 病组中，应用机器人手术的次均医疗费用显著高于未应用机器人手术的次均医疗费用。而基准点数是依据医保历史全量数据分组测算出来的结果，现机器人手术应用范围广泛覆盖，开展的手术例数正快速攀升，按历史全量数据测算出的基准点数无法全面体现当年机器人辅助下的 DRG 病组医疗费用情况。建议应用机器人手术的 DRG 病组，机器人手术病例与非机器人手术病例分别测算基准点数，从而适当提高机器人手术所在 DRG 病组的基准点数。

4. 高倍率极值病例筛选方法的相关建议

根据《关于明确南京市 DRG 结算经办有关口径的通知》，按 DRG 付费病例（不含无病案新生儿）的实际住院总费用与按 DRG 结算费用的比值，在医疗机构内由高到低分别排序，原则上按 2‰左右比例筛选出适量极高值病例。

以南京鼓楼医院为例，2022 年全年 DRG 数据结算病例数 66 909 例，按实际住院总费用与按 DRG 结算费用的比值由高到低排序，按 2‰比例筛选，筛选出排名前 134 例病例。病例信息见表 5-15。

表 5-15　病例信息

病例类型	病例占比	医疗总费用（万元）
正常病例	57.46%	173.61
高倍率病例	27.61%	106.56
空白病组	14.93%	32.22
总计	100.00%	312.39

可见按此方法筛选出的 134 例病例中，高倍率病例仅 37 例，占筛选病例的 27.61%，筛选病例的均次费用仅 23 312.51 元，并非真正的高倍率极值病例。建议改为按 DRG 付费病例（不含无病案新生儿）的实际住院总费用与按 DRG 结算费用的差额由高到低排序，按 2‰比例筛选出极高值病例，真正意义上反映医保对重症病例收治的政策保障。

5. 动态完善病例细分组的调整和部分病组点值的调整

2022 年度部分病组需要通过进一步拆分和细化，包括心内科在内的部分病组需要调整分组，以进一步完善和较好地反映病组的实际费用，部分病组由于国家或区域集采后，需要不仅仅以费用来作调整，还要考虑医疗技术及手术复杂性来确定病组点数，包括骨科脊椎手术、关节手术、关节翻修手术、脑外科手术等，将过去一些没纳入指南或中华专家或中国专家共识的新技术也按照健康和手术安全的需要，对这类病组也建议纳入点数调整的范围；对 ICU 重症病例建议不要按 2‰的比例来做特病单议给来调整，建议单独划分一个调整事项，以鼓励各级医院多建重症床位，承接更多的急危疑难重症的收治，以价值导向对医院进行政策性鼓励引导。

四、江苏省肿瘤医院 2022 年 DRG 支付改革工作总结

DRG 支付方式改革是控制医药费用过快增长，促进医院加强自身管理，规范医保服务，合理使用医保基金，推动高质量发展的重要手段。自南京市 2022 年 1 月开始实行本地医保病人 DRG 支付结算以来，江苏省肿瘤医院从加强组织领导推进协同管理，明确职责分工完善机制建设入手，着力强化带量采购医药耗材的采购使用管理，实施成本管控，使 DRG 支付改革顺利进行，并达成医保服务费用总体平衡、略有结余的基本目标。

（一）加强组织管理，系统推进 DRG 支付改革

从加强组织管理、宣传培训、沟通反馈、考核评价、奖惩等各个方面进行系统的部署，营造全院上下高度重视、逐项落实、有序推进的良好改革氛围，确保 DRG 支付改革取得成效。

1. 加强组织领导，提高协同管理能力

医院分别成立 DRG 付费改革实施领导小组、医保管理委员会、药事管理委员会和耗材管理委员会，由书记、院长担任组长，其他院领导担任副组长，医保办、财务处、医务处、药学部、医学装备部、采购中心、护理部等职能部门主要负责人和临床、医技科室主要负责人为成员，负责 DRG 付费改革、各项医保政策、有关国谈医药耗材、带量采购医药耗材的整体实施策略措施的制定，形成自上而下的决策机制和系统化的组织管理体系（见图 5-29）。

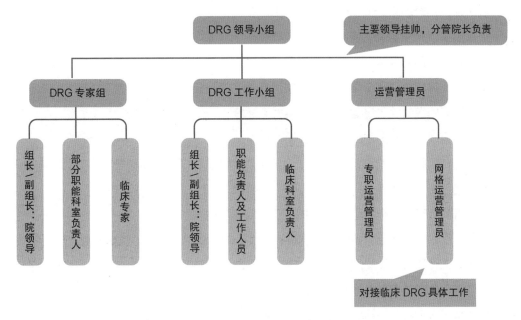

图 5-29 DRG 付费改革工作组织领导架构

2. 明确职责分工，建立有效可行的执行机制

医院将 DRG 支付改革列入医院重点工作，工作方案经改革领导小组批准，医保分管院长负责实施，总会计师牵头执行。财务处将 DRG 支付改革纳入医院运营管理范畴，将各科室的 DRG 付费的超支/节余情况与其当月的绩效考核挂钩；医务处和病案室负责电子病历书写和病案首页质量管理，保证医保结算信息及时上传；医保办负责 DRG 支付改革实施方案研究、制定、医保政策宣传，与医保局和医保中心密切沟通，及时发现、反馈和处理 DRG 支付改革中存在和发现的问题；信息处为 DRG 支付相关信息系统建设和数据上传、下载等提供技术支持。

以上相关职能部门组成 DRG 支付改革工作小组，协调解决在实施 DRG 支付方式改革中存在的具体问题，对 DRG 付费改革实施情况进行分析，提出改进意见。每周召开例会，共同讨论修正结算清单中有争议的诊断编码、操作编码，分析处理 DRG 支付监管反馈的疑似高套、低套、分解住院等问题，形成处理反馈意见并与医保局、医保中心交流，确保 DRG 支付改革落实到位、平稳运行。

3. 加强宣传培训和沟通分析，提升病案质量

强化宣传培训。医保办和 DRG 工作小组对 DRG 支付改革的各项政策、制度要求通过专场会议宣传讨论、至科室宣传培训等途径，先后开展各项培训 20 多场，实现宣传培训全覆盖、人人知晓、自觉执行的总体目标。建立病案室与临床医生沟通机制，发现问题及时修正，提高临床医生病历书写质量意识，改善病案质量——实施 DRG 支付方式改革工作以来，全院的病案匹配率和入组率均达 100%。

4. 积极开展贯标工作，优化基础数据

根据国家医保局各项医保编码贯标工作要求，医保办会同医务处、护理部、人事处、药学部等相关部门对医师、护理人员、药师和技术人员、医药耗材、服务项目等编码及相关信息进行逐项梳理，逐一更新维护，按时完成了赋码工作，确保医保数据正常上传。在南京市医保局组织的验收过程中因编码映射完成度高、数据准确、结算清单展示格式标准，获得医保局通报表扬（见图 5-30、图 5-31）。

同时，在医院电子病历系统中嵌入 DRG 预分组模块，方便临床医生实时查询病例分组信息和费用信息，实现 DRG 病例分组的事前和事中控制。

5. 开展 DRG 付费管理绩效考核，促进高质量发展

出台《江苏省肿瘤医院 DRG 付费改革绩效平衡方案》，将服务成本（合理用药考核、医疗服务收入占医疗收入比例）、结算指标（CMI、DRG 超支、结余调剂）、医疗质量及医保服务（病案首页完整性和准确性）、DRG 管理（分解住院、高套点数、推诿病人）等指标列为考核内容。对新技术应用、新项目开展和疑难病例收治给予相应的绩效扶持措

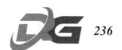

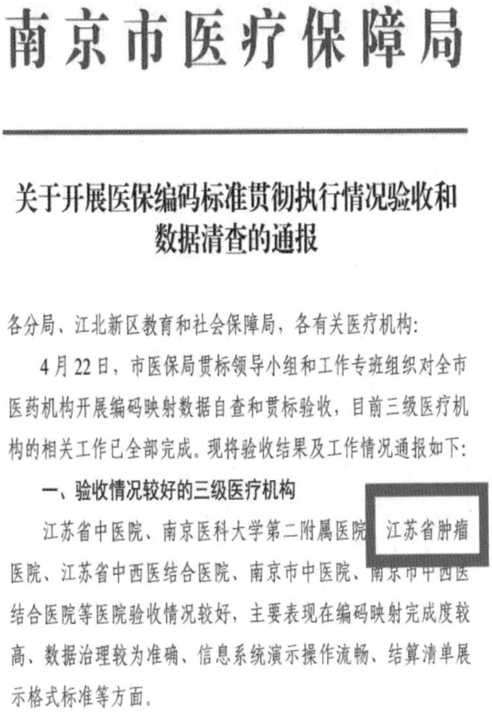

南京市医疗保障局

关于开展医保编码标准贯彻执行情况验收和数据清查的通报

各分局、江北新区教育和社会保障局，各有关医疗机构：

4月22日，市医保局贯标领导小组和工作专班组织对全市医药机构开展编码映射数据自查和贯标验收，目前三级医疗机构的相关工作已全部完成。现将验收结果及工作情况通报如下：

一、验收情况较好的三级医疗机构

江苏省中医院、南京医科大学第二附属医院、江苏省肿瘤医院、江苏省中西医结合医院、南京市中医院、南京市中西医结合医院等医院验收情况较好，主要表现在编码映射完成度较高、数据治理较为准确、信息系统演示操作流畅、结算清单展示格式标准等方面。

图 5-30　医保局对贯标情况通报

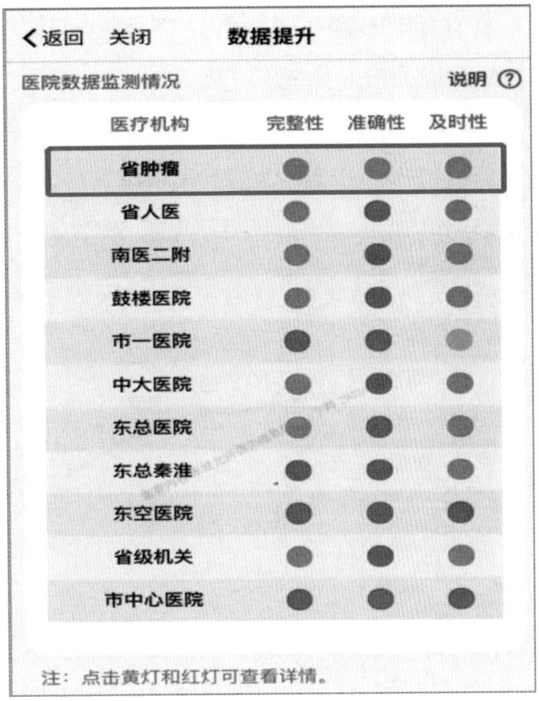

图 5-31　医保高铁对医院数据监测情况

施，鼓励科室增加收治病种的广度。

通过绩效考核，引导临床优化收治病种结构，降低平均住院日，提高医院诊治疑难杂症和急危重症的能力。2022 年 1—12 月全院完成 26 933 人次 DRG 付费服务，收治病例的技术难度逐步提高，CMI 值由 1 月份的 1.48 逐渐提高到 12 月份的 1.72，CMI 值居于南京市医疗机构前五位（见图 5-32）。

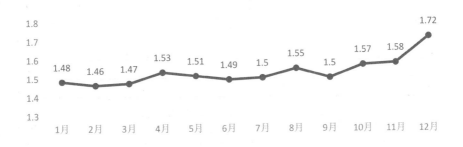

图 5-32　2022 年 DRG 病例 CMI 值

DRG 病例费用消耗指数和范围外费用占比等 DRG 付费考核相关指标均控制在医保部门规定的三甲医院上限内，并呈稳步下降趋势：DRG 病例费用消耗指数由 1 月份的 1.14 降至 12 月份的 0.98（见图 5-33）。

医药支付由 DRG 支付改革推行之初的略有亏损，逐步扭亏为盈。1 月份亏损约 64 万元，2 月份以后，改变亏损状况，11 月份最高盈余约 596 万元。根据测算，全年总费用累计结余约 4 500 万元（见图 5-34）。

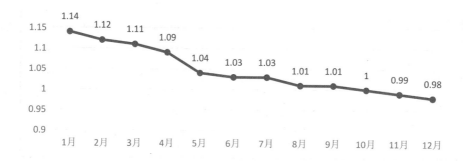

图 5-33　2022 年 DRG 病例费用消耗指数

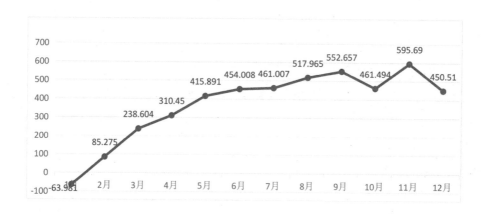

图 5-34　2022 年 DRG 病例总体盈亏情况（单位：万元）

6. 积极反馈，及时化解矛盾和问题

对于 DRG 付费初期方案不完善等相关部分，江苏省肿瘤医院及时向南京市医保局、DRG 付费信息系统第三方公司等进行了反馈，获得了医保局的高度重视和第三方公司的积极响应：将国家 DRG 分组"恶性增生性疾患放射治疗"（RC19）进一步细分为"恶性增生性疾患放射治疗，伴严重并发症或合并症"（RC11）、"恶性增生性疾患放射治疗，伴并发症或合并症"（RC13）和"恶性增生性疾患放射治疗"（RC15）三个组，对恶性肿瘤放射治疗进行了分层分组，这在很大程度上解决了江苏省肿瘤医院放射治疗病人病情较重、较为复杂的问题。在《关于进一步做好 DRG 支付方式改革院内配套工作的指导意见》中，南京市医保局建立了探索价值医疗评价机制，对联合手术、双侧手术、综合治疗等集约高效的治疗方式建立审核管理机制，进一步研究合理可行的价值付费调整方案，解决了江苏省肿瘤医院的综合治疗和多脏器肿瘤联合手术等问题。

对于医保局、医保中心反馈到江苏省肿瘤医院所涉及的用药、住院、病历书写、费用监管、医保结算清单的修改审核等方面 40 多例问题，医院在第一时间组织调查讨论，及时解决各方面反映的问题，保障 DRG 付费改革顺利实施。

（二）强化带量采购政策执行，降本增效，保障基本改革目标实现

与综合性医院相比，肿瘤专科医院很难成为病人的首诊医院，病人全部是来自其他医院诊断治疗以后的病人，相对而言病情比较复杂严重，诊治难度较大，医疗服务成本较高。因此，在实施 DRG 付费前，肿瘤专科医院结算标准高出其他医院约 10%。实施 DRG 支付以后，统一结算标准，实质上否定了肿瘤专科医院与综合医院的医药费用差别。为化解医疗服务成本相对较高的问题，江苏省肿瘤医院利用医保谈判中价格大幅度降低的产品主要是抗肿瘤药品的有利条件，要求将国谈药品、带量采购医药、耗材、试剂的采购使用作为降低医保服务成本，控制医药费用增长的重要手段，应采尽采，节支增效，适应 DRG 支付改革要求，同时保障病人的实际需求。

1. 明确带量采购产品采购要求，强化指标执行

要求药品、试剂，由药学部负责在新的带量采购指标下达后，1 个月内完成医院应采品种的采购方案，通过药事委员会讨论批准后采购并进行使用管理。医学装备部和采购中心负责医用耗材采购和使用管理，在带量采购指标下达后，进行使用量统计分析，并与医务、医保、财务等部门讨论，制订采购计划，报院领导和耗材管理委员会讨论批准。财务处负责财务预算和费用结算。

2. 建立带量采购指标落实、跟踪、分析考核机制，提高降本增效意识

具有带量采购的品种，根据各科室的工作情况将指标进行分解，要求优先选用带量产

品，完成带量采购产品指标后再使用其他产品。药学部参照国家重点监控药品目录，强化医院辅助用药熔断机制，考核医疗组医疗服务收入占比。医学装备部与各临床科室签署各项带量采购产品使用告知书。医保办每月对医药耗材集中采购工作进行跟踪，形成分析报告和相关建议并进行反馈；按季度进行考核，并将考核结果纳入临床科室负责人综合目标考核和各科室医保专项考核内容，考核结果与科室医保管理专项管理绩效考核挂钩。

3. 量增价减，带量采购产品使用降本增效意义初现

根据统计分析，2022 年医院合计采购使用带量采购药品 137 个品种，费用 10 471 万元，耗材 64 个品种，费用 6 997 万元，在带量采购产品平均价格下降 50% 以上的情况下，节约成本 1.7 亿元以上。与 2021 年相比，2022 年带量采购药品新增 5 个品种，耗材新增 21 个品种，新增成本节约 3 000 万元，占 DRG 支付服务结余金额比例达 60%。药品占比逐步下降：DRG 病例药品占比从当年 2 月份的最高值 50.91% 下降至 12 月份的 40.71%（见图 5-35）。江苏省肿瘤医院获评为 2022 年度南京市医用耗材（药品）集中采购工作先进单位。

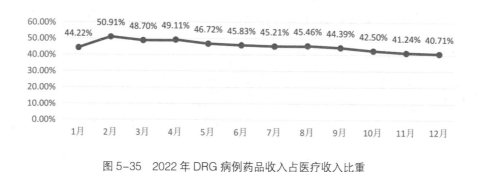

图 5-35　2022 年 DRG 病例药品收入占医疗收入比重

（三）存在问题及思考

2022 年是南京市实施 DRG 支付改革的第一年，这一年中，在保障改革顺利推进方面，全院上下齐心协力，虽然达成了改革基本目标，但是也存在着一些不足。

1. 临床路径工作亟待加强

临床路径是医疗机构推进 DRG 付费改革的高效管理工具，目前江苏省肿瘤医院相同 DRG 病组在不同病区、不同医疗组间医疗总费用及费用结构存在较大差异，个别医疗组超标严重，临床路径管理仍未充分发挥作用。

2. 床位使用效率有待提高

床位利用情况直接影响医疗服务能力。数据显示江苏省肿瘤医院病床十分紧张，但是

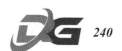

仍有部分可作日间治疗的病例被收住入院，不仅挤占了医院住院床位资源，而且降低了医院整体 CMI 值，甚至影响国家公立医院绩效考核结果。

3. 缺乏 DRG 专业分析管理软件

目前江苏省肿瘤医院 DRG 相关能力维度、质量维度、时间和费用维度指标全部由本院开发的信息系统完成，无法通过数字化展现和统计对各科室、病区、医疗组的医疗环节、医疗服务质量效率进行多维度分析和评价，只能针对南京市医保高铁月底反馈的医院数据进行基本分析，不能很好满足当前 DRG 付费管理工作的实际需要。

2023 年江苏省肿瘤医院将继续把 DRG 支付改革与医院内部运营管理相结合，注重内涵，加强内部运营机制建设。对标查找目前医院存在的差异与问题、重点和难点，强化 DRG 病组成本核算、分析与管控，注重医疗服务技术价值，提升运营效率，进一步推动医院高质量发展：

（1）积极推进日间治疗，对肿瘤专科日间治疗中心实施成效进行全方位的跟踪考核内容，包括运行指标、效率提升、医疗质量、满意度等。

（2）相关职能部门和临床科室做好 DRG 临床路径管理，进一步提高 DRG 病例入径率和临床路径覆盖率，规范诊疗行为、提升医疗质量。

（3）进一步推进药品、耗材集中采购工作，持续降低药占比、耗占比，范围外费用占比，切实减轻病人负担。

（4）优化 DRG 绩效考核指标，完善 DRG 考核分配机制。严格禁止高套或低套点数、分解住院、推诿病人等违规行为，提高医院诊治疑难杂症和急危重症的能力。

（5）进一步完善 DRG 付费管理信息系统。进行医保大数据研究，对各科室医保服务行为进行分析评价、反馈、指导，提高医保服务的规范性、科学性及其整体价值。

五、江苏省中医院 2022 年 DRG 运行报告

（一）总体运行情况

自 2022 年 1 月起南京市正式实施付费方式改革后，江苏省中医院 DRG 付费整体运行平稳有序、效果明显。一是控费成效初步显现。2022 年共出院医保病例 5.8 万人次，发生住院费用 7.52 亿元，同比下降 19%；平均住院日 6.98 天，同比下降 4.4%；医保基金收入 5.16 亿元，同比减少 24%。二是患者负担明显下降。参保患者次均费用 1.30 万元，同比下降 24%。三是中医病组改革效果显现。南京市自医保支付改革实行后，对部分中医优势病种创新构建中医分组逻辑，新增 51 个特色 DRG 中医病组，在国内率先确立了融合中、西医特色的南京 967 分组器。2022 年江苏省中医院共计发生中医优势病种住院病例 1 648 例，入组 19 个中医病组，结算点数 14.10 万点，基金结余 157.66 万元。四是基础病组趋向基层。按照南京市医保局发布《关于印发＜南京市基本医疗保险按疾病诊断相关分组 (DRG) 点数法付费暂行办法＞的通知》公布的 36 个基础病组名单，2022 年江苏省中医院共发生基础病组病例 6 671 例，占全部参保病例比例为 11.50%。五是病案管理显著提质。2022 年江苏省中医院病案匹配率达 100%，总体入组率达 99.85%。

（二）运行情况分析

DRG 运行指标

2022 年江苏省中医院共计出院医保病例 58 049 例，共计覆盖 DRG 组数为 759 组（包含 19 个中医分组），全年 CMI 为 1.09，病组覆盖率为 78.18%，反映 2022 年全院整体收治水平较高。

（1）DRG 支付差异

表 5-16　2022 全院 DRG 指标

月份	总病组数	中医病组数	CMI
合计	759	19	1.09
1 月	442	0	1.08
2 月	420	0	1.07
3 月	502	13	1.09
4 月	499	14	1.10
5 月	494	16	1.11

月份	总病组数	中医病组数	CMI
6 月	514	14	1.08
7 月	508	15	1.08
8 月	494	14	1.11
9 月	512	13	1.09
10 月	469	14	1.05
11 月	491	13	1.06
12 月	459	15	1.10

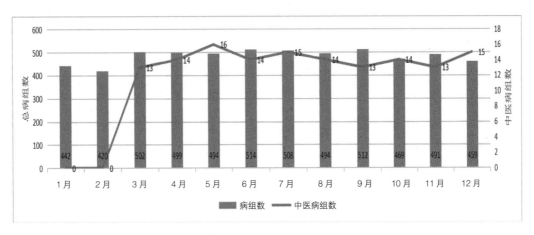

图 5-36　2022 年全院病组数趋势图

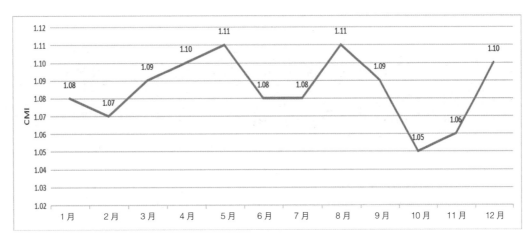

图 5-37　2022 年全院 CMI 趋势图

2022 年江苏省中医院参保住院总费用为 75 205.57 万元，DRG 付费的总支付差异为 4 069.41 万元，其中未入组病例的总支付差异为 −71.41 万元，单议病组病例的总支付差异为 −1.75 万元，预结算的结付率为 105.41%。

表 5-17　2022 年度全院 DRG 预算支付差异

月份	病例数	预结算拨付率	例均费用（元）	例均 DRG 支付差异（元）
合计	58 049	105.41%	12 955.53	701.03
1 月	4 637	104.84%	12 461.27	603.57
2 月	3 237	105.98%	12 444.22	744.07
3 月	5 201	108.62%	12 549.09	1 081.77
4 月	4 526	105.22%	13 524.47	706.09
5 月	4 918	104.63%	13 427.48	621.87
6 月	5 165	104.37%	12 911.17	564.21
7 月	5 512	107.34%	12 685.36	931.63
8 月	5 467	104.78%	13 573.80	649.42
9 月	5 561	105.09%	13 064.42	664.62
10 月	4 722	106.01%	12 496.70	751.43
11 月	5 206	104.58%	12 769.89	584.35
12 月	3 897	103.28%	13 476.62	441.45

（2）院内金牌病组

表 5-18　医保高铁金牌病组 TOP10

序号	DRG 编码	DRG 名称	总费用（万元）	结算总点数	总 DRG 支付差异（万元）	例均 DRG 支付差异（元）	CMI
1	IC29	髋、肩、膝、肘和踝关节置换术	1 646.33	173 270	536.87	12 229	3.84
2	EB13	肺大手术，伴并发症或合并症	1 315.1	128 528	304.35	10 352	4.16
3	NE15	子宫腔内病变手术，不伴并发症或合并症	616.74	68 226	242.92	2 489	0.68

序号	DRG 编码	DRG 名称	总费用（万元）	结算总点数	总 DRG 支付差异（万元）	例均 DRG 支付差异（元）	CMI
4	RE11	恶性增生性疾患的化学治疗和 / 或其他治疗，伴严重并发症或合并症	1 607.0	146 789	242.55	1 660	1.07
5	RG13	恶性增生性疾患的靶向、免疫治疗，伴并发症或合并症	1 530.62	139 300	224.56	1 591	1.14
6	GK19	消化系统其他内镜治疗操作	789.31	78 906	204.9	4 341	1.61
7	GB29	小肠、大肠（含直肠）的大手术	1 660.9	145 531	172.8	5 838	4.64
8	BE29	脑血管介入治疗	897.25	84 623	169.02	13 204	6.67
9	RG11	恶性增生性疾患的靶向、免疫治疗，伴严重并发症或合并症	911.35	85 447	165.29	2 632	1.43
10	RE13	恶性增生性疾患的化学治疗和 / 或其他治疗，伴并发症或合并症	1 245.55	111 592	160.52	1 216	0.94

2022 年按 DRG 支付差异由高到低排名，前 10 名金牌病组依次为：

★ IC29（髋、肩、膝、肘和踝关节置换术）

★ EB13（肺大手术，伴并发症或合并症）

★ NE15（子宫腔内病变手术，不伴并发症或合并症）

★ RE11（恶性增生性疾患的化学治疗和 / 或其他治疗，伴严重并发症或合并症）

★ RG13（恶性增生性疾患的靶向、免疫治疗，伴并发症或合并症）

★ GK19（消化系统其他内镜治疗操作）

★ GB29 [小肠、大肠（含直肠）的大手术]

★ BE29（脑血管介入治疗）

★ RG11（恶性增生性疾患的靶向、免疫治疗，伴严重并发症或合并症）

★ RE13（恶性增生性疾患的化学治疗和 / 或其他治疗，伴并发症或合并症）

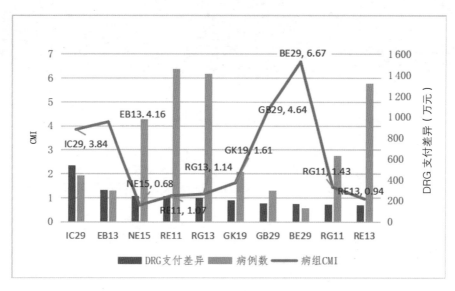

图 5-38　2022 年金牌病组对比

2022 年支付差异前 10 名的金牌病组主要集中在全院病组发展象限图的优势象限（第一象限）和潜力象限（第二象限）。

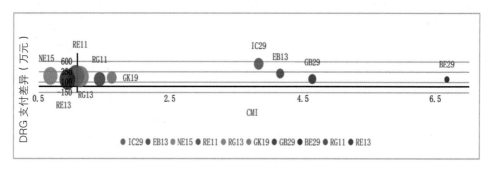

图 5-39　2022 年金牌病组发展象限图

（3）病组类型分析

2022 年全院内科组总病例数 28 252 例（占比 49%），覆盖 409 个内科组，总 DRG 支付差异 -386.1 万元；外科组总病例数 25 206 例（占比 43%），覆盖 285 个外科组，总 DRG 支付差异 3 674.4 万元；操作组总病例数 2 856 例（占比 5%），覆盖 46 个操作组，总 DRG 支付差异 694.9 万元；中医组总病例数 1648 例（占比 3%），覆盖 19 个中医组，总 DRG 支付差异 157.7 万元；2022 年空白组病例共计 87 例，DRG 支付差异共计 -71.4 万元。

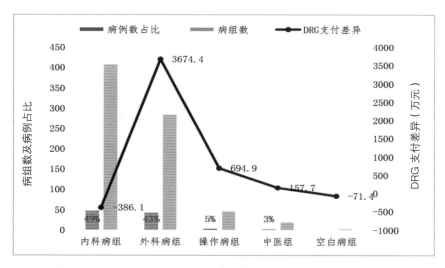

图 5-40 病组类型分析

（4）中医病组分析

2022 年全院共计发生中医优势病种住院病例 1 648 例，入组 19 个中医病组，结算点数 14.10 万点，基金结余 157.66 万元。若按入组病例对应的西医病组结算，则结算点数将下降 21.49%，降至 11.07 万点，医保基金将超支 223.40 万元，据此计算，医保基金已实现精准倾斜金额达 381.06 万元。

2022 年中医组病例月度趋势图显示，自中医分组方案实行后，江苏省中医院 3—10 月病例支付差异整体呈上升趋势（11 月、12 月受疫情影响有所下降），反映南京市医保 DRG 支付改革的中医优势倾斜在江苏省中医院落实效果显著。

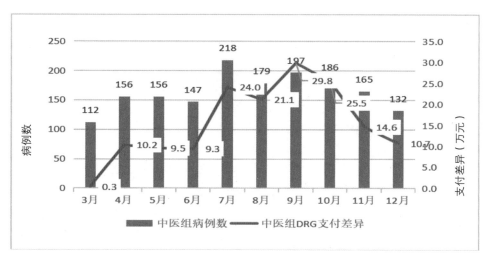

图 5-41 2022 年中医组病例月度趋势

（5）重点亏损中医科室

表 5-19　重点亏损中医科室

科室	病例数	总费用（万元）	结算总点数	总支付差异（万元）	例均支付差异（元）
肾科	1 996	3 133.63	223 392.47	−318.88	−1 597.62
脾胃病科	2071	1 954.81	145 378.49	−123.04	−594.09
推拿科	558	533.9	35 165.61	−90.82	−1 627.55
针灸康复科	804	1 087.42	79 448.39	−86.37	−1 074.28

2022 年肾科正常倍率付费病例 1 862 例，共计 DRG 支付差异 −216.19 万元；高倍率付费病例 43 例，共计 DRG 支付差异 −92.17 万元；低倍率付费病例 90 例，共计 DRG 支付差异 −8.98 万元。

2022 年脾胃病科正常倍率付费病例 1 972 例，共计 DRG 支付差异 −102.94 万元；高倍率付费病例 7 例，共计 DRG 支付差异 −15.2 万元；低倍率付费病例 92 例，共计 DRG 支付差异 −4.9 万元。

2022 年推拿科正常倍率付费病例 553 例，共计 DRG 支付差异 −90.67 万元；低倍率付费病例 5 例，共计 DRG 支付差异 −0.15 万元。

2022 年针灸康复科正常倍率付费病例 768 例，共计 DRG 支付差异 −66.49 万元；高倍率付费病例 3 例，共计 DRG 支付差异 −7.63 万元；低倍率付费病例 27 例，共计 DRG 支付差异 −1.76 万元。

2022 年江苏省中医院肾科、脾胃病科、推拿科、针灸康复科四个重点亏损科室的亏损病例付费类型以正常倍率付费为主，且收治病例较多以中医诊治为主，当前中医分组还未覆盖相关病种。

（三）主要工作举措

2022 年南京市正式实行 DRG 支付改革以来，医院党委成立医院 DRG 专项工作领导小组，党委书记、院长任组长；成立 DRG 工作小组，由分管院领导牵头，医保办，医务处、信息处、计财处、药学部等部门协同，明确医院各部门、各岗位工作人员在 DRG 付费工作中的角色和作用，形成全员参与、全程管理、全力配合的工作机制。各临床科室组建 DRG 管理队伍，形成科主任—病区病案质控员—诊疗小组的三级管理结构，有效保障了 DRG 付费工作在全院顺利实施。

1. 加强对临床医师的培训，持续开展政策宣传宣教

院内培训采取多种手段、运用多种方式，加大 DRG 支付理念的宣传力度，向临床科室发放 DRG 应知应会宣传折页，不断提高临床相关科室对 DRG 支付方式的适应接受程度、政策知晓水平。

2. 完善 DRG 信息化系统建设，助力精细化管理

医院通过公开招标方式引入了院内 DRG 管理系统，通过与医院 HIS 系统完成数据对接与嵌入，实现 DRG 分组智能大数据管理、DRG 实时过程管控（实时事中监管、预分组数据管理、实时费用监测）、DRG 病案智能管理、DRG 医保智能管理、终末大数据分析的智能管理功能。

3. 加强沟通联系，畅通上下内外联络渠道

医保办作为 DRG 工作上传下达的主导部门，承担并发挥了医院和医保之间沟通协调的桥梁纽带作用。医保办定期组织相关科室召开 DRG 工作例会，及时向临床科室和相关职能部门反馈 DRG 入组及付费情况、DRG 运行情况，协助临床科室完善诊疗行为、优化管理措施；同时也不断聆听临床反馈存在的实际困难和问题，归纳总结并向医保部门进行反馈和妥善沟通协调，积极推进 DRG 工作在院内平稳落地。

4. 打牢根基，狠抓病案首页质量

病案首页数据是医保结算清单的内容来源，直接决定了病例能否入组以及具体入组情况。经过近一年的适应与管理，医院病案首页质量得以显著提升，已能初步达到 DRG 付费工作需求，但仍需持续治理。通过不断提高基本数据质量，保证数据准确性、完整性和一致性，不断夯实 DRG 付费工作的基础，最大限度提升病例入组率，尽量杜绝未入组病例，落实"应入尽入"。

5. 抓住关键，提高编码水平能力

疾病诊断和操作编码，是 DRG 付费系统底层运行的"通用语言"，是 DRG 系统分组过程实施的"实现方式"。医院编码人员是医疗机构和 DRG 支付系统之间的"翻译"。随着 DRG 付费工作的正式展开，编码工作今后将成为日复一日、年复一年的常态化工作，需要不断加强编码员队伍建设，提升编码质量和效率，准确体现临床诊疗工作内容。

6. 强化管控，事前、事中、事后全流程管理

在事前制定标准，设定好科室病组范围、病种临床路径、病种目标成本、能力指标、效率指标以及安全指标；事中强调过程管控，以临床路径为导向进行流程优化，缩短平均住院日，根据病例入组情况，分析盈亏原因，特别是对于亏损病例，在排除病案书写和编码等原因后，就需要进一步从临床过程找答案，所以需要结合诊疗实际，优化诊疗路径，规范诊疗行为，合理调整药品、耗材、检查、化验等项目的使用，避免不合理收费和使用；

事后引入 DRG 绩效考核，根据院内实际情况酌情将 DRG 指标纳入绩效考核，借助绩效形成管理抓手。

（四）下一步工作

江苏省中医院将继续加强改革组织领导和医保队伍建设，突出医保费用控制，探索优化 DRG 管理评价机制，规范院内病案管理工作，做好 DRG 宣传引导工作，具体将重点从以下几点开展：

1. 深入优化 DRG 管理评价体系，形成院内特色评价指标

运用 DRG 管理体系下的主要诊断分组（MDC）数量、总点数、DRG 组数、病例组合指数（CMI）、时间和费用消耗指数等经典指标和二维象限图工具等分析方法，从医疗服务能力、服务效率、医疗安全等角度，量化分析评价医院和科室运行情况，将科室病组细分为优势病组、潜力病组、重点病组和劣势病组等，引导科室优化病种结构、提升 CMI 值、提高医护品质和运行质效；同时根据经典量化指标进行院内评价指标的创新性探索，刺激院内科室相互竞争力，将 DRG 支付的要求和压力传导到每个具体临床科室，有效发挥其导向作用和制约功能，逐步建立院内的基于 DRG 付费的控费管理办法，为进一步推进 DRG 工作赋能。

2. 进一步规范院内病案管理工作，着重把控中医病案质量，提高中医编码填报质量

TCD 编码是中医分组的重要依据，当前，随着 DRG 中医分组在南京市进一步推广与应用，进一步规范中医医院 TCD 编码的填写，提高中医编码填报质量对于合理分组起到关键作用。下一步，将以病案室为核心继续加强病案质量控制，做好《中医病证分类与代码》医保版与 TCD 版本编码的对应，做好 DRG 基础分组信息和中医病证分类与代码信息的有效互联互通。

同时，逐步建立和完善病案首页数据上传前的核查机制，充分运用院内 DRG 管理系统，重点核查高倍率病例、低倍率病例、正常倍率病例中亏损大的病例、有主要手术入内科组病例等。

3. 常态化医保违规自查自纠，积极响应 DRG 监管

加大 DRG 运行监督管理力度，重点对"非适应证用药""分解住院""健康体检住院""挂名（床）住院""不符合入院指征住院""将住院费用分解至门诊结算""要求参保病人在院期间医保结算后转自费住院""低套点数""高套点数"等行为进行监管，并与科室或个人绩效挂钩。

4. 以提升价值医疗为前提，积极探索加速康复外科在 DRG 支付改革中的运用

多年以来江苏省中医院在加速康复的理念指导下，通过中西医结合多学科多模式协作，外科治疗呈现出控费明显、术后住院时间短、床位周转率和诊疗效率提高、患者安全可靠的特点，广泛开展有助于推动个体化医疗和精准医疗体系的建立。因此全院准备在加速康复外科专委会主任委员江志伟副院长的牵头带领下，以 EB1（肺大手术）、GB1（食管、胃、十二指肠大手术）、GB2［小肠、大肠（含直肠）的大手术］这三个运用相对成熟的病组为典型，通过对比本院和其他医院同类病种的平均数据，通过总结经验创新思维，建立相关加速康复纳入价值医疗项目研究，建立健全验收标准制定工作，借此机会在全院甚至将来在全市推广、运用。

5. 深扎一线临床科室，采谏纳言，协调解决难点、痛点

在前期与临床科室沟通工作中，江苏省中医院各科室积极配合开展 DRG 工作，结合临床实际情况反馈总结与建议，下一步将就具体问题有针对性地协调解决，落实解决难点，减少医务人员的心理负担，进一步调动其工作积极性：

（1）骨伤科：组建中医特色疗法的 DRG 分组，建立动态更新机制。骨伤科是外科系统中亚专科分组较多的科室之一，前期 DRG 分组基本将骨伤科疾病按照"创伤骨折、关节置换、脊柱、骨肿瘤、运动医学"等 5 大类来运行，但中医骨伤科在临床上疗效显著的特色中医疗法没有单独 DRG 分组。多发伤分组中需同时满足两部分骨折才可以算作多发伤。实际临床工作中，锁骨骨折合并肋骨骨折、血气胸，治疗周期本就较长，相应治疗费用也偏高，因此分组存在不合理之处。建议：组建中医特色疗法的 DRG 分组，建立动态更新机制。优化 DRG 多发伤分组的规则，适当修改分解住院判定规则。

（2）感染科（肝病科）：期望危重症疑难病例点数倾斜。目前医保支付更倾向于手术和操作，对于疑难病的诊断不能体现脑力劳动价值。比如：同样是不明原因发热，有些可以快速诊断，简单检查就可以得出诊断并治疗有效；有些很难诊断，比如淋巴瘤（如原发脾脏的 NKT 淋巴瘤），自身炎症性疾病（如冷循环素病、周期性地中海热），罕见的感染（如贝纳克斯体感染、布鲁斯杆菌感染、隐球菌感染、卡氏肺孢子虫感染），希望给予相关入组的点数倾斜，减少收治危重症、疑难病例患者的心理负担。

（3）心内科：病种特性易产生高倍率、分解住院。患者以老年人为主，绝大部分都有基础心脏病，同时合并其他多脏器疾病。住院期间，有些患者可能因为心脏疾病的加重，导致其他疾病恶化，从而增加治疗难度，延长治疗时间，最后必然增加医疗费用，易产生高倍率；收治病种较多为慢性病，比如"慢性心衰（终末期心衰）"，即使予以规范的诊疗方案，仍然存在反复住院的问题，有时候两次住院间隔时间比较短，较难用一个固定的时间节点来控制，易产生分解住院。

（4）针灸康复科：期望中医优势病种覆盖，重症康复易分解住院。针灸康复科是以传统针灸、外治法、中药内服外用为特色的，中西医结合康复技术融合的治疗性科室。期望纳入中医优势病种：颈肩腰腿痛，面瘫，带状疱疹神经痛，偏头痛，脑血管疾病恢复期及后遗症期，脑损伤、脊髓损伤等疾病，作合理的点数倾斜；重症康复例如急性心脑血管疾病稳定后恢复期及后遗症期的患者易产生分解住院、高倍率。

（5）急诊科：病群特殊（重症占比高、基础病多）。急诊科多为亚重症病人，有高龄、基础病多、病情急性加重的特点。部分病人来源于社区医院、养老院或其他医院，多为耐药菌感染患者，治疗效果差，费用高；且存在家属原因拒绝转 ICU、拒绝转社区或养老院等导致病人住院时间长的问题。

EICU 均为危重病人，有难治疗、费用高、病程长、易反复等特性。如重症感染、脓毒血症合并多脏器功能障碍的危重症病人、肾衰竭行 CRRT 治疗的危重症病人、心脏衰竭行 PICCO 监测的危重症病人、重症肺部感染、气管切开的危重症病人、长期依赖呼吸机无法出院的病人等。

因科室病群的特殊性，急诊科出院的病人费用常高于同一病种专科出院的患者，根据现行 DRG 分组支付方式，存在收治病人越多、亏损越多的局面。因此，希望 DRG 分组支付上能将科室特殊性考虑在内，细化 DRG 分组，因科制宜地设置分组权重，形成更加科学与合理的疾病分组系统，减轻临床压力，促进学科发展。

南京市在 DRG 支付方式改革推进过程中，积极探索中医分组和付费机制，充分体现中医技术劳务价值，能够精准支持中医药发挥自身优势，在提高医保基金使用效率的同时，降低参保人的看病负担和就医获得感，推动实现医、保、患三方共赢目标，得到了参改中医类医疗机构的欢迎和好评。建议在科学总结评估中医分组效能的基础上，继续优化扩展 DRG 中医病组，不断完善配套付费政策机制，进一步促进中医药传承创新发展落到实处。

六、南京医科大学第四附属医院 2022 年 DRG 运行报告

（一）医院基本情况

南京医科大学第四附属医院由南京江北新区和南京医科大学合作共建的一所集医、教、研为一体的综合教学三级医院，现有南京市重点专科 17 个，已被江苏省深化医改暨省级综合医改试点领导小组确认为"公立医院高质量发展省级试点医院"建设单位。

医院紧扣江北新区"三区一平台"战略定位和"三中心一高地"产业地标，传承"博学至精，明德至善"的南医大校训，秉承"生命至上，关爱无限"的医脉精魂，"十四五"期间争创三级甲等综合医院，实现跨越式发展，鼎力打造立足于江北，辐射苏北、皖东的区域型医疗中心建设，为实现"江北百姓看病不过江"而不懈努力，为建设"健康南京、健康江苏"而不懈奋斗！

（二）医院历年结算情况

南京市自 2015 年开始实行医保总额预算制度，医院预算总额按照前三年情况综合确定，既往基数低，预算总额低。南京医科大学第四附属医院自 2018 年起进入快速发展期，医院坚持"不会诊、不转诊、请进来、走出去"的发展理念，注重人才引进、技术提高、内涵提升，既往的预算总额已不能满足医院的快速发展需求。医院 2019—2021 年次均费用标准仅 6 000 余元，经医保补偿后的结算给付率仅 85% ~ 90%，三年职工医保及居民医保结算差额达 5 800 余万元，总额超支严重，经济负担压力较大。

总额预算支付方式在一定程度上限制医疗费用过快增长，实现医疗资源的合理配置，但难以科学合理地确定快速发展医院的预算额度，导致医院承担超支费用，阻碍临床开展高新医疗技术应用，制约医院的良性可持续发展。

（三）DRG 总体运行情况

2022 年 1 月 1 日，南京市正式实施 DRG 支付方式改革，按实际病组付费，各病组费用标准较医院往年总额预算次均费用标准有所提高，基本实现同病同价同治，对于快速发展的医院来说是一个机遇。南京医科大学第四附属医院 2022 年 DRG 结算共结余 1 261.85 万元，医保结算给付率达 104%，年度决算调整后给付率达 110.85%，DRG 结算情况如表 5-20 和图 5-42 所示。

表 5-20　2022 年 DRG 总体运行情况

月份	例数	盈亏（万元）	药占比	耗占比
1 月	1 960	-54.3	40.52%	16.72%
2 月	1 313	27.0	35.55%	19.21%
3 月	1 949	251.9	35.90%	18.23%
4 月	1 615	181.4	35.56%	20.64%
5 月	1 685	83.3	34.98%	21.78%
6 月	1 837	51.8	36.03%	21.93%
7 月	2 165	95.1	35.38%	19.90%
8 月	2 198	94.9	37.12%	18.58%
9 月	1 931	153.2	36.52%	18.58%
10 月	2 035	183.7	35.69%	19.29%
11 月	1 840	95.9	36.85%	18.32%
12 月	1 526	97.9	38.06%	18.02%
总计	22 054	1 261.8	36.53%	19.27%

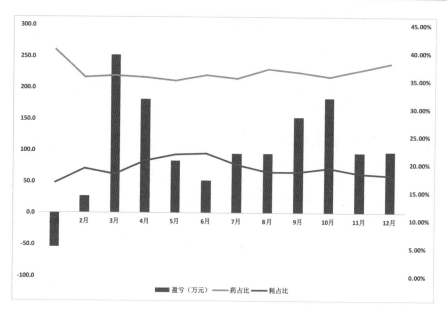

图 5-42　2022 年 DRG 总体运行情况

（四）DRG 运行情况分析

1. 填报情况分析

2022 年南京医科大学第四附属医院 DRG 结算单数共 22 054 条，匹配病案数 22 054 条，入组病案 22 054 条，匹配率和入组率均达到 100%。病案填报及时性和病案填写质量均较好。22 054 条入组病案共分入 673 个 DRG 组，总点数 231.061 5 万点，实际发生总费用 27 851.9 万元，126 点以下基金结余 1 261.85 万元。

2. 入组情况分析

选取 2021 年职工医保和居民医保普通住院结算数据，进行 DRG 模拟分组，得出分组结果与 2022 年 DRG 实际运行后的分组结果比较，比较情况如表 5-21 所示。

表 5-21　2022 年与 2021 年全院 DRG 病组类型比较

DRG 类型	2022 年		2021 年	
	病例数	病例数占比	病例数	病例数占比
操作组	1 715	7.78%	503	2.62%
内科组	12 512	56.73%	14 239	74.22%
外科组	7 827	35.49%	4 444	23.16%

从表 5-21 病组类型来看，2022 年内科组占比 56.73%，外科组占比 35.49%，操作组占比 7.78%，2022 年的操作组和外科组占比均高于 2021 年，说明医院手术、操作量同比增长明显，DRG 支付方式改革实施后，可通过结余病组来弥补医疗价值高但亏损的病组，医院有结余来开展三四级手术、高新诊疗技术等，医院综合服务能力得到提升。

如表 5-22 所示，从 DRG 病例类型来看，医院高倍率病例占 0.97%，亏损 670.52 万元，结算给付率仅 63.63%；低倍率病例占 6.08%，亏损 73.69 万元，结算给付率 86.92%；新增病组占 0.04%，亏损 3.27 万元，结算给付率 86.92%；正常病例占 92.91%，结余 2009.33 万元，结算给付率 107.9%。由此可知，高倍率病例和低倍率病例导致医保基金超支，需对此类病组予以重点关注。

表 5-22　2022 年全院 DRG 病例情况分析

DRG 类型	病例数	病例数占比	结算差额（万元）	给付率
低倍率病例	1 340	6.08%	-73.69	86.92%
高倍率病例	214	0.97%	-670.52	63.63%
正常病例	20 491	92.91%	2 009.33	107.90%
新增病组	9	0.04%	-3.27	86.92%
总计	22 054	100.00%	1 261.85	104.53%

3. 医疗服务能力分析

表 5-23　全院医疗服务能力情况

	2022 年	2021 年
总结算例数	22 054	19 211
病组数	673	619
病组覆盖率	73.47%	67.69%
CMI	1.05	0.88

DRG 组数代表医院的综合医疗服务广度。如表 5-23 所示选取 2021 年职工医保和居民医保共 19 211 条结算数据，进行 DRG 模拟分组，共分入 619 个 DRG 病组，与 2022 年 673 个 DRG 病组相比，可见 DRG 病组覆盖率扩大，表示医院在 DRG 支付方式改革实施后疾病收治范围变广。

病例组合指数（CMI）反映医院收治患者的难度及医疗技术水平。2021 年 DRG 模拟结算 CMI 值为 0.88，2022 年 DRG 实际结算 CMI 值为 1.05，说明 DRG 实施后，医院收治病例的技术难度水平有所提升。

4. 服务效率分析

南京医科大学第四附属医院医疗服务时间消耗指数为 0.96，说明其平均住院日小于全市平均水平；费用消耗指数为 1，说明其次均费用水平与全市平均水平持平。

5. 医疗质量情况分析

筛选出 2021 年和 2022 年职工医保和居民医保重复住院结算数据，分别按后一次入院时间减前一次出院时间小于等于 15 天进行统计分析。

表 5-24 15 天内再入院情况

年份	二次入院病例数占比	同出院科室病例数占比	主诊相同病例数占比
2022	3.12%	57.04%	17.71%
2021	3.32%	58.79%	23.80%

由表 5-24 可知，2022 年南京市 DRG 支付方式改革实施后，15 天内二次入院病例共 689 例，占比 3.12%，同比下降 0.2 个百分点，其中同科室出院病例数占比 57.04%，同比下降 1.75 个百分点，主诊断相同病例数占比 17.71%，同比下降 6.1 个百分点。说明 DRG 支付方式改革实施后，15 天内再入院情况得到改善，促进了医疗质量的提升。

6. 基础病组分析

如表 5-25 所示，2022 年 DRG 基础病组共结算 3 479 例，占总结算病例数的 15.77%，2021 年模拟结算基础病组共 3620 例，占总结算病例数 18.84%，说明南京医科大学第四附属医院作为三级医院收治基础病组病例同比减少，充分落实分级诊疗政策。

表 5-25 基础病组结算情况

年份	基础病组例数	占比
2022	3 479	15.77%
2021	3 620	18.84%

7. 优势病组分析

2022 年 DRG 结算病组中，CMI 值大于全院平均值 1.05 且结余的病组共 178 个，总费用占 DRG 总结算费用的 32.26%，其中外科组和操作组 113 个，占比 63.48%，医院并未因 DRG 结算方式改革而影响开展三四级手术、提高医疗技术水平、救治危重患者。如表 5-26 所示，筛选出与 2021 年模拟结算相同病组共 89 个，其中病组均费同比下降的 44 个。

表 5-26　优势病组均费同比下降

分组编码	分组名称	平均费用（元）	
		2022 年	2021 年
ES31	呼吸系统感染 / 炎症，伴严重并发症或合并症	13 745	18 263
FR21	心力衰竭、休克，伴严重并发症或合并症	15 272	22 481
IF45	除股骨以外的下肢骨手术，不伴并发症或合并症	27 731	32 012
IF15	上肢骨手术，不伴并发症或合并症	24 831	27 448
IC29	髋、肩、膝、肘和踝关节置换术	45 678	54 442
LR11	肾功能不全，伴严重并发症或合并症	13 701	20 150
GK19	消化系统其他内镜治疗操作	20 485	22 016
NJ15	女性生殖系统其他手术，不伴并发症或合并症	13 487	20 494
HT23	急性胰腺炎，伴并发症或合并症	12 743	14 137
GE13	腹股沟及腹疝手术，伴并发症或合并症	14 656	17 289
FM21	其他经皮心血管治疗，伴严重并发症或合并症	32 248	54 037
BM11	脑血管介入检查术，伴严重并发症或合并症	29 257	36 507
FM15	经皮冠状动脉支架植入，不伴并发症或合并症	27 304	28 585
FM25	其他经皮心血管治疗，不伴并发症或合并症	31 339	51 383
FM23	其他经皮心血管治疗，伴并发症或合并症	33 564	51 337
GR13	消化系统恶性肿瘤，伴并发症或合并症	12 174	12 318
BR11	颅内出血性疾患，伴严重并发症或合并症	28 644	52 622
IC49	除置换 / 翻修外的髋、肩、膝、肘、踝和足部关节其他手术	17 478	19 473
JJ11	皮肤、皮下组织的其他手术，伴严重并发症或合并症	17 762	19 173
BR13	颅内出血性疾患，伴并发症或合并症	21 492	24 373
FM13	经皮冠状动脉支架植入，伴并发症或合并症	26 146	33 942
SB13	全身性感染的手术，伴并发症或合并症	11 004	13 538
HC21	胆囊切除手术，伴严重并发症或合并症	16 718	32 959
KZ11	其他代谢疾患，伴严重并发症或合并症	15 231	19 889

分组编码	分组名称	平均费用（元）	
		2022 年	2021 年
BR15	颅内出血性疾患，不伴并发症或合并症	10 272	16 704
BB23	除创伤之外的其他开颅术，伴并发症或合并症	54 117	119 527
KD25	甲状旁腺、甲状舌管及甲状腺其他手术，不伴并发症或合并症	14 137	15 059
FN13	外周动静脉复杂经皮血管内检查和 / 或治疗，伴并发症或合并症	33 967	62 356
XR21	神经、骨骼及肌肉康复，伴严重并发症或合并症	16 507	257 080
ZJ13	与多发重要创伤诊断有关的其他手术室操作，伴并发症或合并症	38 360	56 764
LF13	肾透析相关手术，伴并发症或合并症	11 995	29 959
LB25	肾脏其他手术，不伴并发症或合并症	20 964	26 903
ER13	呼吸系统肿瘤，伴并发症或合并症	11 603	13 964
HJ15	与肝、胆或胰腺疾患有关的其他手术，不伴并发症或合并症	18 084	22 391
GK21	胃镜治疗操作，伴严重并发症或合并症	15 222	18 949
GC13	食管、胃、十二指肠其他手术，伴并发症或合并症	23 373	23 516
RS15	淋巴瘤及其他类型白血病，不伴并发症或合并症	10 060	17 295
LA19	肾脏肿瘤手术	38 577	45 893
GJ15	消化系统其他手术，不伴并发症或合并症	16 692	18 528
FN23	外周动静脉经皮血管内检查和 / 或治疗，伴并发症或合并症	10 373	12 355
IR21	股骨骨折，伴严重并发症或合并症	10 180	28 478
BB25	除创伤之外的其他开颅术，不伴并发症或合并症	29 013	57 062
FK31	永久性起搏器植入 / 置换 / 更新，伴严重并发症或合并症	47 685	54 100
QB11	脾切除术，伴严重并发症或合并症	52 873	167 569

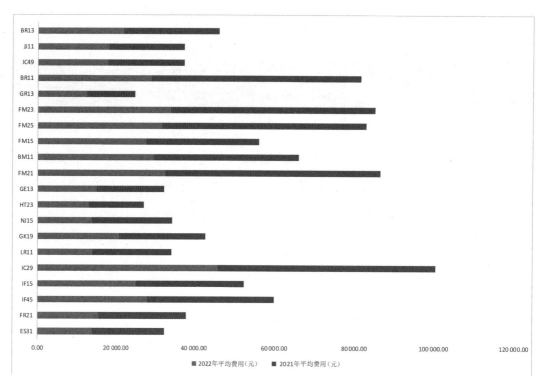

图 5-43　优势病组均费同比下降（例数大于 20 例病组）

（五）主要工作举措

2021 年 5 月 27 日，南京市医保局召开南京 DRG 支付方式改革试点工作动员会，南京医科大学第四附属医院被纳入首批试点医院。医院根据南京市医保局 DRG 支付方式改革推进工作的部署要求，制定一系列院内 DRG 管理方案。

1. 建立规章制度

南京医科大学第四附属医院充分贯彻医保支付方式改革精神，成立医保支付方式改革领导小组及工作小组，各部门各司其职、分工协作，全院上下联动，积极学习 DRG 支付方式改革相关政策，充分掌握医保支付方式的基本内涵及要求。针对临床科室，医院建立医保结算管理办法、绩效平衡方案，对临床科室起到激励和约束作用，对于承担急难危重患者救治的临床科室给予必要的绩效倾斜，保障患者利益；对于代表学科发展方向、具备核心竞争力的高新技术专科，鼓励着眼长远，给予绩效扶持；对于医保管理效能不高、费用不合理且超支严重的部分专科实行必要的绩效约束。年终对 DRG 管理优秀科室，设立医保管理优秀奖，依据 CMI 值、盈亏情况、总点数进行综合评选，激励临床科室在惠及广大患者的同时，提升医疗技术水平、节约医保基金。

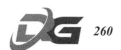

2. 组织培训宣传

一是在各临床科室遴选医保专员，通过 2021 年模拟结算数据分层次、线上线下多种形式组织 DRG 支付方式培训，形成覆盖医保专员、各科室、全院的多层次、针对性的系列培训，让医生充分了解医保结算政策。二是建立医保专员工作群，将医保相关政策文件和 DRG 结算数据及时反馈至工作群，再由各医保专员传达至各科室。三是每月制作 DRG 专题简报，2022年全年共制作十五期 DRG 专题简报，分析结算数据并下发至各科室学习。定期召开医保医师大会，反馈 DRG 整体运行情况以及存在的问题。

3. 改造信息系统

医保 DRG 支付方式的有效运行，离不开信息系统支持。一是积极进行系统改造，实现 DRG 预分组、费用测算模拟、过程监管和电子病案上传。二是建立 DRG 监测系统，提供病案质控界面、医保监控界面、临床路径界面，让医生可以看到诊断录入后的实时分组及临床路径情况，医保、质控界面可以看到分组结果、临床路径完成及费用情况，实现医生填写、病案编目、医保质控、修改完善、医保审核、病案上传的闭环管理。

4. 加强数据分析

一是通过南京市医保局反馈的结算数据制定符合诊疗规范的临床路径，并通过药占比、耗占比分析次均费用可控空间。二是利用医保高铁与全市其他医疗机构对比，从病组数、CMI 值、时间消耗指数、费用消耗指数多方面对标找差，提升科室内涵建设，加大优势科室、优势病组的投入。

5. 强化风险管理

在 DRG 支付方式实际运行中主要存在分解住院和高套点数的风险，医院积极探索解决方案，防范化解 DRG 运行风险，保障医保基金合理使用。

（1）分解住院。部分病例存在多个手术，但 DRG 结算只根据主手术入组付费，导致费用超支，容易出现分解住院现象；或者涉及不同病种、不同科室治疗等情况，容易导致分解住院。

解决办法：一是向各临床科室传达南京市医保局关于价值医疗的评价机制，对于联合手术、双侧手术、多学科联合治疗等项目可申报价值医疗付费。二是通过 DRG 绩效平衡方案给予转科病例一定的绩效倾斜措施，让临床医生选择转科而非出院再入院，避免分解住院。三是通过模拟结算系统监测短期内再入院病例，定期公示疑似分解住院病例名单、涉及的科室和医生，对于经查实分解住院的病例，将在当月绩效中给予科主任（诊疗组长）和经治医生考核。

（2）高套点数。一个病例具有多个诊断的，由于主诊断选择不同导致入组不同，容易诱导医生选择支付费用更高的主诊断，高套点数；对于非本次住院期间诊断且未经任何治疗的疾病，填写其他诊断，导致分组结果伴有并发症，会有高套点数嫌疑。

解决办法：一是向临床科室反复培训医保结算清单填写要求，强化填写规范性，将科主任和医保专员作为病案首页填写规范的第一把关人。二是在病案编目时，根据病程记录判断医生填写诊断及手术操作是否规范。三是在 DRG 监测系统对结余较多病例、亏损较多病例、入组异常病例进行实时质控，对于疑似高套病例，与临床医生沟通反馈，及时修正；对于主观高套行为，经查实给予科主任和临床医生一定的绩效考核。

（六）下一步工作计划

南京医科大学第四附属医院从总额预算时代的超支到现在 DRG 结算的结余，使医院的发展搭上了医保支付方式改革的列车。在医保政策指导下，全院各科室转变观念，积极应对 DRG 付费方式改革，准确把握入组规则，提高病案质量，加强临床路径管理。但在实际运行中，医院管理仍存在一些不足，为进一步推进 DRG 支付方式改革平稳运行，医院将从以下几个方面制定下一步工作计划。

1. 扩充人才队伍

提升医保管理人员专业素质，医保管理队伍应由临床、药学、财务、病案、管理等专业人员构成，从病历、诊断编码、物价、DRG 入组等多方面监管医疗服务行为，提高医保管理质量。

2. 改变监管模式

从事后监管向事前、事中监管过渡，形成全过程监管模式。一是改造信息系统，对于短期内重复办理出入院的患者进行实时提醒，医保办重点核查；对于主诊断或主手术选择异常的病例在医生端弹窗提示，若医生强制选择，则该病例将由医保办重点核查。二是将分解住院、高套点数等违规行为纳入事前监管，医保办联合医务科、质管办、药剂科、财务科等职能部门对在院病例进行现场稽核，对存在问题进行汇总并及时反馈，要求科室限时整改。

3. 细化管理指标

通过 CMI 值和例均结余形成四象限散点图，区分基础病组、优势病组、劣势病组和潜力病组，优化收治结构。第一象限：CMI 值高于全院平均且结余的病组，为优势病组，需要鼓励发展。第二象限：CMI 值低但结余的病组，为基础病组。第三象限：CMI 值低且亏损的病组，为劣势病组。第四象限：CMI 值高但亏损的病组，为优势病组，通过合理控费仍然亏损的，用第一和第二象限的结余来弥补第四象限的亏损。制定次均费用和平均住院日的标杆值，将费用消耗指数和时间消耗指数纳入院内绩效平衡方案。

2022 年，医院以 DRG 付费方式改革为契机，通过加强医院医保管理，规范诊疗行为，在保证医疗质量情况下，控制药占比、耗占比，推进病种精细化管理。医院医保精细化管理与医保支付方式改革相辅相成，一方面更加规范临床诊疗行为，提质增效，促进医院良性可持续发展，提升竞争力；另一方面减轻患者医疗费用负担，节约医保基金，实现医、保、患三方共赢。

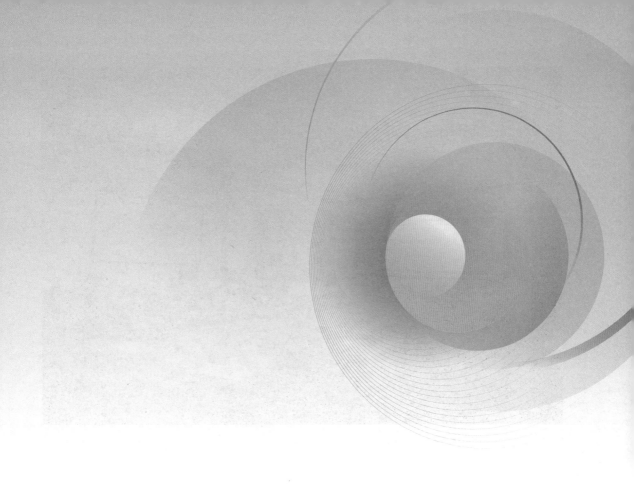

附录

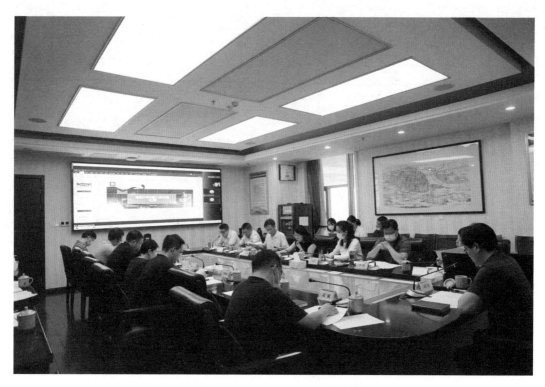

2021 年 8 月 20 日 DRG 改革工作推进会

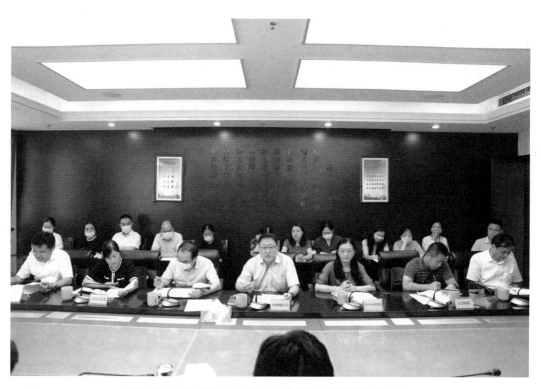

2021 年 8 月 25 日南京市 DRG 本地分组对接反馈工作会议 1

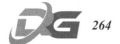

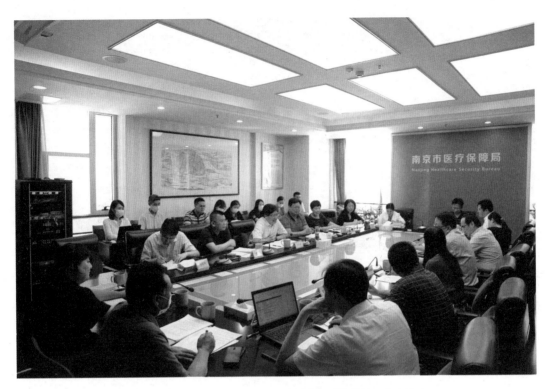

2021 年 8 月 25 日南京市 DRG 本地分组对接反馈工作会议 2

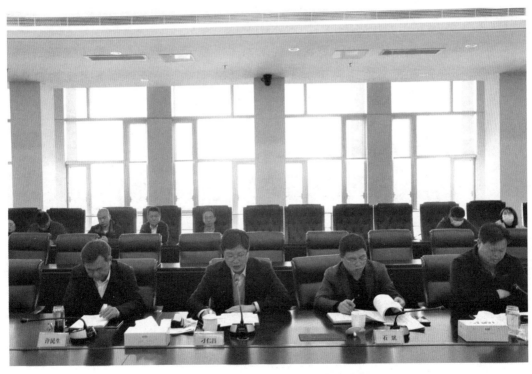

2021 年 11 月 25 日 DRG 改革工作座谈会 1

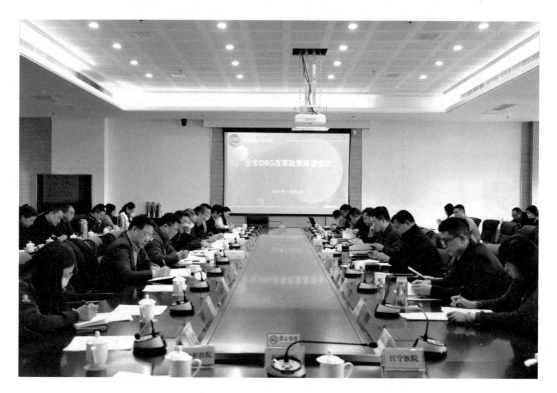

2021 年 11 月 25 日 DRG 改革工作座谈会 2

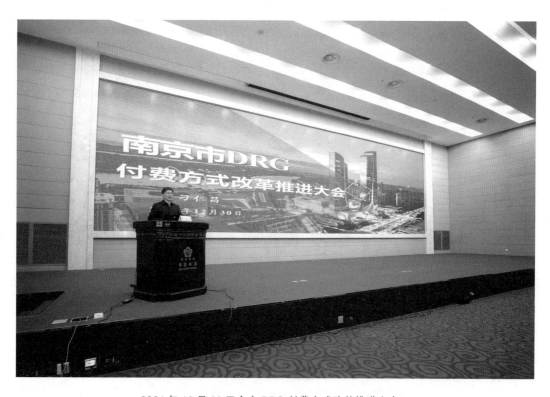

2021 年 12 月 30 日全市 DRG 付费方式改革推进大会 1

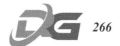

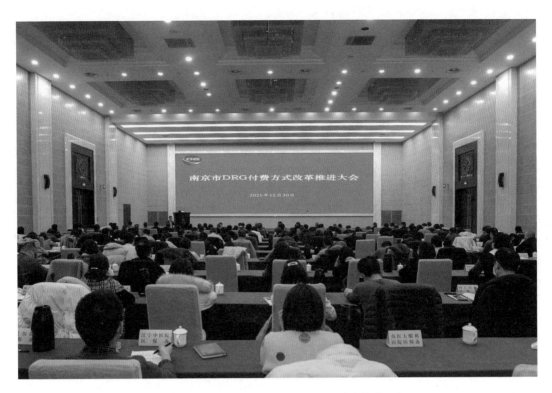

2021 年 12 月 30 日全市 DRG 付费方式改革推进大会 2

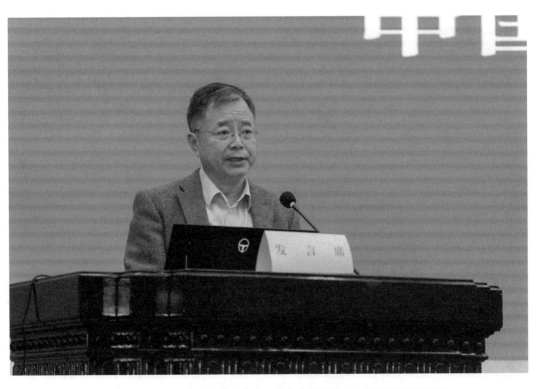

2021 年 12 月 30 日中国科学院院士、东南大学附属中大医院院长滕皋军在
全市 DRG 付费方式改革推进大会上交流工作

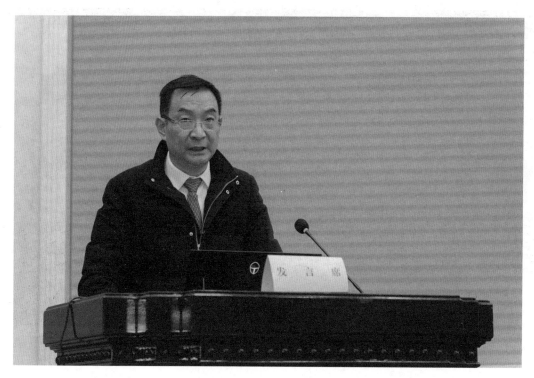

2021 年 12 月 30 日江苏省人民医院副院长占伊扬在全市 DRG 付费方式改革推进大会上交流工作

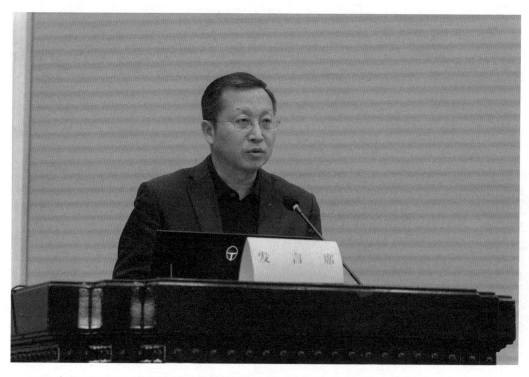

2021 年 12 月 30 日江苏省肿瘤医院党委书记冯继锋在全市 DRG 付费方式改革推进大会上交流工作

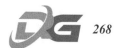

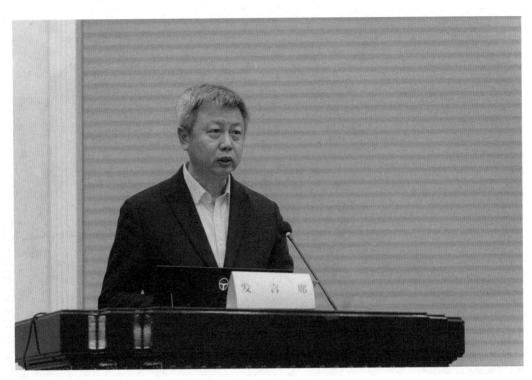

2021 年 12 月 30 日南京市第一医院院长马俊在全市 DRG 付费方式改革推进大会上交流工作

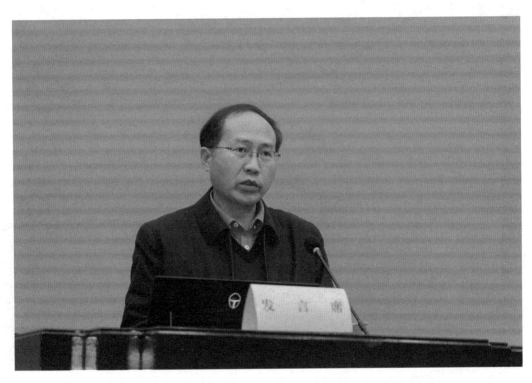

2021 年 12 月 30 日南京市中医院院长虞鹤鸣在全市 DRG 付费方式改革推进大会上交流工作

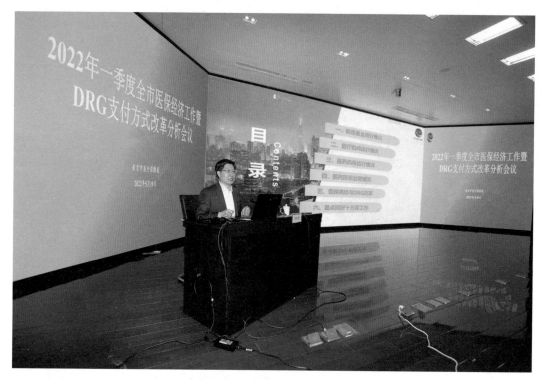

2022 年 5 月 19 日全市医保经济工作暨 DRG 支付方式改革分析会议 1

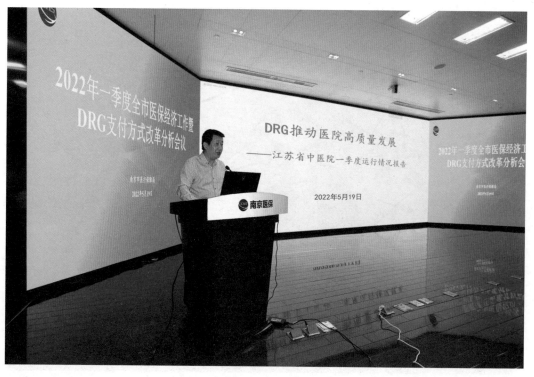

2022 年 5 月 19 日全市医保经济工作暨 DRG 支付方式改革分析会议 2

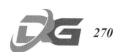

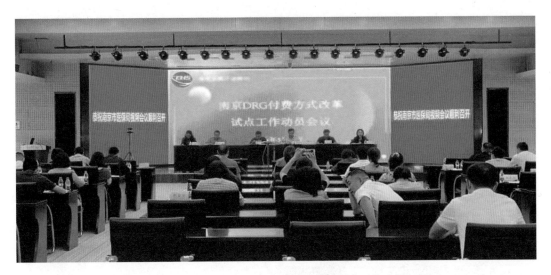

2022 年 5 月 27 日全市 DRG 付费方式改革试点工作动员会议

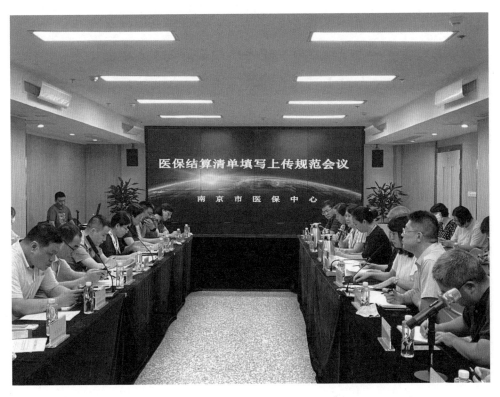

2022 年 9 月 27 日医保基金结算清单填写上传规范会议

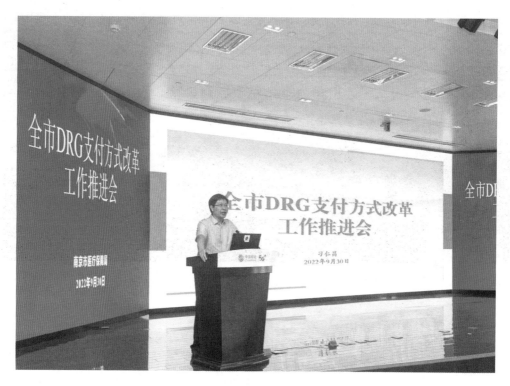

2022 年 9 月 30 日全市 DRG 支付方式改革工作推进会 1

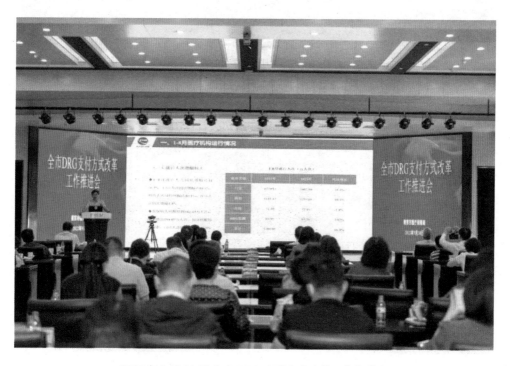

2022 年 9 月 30 日全市 DRG 支付方式改革工作推进会 2

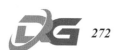

南京市医疗保障局
南京市财政局文件
南京市卫生健康委员会

宁医发〔2021〕94号

关于印发《南京市基本医疗保险按疾病诊断相关分组（DRG）点数法付费暂行办法》的通知

各医保分局，各区财政局、卫生健康委员会，江北新区教育和社会保障局、卫生健康和民政局，市、区医保中心，各有关定点医疗机构：

现将《南京市基本医疗保险按疾病诊断相关分组（DRG）点数法付费暂行办法》印发给你们，请结合实际，认真贯彻执行。

（此页无正文）

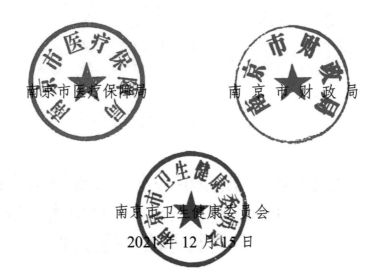

南京市医疗保障局　　　　　南京市财政局

南京市卫生健康委员会

2021 年 12 月 15 日

南京市基本医疗保险按疾病诊断相关分组（DRG）点数法付费暂行办法

第一章 总则

第一条 为推动建立管用高效的医保支付机制，更好地规范医疗服务行为，控制医疗费用不合理增长，根据《中共中央 国务院关于深化医疗保障制度改革的意见》（中发〔2020〕5号）、南京市医疗保障局等五部门《关于印发<南京市按疾病诊断相关分组（DRG）付费方式改革工作实施方案>的通知》（宁医发〔2021〕65号）等文件要求，制定本付费办法。

第二条 建立以总额预算管理下的按疾病诊断相关分组（DRG）点数法付费为主（以下简称"DRG"），按床日、服务项目付费等为辅的复合式住院费用结算管理机制，推动医保支付方式从数量付费向质量付费、价值付费转变。

第三条 按照保障基本、三医联动、精细管理、多元共治的基本原则，坚持以服务人民健康为中心，以保障基本医疗需求为重点，在建立科学合理的DRG分组和付费机制的基础上，合理编制DRG付费年度预算，建立健全参照评价体系，规范优化临床路径管理，集约节约医疗资源，支持分级诊疗制度，推动中医药传承创新发展，实现全天候智能化动态指引，提高医保经办服务效率，提升医保基金使用效益。

第四条 DRG付费覆盖全市二级以上定点医疗机构（精神病医院暂除外），适用于南京市城镇职工基本医疗保险和城乡居民基本医疗保险参保人员在本市定点医疗机构发生的住院医疗费用（不含生育保险费用）。未纳入DRG付费覆盖范围的，暂按原有医保结算办法结付。符合条件的康复医疗机构，可以按DRG点数法付费。

第五条 参保人员的基本医疗保险待遇不受本办法影响。本办法所称医保基金是指用于支付住院医疗费用的基本医疗保险基金，包括统筹基金、大病救助基金。个人账户基金、大病保险资金等按原办法结算。

第二章　总额预算

第六条　总额预算根据"以收定支、收支平衡、略有结余"原则合理编制。城镇职工基本医疗保险和城乡居民基本医疗保险基金单独编制，分别核算。

全市 DRG 医保基金预算总额是指南京市按 DRG 付费的住院费用医保基金支出预算额，原则上按照南京市前三年医保基金平均年度决算总额和平均增长率确定当年预算总额、预留金。医保基金支出增长率每年初由市医保部门会同财政、卫生健康等部门，考虑参保人数增减、物价指数、药品耗材集采降价幅度、老年参保人口变化、突发重大疫情、住院人数增减等相关因素核定。预留金专门用于医疗机构年终决算费用的调整。

对于非按 DRG 付费的住院费用，按《南京市基本医疗保险住院费用总额预算管理办法》（宁医发〔2020〕38 号）执行总额预算管理。

第七条　建立"结余留用、超支不补"的激励约束机制。全市 DRG 医保基金预算总额确定后，原则上年内不做调整。对于年初核定预算的相关因素发生较大变化，以及因医保政策发生较大调整、疾病爆发、住院率波动较大等，导致住院医保基金支出与预算总额出现重大差异的，年度决算时由市医保部门会同财政、卫生健康等部门协商调整年终决算总额。

第三章　分组管理

第八条　根据国家医疗保障疾病诊断相关分组 (CHS-DRG) 分组与付费技术规范、CHS-DRG 分组方案 1.1 版本，以近三年参改医疗机构历史病案首页数据为基础，运用 DRG 基本原理和方法进行分组。对部分中医优势病种试行中医分组。

第九条　建立 DRG 分组动态调整机制，参照国家更新的技术规范、分组方案版本，结合南京市 DRG 分组及付费运行管理情况，及时调整完善本地分组方案。

第十条　参改医疗机构应严格执行病案首页和医保结算清单管理要求，疾病及手术操作编码统一采用国家医保版《医疗保障疾病分类与代码》(ICD-10) 和《医疗保障手术及操作分类与代码》(ICD-9-CM-3) 并适时更新，使用符合要求的信息化接口，及时、完整、规范上传相关数据。

第十一条　DRG 病组内例数达到 5 例以上且 CV(组内变异系数) ＜ 1 的病组

为稳定病组，组内例数≤5例的病组为非稳定病组。组内例数＞5例且CV≥1的病组经中间区段法再次裁剪后，组内例数＞5例且CV＜1的纳入稳定病组，否则纳入非稳定病组。

第十二条　对于稳定病组内病例，按该病例住院总费用与全市该DRG平均费用水平的倍率关系，区分为高倍率病例、低倍率病例、正常病例。

（一）高倍率病例是指：

1. 在基准点数≤100点的DRG病组中，住院总费用≥全市该DRG次均费用3倍的病例；

2. 在基准点数＞100点且≤300点的DRG病组中，住院总费用≥全市该DRG次均费用2倍的病例；

3. 在基准点数＞300点的DRG病组中，住院总费用≥全市该DRG次均费用1.5倍的病例。

（二）低倍率病例是指：住院总费用低于全市该DRG次均费用0.4倍的病例。

（三）正常病例是指：除高倍率病例和低倍率病例之外的其他入组病例。

第四章　点数管理

第十三条　根据各DRG病组次均费用水平与全市DRG全部病组次均费用水平的相对值确定各DRG病组基准点数。DRG住院次均费用以近三年历史数据为主要依据，进行年度加权计算。

稳定病组基准点数＝该DRG住院次均费用÷全部DRG住院次均费用×100。（计算结果保留4位小数，下同）

对于列入南京市中医分组方案的中医优势病组，其基准点数低于相应西医病组的，按相应西医病组基准点数调整执行。

第十四条　考虑三甲、三级、二甲、二级等不同级别医疗机构收费成本及医疗技术差异，根据各级别医疗机构治疗疾病的平均成本，综合计算确定各级别系数。级别系数暂定为1.05、1.03、1.01、1.00。定点医疗机构级别等级发生变更的，原则上年度内不予调整级别系数。新增定点医疗机构各DRG病组和医疗机构新发生DRG病组的级别系数，参照相同级别医疗机构确定。

第十五条　对于承担集中收治甲、乙类传染病以及精神类疾病救治任务的专科医疗机构，以及部分儿童专科，在计算其相应病组结算点数时赋予专科系数。专科系数暂定为 1.03、1.02、0.80。

第十六条 对于院士（国医大师）所在科室、国家医学中心或国家区域医疗中心牵头单位、国家重点专科、江苏省重点专科等特色优势专科（军队相关资质参照执行），在计算其重点病组结算点数时赋予学术系数。学术系数暂定为 1.05、1.04、1.03、1.01。

第十七条 对于近三年来进入临床应用的高新技术，包括医疗机构国内或省内首创技术、引进技术等，在计算其所在病组结算点数时赋予高新技术应用系数，暂对智能辅助机器人手术、肿瘤的断层调强放疗、经导管主动脉瓣置入术（TAVI）和飞秒激光手术适用，年终核准测算后确定其高新技术应用系数。

第十八条 探索建立价值医疗评价机制，对于部分临床疗效确切、医疗价值显著、社会认可度较高的医疗服务项目，在计算其所在病组结算点数时赋予价值医疗系数。

第十九条 支持分级诊疗制度落实，遴选部分临床诊疗成熟、技术差异不大、医疗费用稳定的病组，适时予以调整，统一确定级别系数，推动实现同病同价。（详见附件）

第二十条 具体病例的结算点数按如下方式计算：

（一）住院过程完整的正常病例结算点数 = 对应的 DRG 基准点数 × 级别系数 × 专科系数 × 学术系数 × 高新技术应用系数 × 价值医疗系数。

（二）低倍率病例及住院过程不完整的病例结算点数 = 对应的 DRG 基准点数 × （该病例住院总费用 ÷ 全市该 DRG 次均费用），最高不得超过该 DRG 基准点数。

（三）高倍率病例结算点数 = 对应的 DRG 基准点数 × 级别系数 × 专科系数 × 学术系数 × 高新技术应用系数 × 价值医疗系数 + 对应的 DRG 基准点数 × （该病例住院总费用 ÷ 全市该 DRG 次均费用 − 高倍率界值）

（四）非稳定病组病例或年度内新发生病组病例的结算点数 = 该病例住院总费用 ÷ 全部 DRG 住院次均费用 × 100。

（五）对于因病案信息不全、不准、不规范导致不能正常入组的病例，相关费用按照最低点数 DRG 组计算。

（六）对于无病案的新生儿医疗费用，实行按实结算。

第五章 费用结算

第二十一条 按照月预结算、年终决算的方式，建立健全及时高效的医疗机构费用结算拨付机制，保障医疗机构正常运行需要。城镇职工基本医疗保险和城乡居民基本医疗保险两个险种合并计算点值，分别结算。

对于参改医疗机构，建立 DRG 改革预付金制度。预付金原则上按医疗机构上年度住院医保月平均结算额 ×90% 确定，每年 1 月将预付金拨付到医疗机构，12 月底前通过结算收回。对使用国谈药"双通道"管理的抗肿瘤药品及单独支付药品的医保费用，结算时按南京市有关规定执行。

第二十二条 （一）病例分组

1. 参改医疗机构原则上应在自参保患者出院结账次日起 7 个工作日内完成住院病例的病案数据上传工作（上月数据最迟不超过本月 9 日），并保证数据质量。

2. 医保经办机构应及时对上月住院病例实施分组，将分组结果下发给医疗机构，并将预结算结果纳入医保结算系统，20 日左右完成上月预结算费用拨付。

（二）月度点值计算

月度点值 = 全市月预结算总费用 ÷ 全市月预结算点数

1. 全市月预结算总费用 = 全市参改医疗机构实际发生的本地住院总费用 − 全市按 DRG 付费病例的医保基金发生额 + 全市 DRG 预算总额月额度

全市 DRG 预算总额月额度基于年度预算总额，按上年度全市同月结算额占比确定。当大于全市按 DRG 付费病例的医保基金发生额时，全市 DRG 预算总额月额度调整为全市按 DRG 付费病例的医保基金发生额。

2. 全市月预结算点数 = 全市参改医疗机构月度住院病例总结算点数之和

（三）月度费用拨付

医疗机构月度拨付费用 =（月预结算额 − 除医保基金外的医疗费用总额 + 个人账户自付费用 ± 扣补费用）×95%+ 个人账户自理费用 + 大病保险费用

月预结算额 = 该医疗机构月预结算点数 × 月度点值

月预结算按规定预留 5% 用于年度考核。

第二十三条 医保经办机构结合基金实际运行情况，按如下办法与本地定点医疗机构进行年终决算：

（一）年度点值计算

年度点值 = 全市年度结算总费用 ÷ 全市年度总结算点数

1.全市年度结算总费用

全市年度结算总费用＝全市按 DRG 付费病例总费用－全市按 DRG 付费病例的医保基金发生额＋全市 DRG 医保基金年终决算总额

全市 DRG 医保基金年终决算总额＝全市 DRG 医保基金年初预算总额 ± 全市年终决算调整额

2.全市年度总结算点数

全市年度总结算点数为全部参改医疗机构年度总结算点数之和。医疗机构年度总结算点数＝医疗机构年度全部住院病例的总结算点数之和。

（二）医疗机构年度费用拨付

医疗机构年度拨付费用＝医疗机构 DRG 年度实际结算额－∑月预结算额

医疗机构 DRG 年度应结算额＝医疗机构年度总结算点数 × 年度点值

医疗机构 DRG 年度实际结算额，根据医疗机构次均费用、人次人头比、医保费用占比等指标变动情况，对年度应结算额进行合理调整确定。

（三）医疗机构年度考核拨付

将医疗机构 CMI 值、病案数据填写准确率等 DRG 运行情况指标纳入定点医疗机构年度考核范围，并根据考核结果拨付预留款，考核合格的，全额拨付；考核不合格的，扣减预留款。

第六章 监督管理

第二十四条 参改医疗机构应认真贯彻 DRG 付费改革工作要求，严格落实临床诊疗技术规范，进一步加强临床路径管理，及时规范和调整医疗服务行为，合理检查、合理用药、合理治疗、合理收费。全面加强住院病案规范化管理，做好临床、医保、病案、质控、信息等队伍建设和人员培训工作。建立健全绩效考核管理机制，根据科室情况科学合理平衡盈亏，增强医务人员参与和支持改革的积极性。对于年终清算后不予支付的款项，医疗机构不得作财务挂账处理；对于发现有挂账的医疗机构，医保部门将视情取消相关系数倾斜。

第二十五条 进一步完善定点医疗机构及医保医师协议管理，将定点医疗机构的医疗服务质量管理、医保绩效考核和分配情况纳入医疗机构协议管理范围，明确双方权利义务。对于高套点数、分解住院、挂名住院、体检住院、推诿病人、将住院医疗费用分解至门诊、零售药店或让病人单独自费结算等不良行为，依据《医疗保障基金使用监督管理条例》，纳入《南京市基本医疗保险定点医疗机构服务协议》管理，同时将其不良记录纳入定点医疗机构年度考核，视情降低或取消相关系数倾斜。

第二十六条 探索引入第三方监管服务及专业支持服务，完善病组分组技术应用能力，提升医疗质量评价指标建模及应用分析能力，提高医保大数据挖掘分析应用能力，不断完善全市智能审核支持体系。定期组织专家和定点医疗机构有关人员对病案进行交叉抽样检查。

第二十七条 医保经办机构建立DRG病案审核专家库，由医疗机构推荐临床、医保、医疗等方面专家组成，通过组织专家集体研究评审，完成病案审核、培训指导、监督管理等相关工作。

第七章 附则

第二十八条 实施过程中遇有重大事项的，由市医保部门会同财政、卫生健康等部门研究提出调整方案，报市政府审议通过后执行。

第二十九条 根据国家和省、市相关决策部署，结合南京市DRG付费改革运行和监测评估情况，由市医保部门会同财政、卫生健康等部门对有关参数指标作合理适当调整。

第三十条 《关于城镇职工基本医疗保险试行部分病种按病种付费有关工作的通知》（宁人社〔2015〕121号）、《关于推进南京市城镇社会基本医疗保险按病种付费有关工作的通知》（宁人社〔2016〕203号）、《关于城镇职工基本医疗保险试行部分中医优势病种按病种付费的通知》（宁医发〔2020〕87号）、《关于扩大完善南京市城镇职工基本医疗保险按病种付费结算范围的通知》（宁医发〔2021〕40号）等单病种付费政策文件停止执行。

第三十一条 本办法自2022年1月1日起实施。

附件：南京市基础病组名单

南京市基础病组名单

序号	DRG 编码	DRG 名称
1	GW19	食管炎、胃肠炎
2	GK39	结肠镜治疗操作
3	KS13	糖尿病，伴并发症或合并症
4	KS15	糖尿病，不伴并发症或合并症
5	GF15	肛管、肛门及肛周手术，不伴并发症或合并症
6	GZ15	其他消化系统诊断，不伴并发症或合并症
7	FV25	高血压，不伴并发症或合并症
8	GE15	腹股沟及腹疝手术，不伴并发症或合并症
9	DT19	中耳炎及上呼吸道感染
10	FV23	高血压，伴并发症或合并症
11	RW13	恶性增生性疾患治疗后的随诊检查，伴并发症或合并症
12	IF59	骨科固定装置去除 / 修正术
13	GD25	阑尾切除术，不伴并发症或合并症
14	NF19	外阴、阴道、宫颈手术
15	GK25	胃镜治疗操作，不伴并发症或合并症
16	NS19	女性生殖系感染
17	DE29	扁桃体和 / 或腺样体切除手术
18	XS23	随访（不含恶性肿瘤诊断），伴并发症或合并症
19	XS25	随访（不含恶性肿瘤诊断），不伴并发症或合并症
20	GU25	其他消化溃疡，不伴并发症或合并症
21	KT15	内分泌、营养、代谢疾病，不伴并发症或合并症
22	LU15	肾及尿路感染，不伴并发症或合并症
23	GK23	胃镜治疗操作，伴并发症或合并症
24	FU23	心律失常及传导障碍，伴并发症或合并症
25	JU15	感染性皮肤病，不伴并发症或合并症
26	DT29	会厌炎、喉炎及气管炎
27	MS15	男性生殖系统炎症，不伴并发症或合并症
28	KT13	内分泌、营养、代谢疾病，伴并发症或合并症
29	EX15	哮喘及喘息性支气管炎，不伴并发症或合并症
30	FR35	心绞痛，不伴并发症或合并症
31	JV15	皮肤、皮下组织的非恶性增生性病变，不伴并发症或合并症
32	EX13	哮喘及喘息性支气管炎，伴并发症或合并症
33	GD23	阑尾切除术，伴并发症或合并症
34	KZ15	其他代谢疾患，不伴并发症或合并症
35	FV33	晕厥及 / 或虚脱，伴并发症或合并症
36	OF29	早期流产手术操作

南京市医疗保障局办公室　　　　　　　　2021 年 12 月 15 日印发

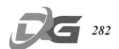

南京市医疗保障局文件

宁医发〔2022〕5号

关于印发《南京市按疾病诊断相关分组(DRG)付费试点定点医疗机构服务管理补充协议》的通知

局各处室、直属事业单位，各医保分局，江北新区教育和社会保障局，各区医保中心，各有关定点医疗机构：

为加强和规范南京地区 DRG 试点医疗机构管理，根据《按疾病诊断相关分组（DRG）付费医疗保障经办管理规程（试行）》(医保办发〔2021〕23 号)、《关于印发<南京市基本医疗保险按疾病诊断相关分组（DRG）点数法付费暂行办法>的通知》(宁医发〔2021〕94 号)等文件规定，结合我市实际，制定《南京市按疾病诊断相关分组(DRG)付费试点定点医疗机构服务管理补充协议》，现将有关事项通知如下：

一、及时组织签约，规范协议管理。市、区医保经办机构要落实属地管理责任，加强协议管理，于 2 月 25 日前组织做好辖区内相关定点医疗机构补充协议签订工作，跟踪做好定点医疗机构ＤＲＧ付费改革协议管理工作。

二、积极履行协议，提升服务质量。各相关定点医疗机构要按照补充协议约定，认真履行协议要求，切实规范院内管理，保障参保人合法权益，合理控制医疗费用，不断提升医疗服务水平和患者满意度。

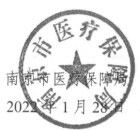

南京市医疗保障局

2022 年 1 月 28 日

南京市按疾病诊断相关分组(DRG)付费试点定点医疗机构服务管理补充协议

甲方：南京市医疗保险管理中心

乙方：

医保编码：

为加强和规范南京地区 DRG 试点医疗机构管理，根据《按疾病诊断相关分组（DRG）付费医疗保障经办管理规程（试行）》(医保办发〔2021〕23 号)、《关于印发<南京市基本医疗保险按疾病诊断相关分组（DRG）点数法付费暂行办法>的通知》(宁医发〔2021〕94 号)要求，在已签订的《南京市基本医疗保险定点医疗机构服务协议书》的基础上，甲乙双方本着自愿、平等、协商的原则，就 DRG 医保结算管理有关事宜签订如下补充协议。

第一条 全市 DRG 总额预算根据"以收定支、收支平衡、略有结余"原则合理编制。城镇职工基本医疗保险和城乡居民基本医疗保险基金单独编制，分别核算。

第二条 乙方为我市城镇职工和城乡居民基本医保参保人员提供住院医疗服务（不含生育保险费用）发生的医疗费用适用于本协议。

第三条 乙方应当建立健全 DRG 支付方式改革专班，明确由主要负责人(或法定代表人)对本院 DRG 支付方式改革工作负主要责任，配备专(兼)职 DRG 工作管理人员，并建立符合 DRG

支付方式改革工作要求的医保服务、财务核算、统计分析、质量评价、信息管理等制度。

第四条　乙方应严格执行病案首页和医保结算清单管理要求,疾病及手术操作编码统一采用国家医保版《医疗保障疾病分类与代码》(ICD-10)和《医疗保障手术及操作分类与代码》(ICD-9-CM-3)并适时更新,使用符合要求的信息化接口,及时、完整、规范上传相关数据。

第五条　甲方应做好对乙方 DRG 基础知识、结算政策、管理制度、经办流程、系统使用的宣传培训;乙方应参加甲方组织的宣传和培训,并组织院内相关培训,普及 DRG 支付方式改革知识理念。

第六条　乙方应自参保患者出院结账次日起 7 个工作日内上传结算病例的病案,最迟每月 9 日前完成上月结算病例的病案上传。

甲方应及时对上月住院病例实施分组,将分组结果下发给医疗机构,并将预结算结果纳入医保结算系统,20 日左右完成上月预结算费用拨付。月预结算额按月度 DRG 结算费用的 95% 进行预付,预留 5% 用于年度考核。自 2022 年 3 月起,将 7 日病案上传率与月预结算费用拨付挂钩。

医疗机构月度拨付费用如果为负值,则 DRG 系统记录负值,负值纳入年终决算,当月住院实际拨付费用为 0。

第七条　对参改医疗机构建立 DRG 改革预付金制度。预付金原则上按医疗机构上年度住院医保月平均结算额×90%确定,

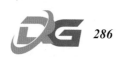

每年 1 月底前拨付给医疗机构，12 月份月结算时进行清算，支付的预付金从月结算支付款中扣回。

医疗机构关停并转的，应及时报告经办机构，并全额退还预付金。医疗机构违反医疗保险政策被取消定点资格的，全额退还预付金。

第八条 每月 25 日前，乙方完成对上月分组结果的反馈，并提供相应反馈材料。甲方根据反馈材料，在次月 25 日前完成对反馈情况的审核，并告知医疗机构。

第九条 乙方应按现行政策规定为参保人员及时结算医疗费用，参保人员只需交纳应当由个人承担的费用。其余合规费用由甲方按统筹地区 DRG 付费方式有关规定向乙方进行结算支付。

第十条 结算年度为每年 1 月 1 日至当年 12 月 31 日，每一病例结算以 DRG 结算时间为准。甲方在 DRG 付费的总控范围内制定年度决算方案后对乙方的住院费用进行年度结算。乙方须配合甲方做好年度结算工作。

第十一条 乙方应认真贯彻 DRG 付费改革工作要求，严格落实临床诊疗技术规范，及时规范和调整医疗服务行为，合理检查、合理用药、合理治疗、合理收费，不得增加参保人员的个人负担，个人政策范围外费用比例三甲医疗机构原则上控制在 10%以内、普通三级及以下医疗机构原则上控制在 8％以内。

第十二条 乙方应加强病案质量管理，病人住院期间实施的各项检查和治疗，应与病人的病情及病程记载相符合，严格按

可比较、可导示、可控制
DRG 数字化运行研究

照疾病诊断标准规范填写疾病名称、手术操作名称。出院诊断按病人就诊住院时的主要疾病、合并症、次要疾病正确选择主要诊断及相关的主要手术操作，并依次填写，严禁疾病诊断升级。

第十三条　甲方建立 DRG 付费相关的审核稽核工作机制，加强事后管理力度。重点对"分解住院""健康体检住院""挂名(床)住院""不符合出入院指征住院""将住院费用分解至门诊结算""要求参保病人在院期间医保结算后转自费住院""低套点数""高套点数"等行为进行监管。

乙方有下列行为之一的，甲方可督促履行协议、不予结算并扣罚 1-3 倍 DRG 点数。不予结算以及扣罚的 DRG 点数，按当年度点值在乙方 DRG 年度实际结算额中予以扣减。

1.病案首页填写不规范的，甲方督促乙方履行协议。仍不改正的，其对应 DRG 点数不予结算，并扣罚 DRG 对应点数的 1 倍点数。

2.对查实"健康体检住院""挂名(床)住院""不符合出入院指征住院"等情形的病例，其对应 DRG 点数不予结算，并扣罚 DRG 对应点数的 1 倍点数。

3.对查实"分解住院""将住院费用分解至门诊结算"以及"要求参保病人在院期间医保结算后转自费住院"等方式降低病组均费的病例，其对应 DRG 点数不予结算，并扣罚 DRG 对应点数的 2 倍点数。

4.对查实"低套点数""高套点数"的病例，其对应 DRG 点数不予结算,并扣罚 DRG 对应点数的 3 倍点数。

5.对于推诿病人、提高自费比例等其它损害参保人和医疗保障基金利益的诊疗行为,可按不超过 3 倍的标准扣除相应 DRG 的基准点数。

第十四条 乙方应加强内部科室和医务人员的管理,防止服务不足和过度医疗,保证服务质量和参保人员权益。不得以 DRG 某个病组亏损为原因推诿拒收病人,不得将超过 DRG 费用指标控制的医疗费用转嫁给参保人员。

乙方应根据本协议的要求建立院内医疗费用管理制度,建立健全 DRG 考核评价体系,定期检查医保基金使用情况。对内部科室和医务人员提供的 DRG 费用定期进行分析审核。

第十五条 甲方建立 DRG 病案审核专家库,由医疗机构推荐临床、医保、医疗等方面专家组成,通过组织专家集体研究评审,完成病案审核、培训指导、监督管理等相关工作。

第十六条 为保证 DRG 付费可持续运行,保障参保人员合法权益,甲方将医疗机构 CMI 值、病案数据填写准确率等 DRG 运行情况指标纳入定点医疗机构年度考核,年度考核办法另行制定。

第十七条 本协议有效期自 2022 年_____月_____日起至 2023 年_____月_____日止。协议期满后,因甲方原因未签订新协议前,原协议继续生效。

本协议未尽事宜,经双方协商一致,可再签订补充协议,效力等同于本协议。

第十八条　本协议一式两份，甲乙双方签字盖章后生效，各执一份。本协议的最终解释权归甲方所有。

甲方：　　　　　　　　　乙方：

医保经办机构（盖章）　　定点医疗机构（盖章）

法人代表:（签名）　　　　法人代表:（签名）

　年　月　日　　　　　　　年　月　日

南京市医疗保障局文件

宁医发〔2022〕23 号

关于印发《南京市 DRG 支付方式改革
三年行动计划》的通知

局各处室、单位，各医保分局、江北新区教育和社会保障局，
区医保经办机构，有关定点医疗机构：

现将《南京市 DRG 支付方式改革三年行动计划》印发给
你们，请结合实际，认真贯彻执行。

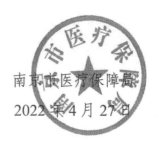

南京市医疗保障局

2022 年 4 月 27 日

南京市 DRG 支付方式改革三年行动计划

为加快建立管用高效的医保支付机制，进一步增强我市 DRG 支付方式改革的系统性、整体性和协调性，根据《中共中央 国务院关于深化医疗保障制度改革的意见》（中发〔2020〕5 号）、国家医疗保障局《关于印发 DRG/DIP 支付方式改革三年行动计划的通知》（医保发〔2021〕48 号）、《江苏省医疗保障局<关于印发 DRG、DIP 支付方式改革三年行动计划的通知>》（苏医保发〔2022〕1 号），制定本行动计划。

一、行动目标

按照保障基本、三医联动、精细管理、多元共治的基本原则，坚持以服务人民健康为中心，以保障基本医疗需求为重点，建立健全覆盖更广、机制更新、基础更实、协同更紧、生态更好的 DRG 付费方式，逐步建成具有南京特色的全面、精准、高效、协同、透明"五个 DRG"。

——2022 年，全面实施 DRG 实际付费工作，覆盖二级以上定点医疗机构（精神病医院除外），并不断巩固提高运行质量。

——2023 年，DRG 支付方式覆盖所有符合条件的开展住院服务的医疗机构，基本实现医疗机构全覆盖的目标任务。

——2022 年-2024 年，建立健全核心要素管理与调整、绩效管理和激励约束等工作机制，探索门诊费用支付与 DRG 协同机制，夯实工作基础，协同推进医疗机构配套改革，全面建立上下联动、内外协同、规范统一、管用高效的医保支付新机制，不断推进医保支付方式改革内涵式、精细化发展。

二、重点任务

聚焦扩大范围、健全机制、强化管理、协同推进四个方面，分阶段、抓重点、阶梯式推进改革工作，加快扩面步伐，建立完善机制，注重提质增效，高质量完成支付方式改革各项任务。

（一）扩大改革范围，实现五个全覆盖。用 2-3 年时间，实现医疗机构、病种数、入组结算率、医保基金、异地就医"五个全覆盖"，并在 2024 年不断优化提升运行质量。

1. 医疗机构全覆盖。2022 年，实现二级以上定点医疗机构（精神病医院除外）开展实际付费，着手推进一级及以下医疗机构病案数据规范等准备工作。2023 年，DRG 支付方式覆盖所有符合条件的开展住院服务的医疗机构。

2. 病种数全覆盖（90%以上）。2022 年，实现 DRG 付费占医疗机构病种数 80%以上。2023 年，实现 DRG 付费占医疗机构病种数 90%以上。同步分批增补扩大基础病组范围，促进医疗服务下沉，支持分级诊疗开展。

3. 入组结算率全覆盖（90%以上）。2022 年，病种入组结算率达到 70%以上；2023 年，病种入组结算率达到 90%以上。

4. 医保基金全覆盖（70%以上）。2022 年，实现 DRG 付费医保基金支出占全市住院医保基金支出的 60%；2023 年，实现 DRG 付费医保基金支出占全市住院医保基金支出的 70%。

5. 异地就医全覆盖。按照省统一部署，逐步实现省内异地就医、跨省异地就医住院病例按 DRG 点数法付费全覆盖。

（二）完善付费方式，建立五项机制。建立健全以总额预算管理下的按 DRG 点数法付费为主的复合式住院费用结算管理机制，建立核心要素、基础数据、绩效管理、监测监管、价值付费"五项机制"，不断推进医保支付方式改革内涵式、精细化发展。

1. 建立核心要素管理机制。坚持公平公正、公开透明、谈判协商的基本原则，建立医保基金总额控制指标、分组、基准点数和系数等核心要素动态调整机制。建立 DRG 分组动态调整机制，参照国家更新的技术规范、分组方案版本，结合我市 DRG 分组及付费运行管理情况，及时调整完善本地分组方案。支持分级诊疗制度落实，分批遴选临床诊疗成熟、技术差异不大、医疗费用稳定的基础病组并适时予以调整。根据国家和省、市相关决策部署，结合我市 DRG 付费改革运行和监测评估情况，由市医保部门会同财政、卫生健康等部门对有关参数指标作合理适当调整。

2. 建立基础数据核验机制。依托全国统一的医保信息平台，落实 DRG 相关信息系统标准和规范，做好与国家和省平台的对接、传输、使用、安全保障等工作，保障 DRG 系统统一、规范、科学、兼容、通畅。持续做好国家医保信息业务编码标准贯彻执行工作，加强对医疗机构编码匹配工作指导，做到项项有码，匹配准确。加强基础数据核查，组织对临床反映偏差较大的参数指标进行复核测算和再校验，提高 DRG 有关数据的精准度。建立数据跟踪分析机制，针对问题突出节点或矛盾多发环节，及时分析原因、查找问题和制定措施。

3. 建立全程绩效管理机制。根据各级各类医疗机构的功能定位和服务特点，分类完善科学合理的考核评价体系。加强对医疗服务行为的纵向分析与横向比较，加强对参保人员个人负担纵向和横向的比较分析，建立医保基金使用绩效评价与考核机制，参保人满意度测评机制，将考核结果与医保基金支付和监督检查挂钩。

4. 建立运行监测监管机制。建设统一、规范、高效的医保基金智能监管系统，加强规则应用、数据挖掘、风险预警，加强预测预判，建立月度基金拨付情况预警机制。开展 DRG 专项检查，适时查处通报 DRG 不良行为典型案例，堵塞通过不足服务、高套病组等骗取医保基金行为。突出监测监管重点，严格参保人员个人自费项目使用管理，逐步将参保人员住院期间个人自费医疗费用控制在住院总费用的 8% 以内；坚决堵住将目录内项目转为自费项目或转移至病组外进行收费，增加群众负担的行为。

5. 探索建立价值付费机制。支持医疗高新技术发展，对于近三年来进入临床应用的国内或省内首创技术、引进技术等，在结算时予以适度扶持。探索建立价值医疗评价机制，对于部分临床疗效确切、医疗价值显著、社会认可度较高的医疗服务项目，试行按疗效价值评估结果付费的新机制。

（三）强化管理服务，推进五项建设。强化 DRG 付费方式改革运行保障工作，加强经办服务、专业能力、标准规范、示范医院和观察医院"五个建设"，确保改革运行质量和效率。

1. 加强经办服务建设。医保经办机构加强医保基金预算清算管理，建立与DRG付费相适应的支付体系及激励约束机制、稽查审核机制，健全医保协商谈判机制等，按照年初预付金、月预结算、年终决算的方式做好费用结算工作，及时拨付结算费用，保障参改医疗机构正常运行，为参保人员购买高质量、有效率、能负担的医药服务。

2. 加强专业能力建设。积极组织人员参加国家"双百计划"和省DRG改革培训，更大范围培训业务骨干。采取专家授课、经验交流等方式，开展支付方式改革专业知识培训。组织开展面向医疗机构的编码员、病案管理员等培训，促进提高病案数据质量。每年分别组织开展1-2次交叉调研评估活动与集中调研，建立干中学、学中干的良性互动机制。

3. 加强标准规范建设。实行统一的技术标准和经办流程规范。逐步建立符合南京实际的DRG监管规则，完善DRG点数付费评价和监管机制。强化协议管理，规范协议文本，加强沟通协商，明确DRG付费预算管理、数据质量、支付标准、审核结算、稽核检查、协商谈判、考核评价等要求，提高付费方式改革标准化、规范化水平。

4. 加强示范医院建设。择优选取1-2家医疗水平高、管理能力强、示范作用大的参改医疗机构，设立DRG改革示范医院，以编码管理、信息传输、病案质控、临床路径、成本管控、绩效分配等方面为建设重点，2022 年底前在建机制、打基础、推协同方面建设成为全市 DRG 付费方式改革示范点，形成可复制、可借鉴、可推广的 DRG 改革样板和经验。

5. 加强观察医院建设。将符合条件的一级及以下暂未参改医疗机构设立为 DRG 改革观察医院，组织提前学习了解 DRG 基本原理和付费规则，并于 2022 年底前做好病案管理、信息建设、人才储备等参改前准备工作。

（四）实行多元共治，做到四个协同。贯彻多元共治的管理理念，深入推进政策体系、多方参与、争议处理、院内改革"四个协同"，增强改革的系统性、整体性和协调性，形成共建、共治、共享的良好改革生态。

1. 推进政策体系协同。贯彻多元复合支付方式改革的总体要求，完善总额预算管理机制，科学测算明确全市 DRG 预算总额、年终决算调整额；针对精神病、安宁疗护、康复医疗等疾病，大力推进按床日付费；加强各种支付方式间协同和互补，系统推进医疗保障支付方式改革。在 DRG 政策框架范围内，协同推进紧密型医疗联合体"打包"付费；探索中医按病种支付的范围、标准和方式，支持和促进中医药传承创新发展；建立与国家医保谈判药品"双通道"管理、药品医用耗材集中带量采购等政策措施的协同推进机制，形成正向叠加效应。

2. 推进多方参与协同。建立医保、卫健、财政等多方参与的 DRG 支付方式改革联席会议，及时反馈沟通情况，综合协调改革推进。加强对医疗机构的管理和指导，指导医疗机构将

DRG 与院内运行管理机制深度融合，推动实现 DRG+ 的赋能价值，确保 DRG 付费改革运行质量和效果。

3. 推进争议处理协同。建立相应技术评价与争议处理机制，形成多方参与、相互协商、公开公平公正的医保治理新格局。立足南京实际，建立完善争议问题发现、研究解决和结果反馈机制，加强评议机制建设，支撑病组、权重和系数等核心要素动态调整。统一完善争议处理机制，规范进行申诉、受理、处理。

4. 推进院内改革协同。督促参改医疗机构强化落实对 DRG 付费改革的组织领导，进一步明晰医保办 (处) 功能定位，完善机构职能设置，配齐配强专业化的医保服务管理工作队伍；加强院内病案管理工作，落实医保编码标准化及接口管理要求，建立健全院内全过程病案数据生成、流转、校验、审核、反馈工作机制，真实记录和客观反映临床医疗服务实际；结合梳理成本数据和参照临床指南，形成合理规范的临床路径；加强医院成本控制，开展优势病组成本分析，建立病组成本管理制度，实行严格规范的过程管理，非必要不得重复检查、治疗和收费，推行检查结果互认共享，实现合理控费的目标。

（五）强化医保高铁，打造阳光平台。在医保高铁平台开辟 DRG 专区模块，从不同的管理视角、医院级别和时间维度，全方位动态展示分组、付费、效能等核心管理指标，建立健全看得懂、用得上、抓得住的智能化参照评价坐标体系。

1. 强化数据质控。2022 年一季度，推进医保责任医师编码上传工作，加强业务指标算法、全流程数据核验等质控工作，不断提高医保高铁展示数据的精准度。

2. 优化医保高铁。 2022 年二季度，结合医保信息平台建设升级改造 DRG 业务数据接口，进一步加强数据标准化建设，研究拓展 DRG 参数指标体系。

3. 深化医保高铁。 2022 年三季度，结合智能监控信息平台建设和医保责任医师编码上传落实，同步扩大医保高铁 DRG 专区数据展示的深度和广度。

4. 升级医保高铁。 2023 年起，结合年度有关规则、参数的优化调整情况，打造医保高铁 DRG 专区升级版，不断提升医保高铁的品牌度和影响力。

三、工作要求

（一）加强组织领导，形成工作合力。市医保局成立以分管领导为组长、有关业务处室（中心）负责人为成员的工作小组，全面加强对 DRG 付费改革运行保障工作的组织，统筹协调推进改革落实，及时协调解决运行过程中出现的困难和问题。加强与财政、卫生健康等部门的沟通协调，形成工作合力。

（二）制定推进方案，完善工作机制。制定推进 DRG 支付方式改革具体行动计划，明确目标任务、进度安排、质量要求。建立沟通反馈工作机制，定期召开医疗机构运行情况反馈会，及时通报有关工作进展情况。坚持目标导向和问题导向，加强工作调度和督导，定期召开运行情况评估会，形成我市 DRG 付费改革运行和监测评估年度报告，确保按时高质量完成改革任务。

（三）**加强宣传引导，营造良好环境。**加强宣传解读和舆论引导，开展改革效果评估，及时宣传支付方式改革的进展和成效，争取社会各方的理解和支持，努力营造良好的改革氛围。

南京市医疗保障局办公室 2022 年 4 月 27 日印发

南京市医疗保障局
南京市财政局文件
南京市卫生健康委员会

宁医发〔2022〕30 号

关于印发《关于进一步做好 DRG 支付方式改革院内配套工作的指导意见》的通知

各有关定点医疗机构：

现将《关于进一步做好 DRG 支付方式改革院内配套工作的指导意见》印发给你们，请认真贯彻执行。

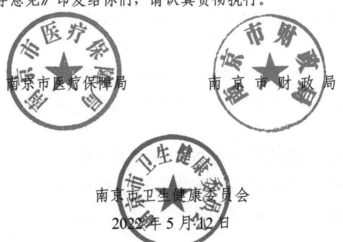

南京市医疗保障局   南京市财政局

南京市卫生健康委员会
2022 年 5 月 12 日

—1—

关于进一步做好 DRG 支付方式改革院内配套工作的指导意见

为协同推进我市 DRG 支付方式改革，夯实医疗机构院内配套改革工作基础，充分发挥 DRG+ 运行管理机制的赋能效应，现就 DRG 支付方式改革院内配套工作提出如下意见：

一、**加强改革组织领导**。DRG 支付方式改革是一项复杂的系统性工程，也是推动医疗、医保高质量协同发展的控制性工程。参改医疗机构要进一步强化落实对 DRG 支付方式改革的组织领导，建立健全以医院领导挂帅，医保、财务、医务、病案、信息等相关部门负责人参与的领导小组，形成任务清单，明确职责分工，统筹推进改革。

二、**加强医保队伍建设**。参改医疗机构要充分发挥医保办（处）的作用，进一步明晰功能定位，完善机构职能，确保 DRG 支付方式改革在院端真正落实、落地、落细。原则上，可按照每 200 张床位配备 1-2 名专职医保管理人员的标准（不含公费管理、物价管理以及临床兼职医保专员），加快配齐配强专业化、年轻化、正规化的医保服务管理工作队伍。尚未正式组建医保办（处）的参改医疗机构，应于 7 月底前按标准落实到位。

三、**加强绩效平衡管理**。参改医疗机构要从"全院一盘棋"的高度，统筹做好院内科室绩效分配，抓紧落实《关于协同加强 DRG 付费改革院内绩效管理工作的通知》（宁医函〔2022〕

32号）要求，充分发挥级别系数等的平衡调剂作用，在既往绩效分配管理制度的基础上，进一步建立健全与 DRG 支付方式改革相适应的绩效评价调整机制，重点在急难危重患者救治、高新技术专科、DRG 质控管理、医保管理效能、价值医疗服务等方面分类予以统筹调剂和综合平衡，确保正常的医疗服务秩序。

四、加强医保费用控制工作。参改医疗机构要积极配合医保全成本信息系统体系建设，建立健全临床路径指导下的药品、医用耗材管理规范，加大住院前后检查服务等业务流程优化重组力度，加快推进检查检验结果互认共享落地，同步做好信息支撑升级工作。加强医保集采（谈判）药品、医用耗材在临床的推广应用，有效降低医疗服务费用水平。在保证医疗质量和安全的前提下，大力压减诊疗服务中的浪费和过度医疗行为，非必要不得重复检查、治疗和收费，严格管控政策范围外费用使用，努力实现提质增效、合理控费的目标。

五、探索价值医疗评价机制。参改医疗机构要在坚持合理检查、合理用药、合理治疗、合理收费，保障医疗质量安全的基础上，积极引入价值医疗理念，提倡采用联合手术、双侧手术、多学科联合治疗等集约高效的治疗方式，同时积极开展卫生经济学评估，进一步优化诊疗流程，建立审核管理机制，研究提出合理可行的价值付费调整方案。市医保部门将于三季度组织一次价值医疗评估，经相关领域专家评审通过后，形成付费规则并调整适用。

— 3 —

六、**加强DRG院端服务管理**。参改医疗机构要认真落实"两倡两禁一备案"的管理要求：一是倡导加强病案首页质控管理，建设病案首页智能质控和分析提醒系统，帮助提升病案首页填写质量和水平。二是倡导提升DRG管理服务能力，构建DRG重点指标院内监控预警体系，及时识别并干预降低服务、推诿重症、分解住院等不良行为，推进院内抽检和稽核工作常态化。三是禁止使用局端数据开展服务，不得用局端数据或全市未公开数据提供预分组提醒等任何商业服务。四是禁止使用套高等诱导性工具，不得干扰正常的诊疗过程，不得为牟取利益有恶意高套编码行为。五是备案院端服务项目内容，服务采购合同签订次月内向市医保部门如实备案所接受院端服务的具体项目内容、服务期限等事项。市医保部门将加强督促检查，相关结果纳入年度考核范围。

七、**加强院内病案管理工作**。参改医疗机构要优化集成高效的信息系统建设，落实医保编码标准化及接口管理要求，建立健全院内全过程病案数据生成、流转、校验、审核、反馈工作机制，真实记录和客观反映临床医疗服务实际。加强DRG病案数据质量管理，纸质病历信息与电子病案、DRG上传数据衔接一致，严格如实上传出院小结（出院记录）、手术记录等字段数据，全面落实病案数据7个工作日内有效上传、次月9日前截止的工作要求，避免月底突击上传现象发生。

八、**加强国家医保编码贯标**。参改医疗机构要以医保疾病诊断和手术操作、药品、医用耗材、医疗服务项目、责任医师

—4—

编码等为重点，持续做好国家 15 项医保信息业务编码在定点医疗机构的落地工作，全面实现统一规范管理，于 6 月底前做好启用医保结算清单实施 DRG 付费的准备工作。

九、加强 DRG 宣传引导工作。参改医疗机构要督促指导医务人员严格执行临床诊疗技术规范，在根据患者实际情况因病施治的基础上，准确理解 DRG 付费原理和有关政策规定，正确解释政策和引导患者，自觉抵制推诿患者、高套点数、分解住院等不良行为，以实际行动维护我市 DRG 支付方式改革良好局面。

南京市医疗保障局办公室　　　　2022 年 5 月 12 日印发

南京市医疗保障局文件

宁医函〔2022〕57号

关于印发《南京市 DRG 结算医保支付
注意事项（第一期）》的通知

各处室单位，各分局、江北新区教育和社会保障局，各区医保中心：

为进一步规范我市 DRG 结算工作，现根据《医疗保障基金结算清单填写规范》规定，经专家论证，制定《南京市 DRG 结算医保支付注意事项（第一期）》，现印发给你们，请遵照执行。

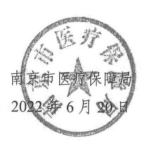

南京市医疗保障局

2022 年 6 月 20 日

南京市 DRG 结算医保支付注意事项
（第一期）

一、原发性或继发性肿瘤

如果患者本次专门为恶性肿瘤进行化疗、放疗、免疫治疗而住院时,选择恶性肿瘤化疗(编码 Z51.1)、放疗(编码 Z51.0)或免疫治疗（编码 Z51.8）为主要诊断，其原发性或继发性肿瘤(不含本次新发现)不作为本次住院的并发症或合并症。

二、骨髓抑制

1. "骨髓抑制"相关诊断应参照 CTCAE5.0 版本确定的标准进行分级，患者住院期间必须达到"骨髓抑制"I- IV 级诊断指标才可在其他诊断中填写"骨髓抑制"相关诊断，且须有相应资源消耗。

2. 骨髓抑制 I、II 级一般以口服药治疗为主;骨髓抑制 III、IV 级需要使用刺激骨髓造血功能的注射剂，如：重组人粒细胞集落刺激因子(rhG-CSF)、人粒细胞-巨噬细胞集落刺激因子(rhGM-CSF)、长效人粒细胞集落刺激因子(PEG-rhG-CSF)、重组人白细胞介素 11（IL-11）、重组血小板生成素（TPO）、促红细胞生成素（EPO）、长效促红细胞生成素（LL-EPO），或者成分输血，也可联合使用相关口服药。

三、恶性增生性疾患的免疫治疗

选择恶性肿瘤免疫治疗（编码 Z51.8）为主要诊断或其他

诊断时，需要使用以下治疗药物：1、针对细胞因子的治疗药物：如干扰素和白介素-2；2、针对免疫检查点的抑制剂，如：PD-1 单抗、PD-L1 单抗。

四、阑尾缺如

阑尾缺如系先天性缺失，临床不需特别治疗。如果患者本次住院疾病与阑尾缺如无关，不得填报其他诊断；如果患者本次住院前曾经行阑尾切除手术，须按阑尾术后填报其他诊断。

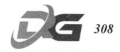

南京市医疗保障局文件

宁医函〔2022〕99号

关于印发《南京市 DRG 结算医保稽核
注意事项（第二期）》的通知

各处室、单位，各分局、江北新区教育和社会保障局，各区医保中心：

为进一步规范我市 DRG 结算工作，现根据《医疗保障基金结算清单填写规范》规定，经专家论证，制订《南京市 DRG 结算医保稽核注意事项（第二期），现印发给你们，请遵照执行。

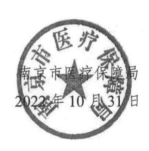

南京市医疗保障局
2022年10月31日

-1-

可比较、可导示、可控制

309

DRG 数字化运行研究

南京市 DRG 结算医保稽核注意事项

（第二期）

一、脑缺血性疾患病组（BR2）

1. 脑缺血性疾病患者，本次入院的主要诊断一般不应包括：椎基底动脉综合征、椎-基底动脉盗血综合征、颈动脉综合征（大脑半球的）、颈内动脉缺血、颈内动脉供血不足、颈动脉闭塞综合征、多发性和双侧入脑前动脉综合征、脑血管供血不足伴短暂性局灶性神经症状。

2. 诊断为脑缺血性疾病，应处于急性发作期或属于新发病灶，且有症状、核磁、CT、血流动力学或超声等诊断依据，并有对应治疗。

3. 诊断为脑缺血性疾病，如有麻痹性痴呆、老年性痴呆、混合性痴呆、遗传性多发脑梗死性痴呆等合并症的，须有临床症状以及量表、实验室检查等诊断依据。

二、因脑缺血或脑出血疾患造成的痴呆、偏瘫、认知功能障碍、构音障碍、吞咽困难等症状，不得作为该患者本次入院的主要诊断和其他诊断（并发症、合并症）。

三、"认知障碍"是精神科疾病主要诊断，诊断依据为美国 DSM-V 版分类和国内高校精神病教材第八版，症状应有认知伴随精神错乱等，必须有量表。因脑血管意外造成的认知功能障碍不得使用"认知障碍"作为疾病诊断。

四、新发脑血管意外的患者，从确诊之日起 6 个月之内再次入院治疗的，可以"脑血管病恢复期""脑卒中后遗症"为主要诊断入组；从确诊之日起超过 6 个月再次入院治疗的，应以"脑梗死后遗症""脑出血后遗症"为主要诊断入组。

五、行人工晶体植入手术的，医保结算费用中应含有人工晶体收费，不得让病人另行全额现金结算人工晶体费用。

六、"飞秒激光辅助下白内障手术加收"临床使用的目的是为提高手术精准度，属于高新尖技术，医院应根据病人的实际需求使用，且须与病历记载、器械使用相符。

七、可植入式隐形眼镜植入术（ICL 植入术）属于特需项目，相关住院费用应自费结算。

八、对于年满 18 周岁未满 75 周岁，无既往息肉、血透、肿瘤病史，无基础疾病（口服抗凝抗聚药物、糖尿病、心脑血管疾病、肺部疾病、夜间阵发性呼吸暂停等），临床无阳性指征的患者，一般应在门诊行胃肠镜检查。

行胃肠镜检查时，对于息肉基底部直径小于 0.4cm 且数量少于 3 个（含）的，经评估可以活检钳直接夹除的，应在门诊行胃肠镜检查时夹除。

九、内镜下结肠病氩气刀治疗术（APC）一般用于直径 0.5cm 以下、数量 3 个以上息肉的治疗。

内镜下食管胃十二指肠黏膜切除术（EMR）一般用于直径 0.5cm 以上、基底比较宽、疑似腺瘤或有癌前病变息肉的治疗。

经电子内镜食管胃十二指肠黏膜剥离术（ESD)(含内镜检查，不含监护、麻醉，包括结肠 ESD)一般用于直径 1cm 以上、侧向发育型、无基底、疑似癌前病变或早癌息肉，以及间质瘤、神经内分泌肿瘤等粘膜下肿瘤的治疗。

十、结肠镜操作病组的住院文书中应详细书写手术操作、麻醉记录，明确描述病灶的形态、数量、大小、部位和治疗方式。